Manual Duke de cirugía de córnea y catarata

EDITORA DE LA SERIE: SHARON FEKRAT, MD

DUKE MANUALS OF
OPHTHALMIC SURGERY

Manual Duke de cirugía de córnea y catarata

Preeya K. Gupta, MD

Associate Professor of Ophthalmology
Duke University School of Medicine
Durham, North Carolina

Nandini Venkateswaran, MD

Cataract, Cornea and Refractive Surgeon
Massachusetts Eye and Ear Infirmary
Waltham, Massachusetts
Instructor in Clinical Ophthalmology
Harvard Medical School
Boston, Massachusetts

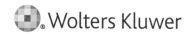

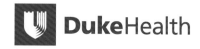

Philadelphia • Baltimore • New York • London
Buenos Aires • Hong Kong • Sydney • Tokyo

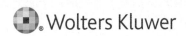

Av. Carrilet, 3, 9.ª planta, Edificio D - Ciutat de la Justícia
08902 L'Hospitalet de Llobregat, Barcelona (España)
Tel.: 93 344 47 18   Fax: 93 344 47 16   e-mail: consultas@wolterskluwer.com

Revisión científica
Marco Aurelio Hernández García
Médico cirujano oftalmólogo. Alta especialidad en Cirugía de Catarata y Segmento Anterior
Director Médico en Centro Oftalmológico del Sur y Grupo Oftalmológico Integral, México

Gerardo Muñoz Gutiérrez
Máster en Córnea, Superficie Ocular y Cirugía Refractiva
Jefe del Servicio de Córnea
Grupo Oftalmológico Integral, México

Traducción
Armando Anthony Robles Hmilowicz
Editor y traductor profesional. Director de Doctores de Palabras

Dirección editorial: Carlos Mendoza
Editora de desarrollo: María Teresa Zapata
Gerente de mercadotecnia: Simon Kears
Cuidado de la edición: Doctores de Palabras
Adaptación de portada: Jesús Esteban Mendoza
Impresión: C&C Offset Printing Co. Ltd. / Impreso en China

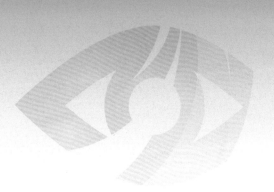

Prefacio

El arte de la cirugía de córnea, cataratas y refractiva puede tardar años en dominarse. La variedad de procedimientos y técnicas quirúrgicas, así como sus matices, pueden parecer abrumadores para el cirujano en formación. En este manual hemos destilado los aspectos clave de varios procedimientos quirúrgicos complejos de cataratas, córnea y refractivos con un método paso a paso que es fácil de seguir. Queremos que este manual sea una referencia obligada para los cirujanos en formación a la hora de elegir a los pacientes para la cirugía y prepararse mentalmente para sus casos quirúrgicos.

Hemos tenido la suerte de que muchos graduados del programa Duke Eye Center Cornea and Refractive Fellowship, miembros actuales del cuerpo docente del Duke Eye Center y becarios de córnea del Duke Eye Center hayan contribuido con maravillosos capítulos a este manual. La riqueza de información que proporciona este libro no tiene parangón, y esperamos que todos los lectores encuentren en el *Manual Duke de cirugía de córnea y catarata* un recurso invaluable.

Que lo disfrute.

Nandini Venkateswaran, MD
Preeya K. Gupta, MD

Prólogo de la serie

Cuando necesite saber cómo abordar un caso que no suele atender, quiera revisar cómo tratar una catarata blanca, o incluso qué hacer a continuación en el quirófano cuando atienda un caso especialmente difícil, no busque más. La respuesta se encuentra en las páginas del *Manual Duke de cirugía de córnea y catarata*, editado por la Dra. Preeya Gupta y la Dra. Nandini Venkateswaran. En un libro de referencia tan práctico como este, podrá explorar métodos y técnicas fiables esbozadas por algunos de los cirujanos oftalmológicos más consumados y competentes, la mayoría de ellos especializados en cirugía de córnea y catarata, de los Estados Unidos, para lograr sus objetivos quirúrgicos. En el Duke Eye Center, decidimos que no solo debíamos compartir los consejos quirúrgicos de la córnea y las cataratas en el *Manual Duke*, sino también poner por escrito algunos de los consejos y trucos que utilizan en el quirófano algunos de los muchos otros profesores del centro en las diversas subespecialidades oftalmológicas a través de la serie *Duke Manuals of Ophthalmic Surgery*. La intención de los manuales Duke no es eludir la formación quirúrgica oftalmológica tradicional ni crear un sustituto del camino probado para convertirse en un cirujano oftalmológico competente y hábil, sino proporcionar al estudiante, residente, becario o médico en ejercicio una revisión de los importantes aspectos fácticos y prácticos de la realización de los diferentes procedimientos quirúrgicos oftalmológicos, paso a paso. La serie de *Manuales Duke* también es un recurso inestimable para el asistente quirúrgico, así como para el personal de enfermería de quirófano, cuando se preparan para el caso quirúrgico y anticipan el siguiente movimiento del cirujano. Como editora de la serie de *Manuales Duke*, ha sido especialmente gratificante colaborar con muchas personas destacadas en la profesión de la oftalmología de todo el país que han contribuido a la serie. Todos los editores y autores se han formado en Duke o han formado a otros como profesores en Duke. Esta serie representa innumerables horas de participación y trabajo de numerosos cirujanos ocupados; no podría haberse realizado sin su dedicación a compartir sus conocimientos con todos ustedes. Esperamos que la serie de manuales Duke sea un excelente recurso y una valiosa referencia para estudiantes, residentes, becarios y cirujanos en activo.

Sharon Fekrat, MD, FACS Series Editor

Contenido

Colaboradores

Balamurali Ambati, MD, PhD, MBA
Cataract, Cornea and Refractive Surgeon
Pacific Clear Vision Institute
Eugene, Oregon

Brad P. Barnett, MD, PhD
Anterior Segment Surgeon
NVISION Eye Center
Sacramento, California

Sayan Basu, MBBS, MS
Director
Hyderabad Eye Research Foundation
LV Prasad Eye Institute
Hyderabad, India
Consultant Ophthalmologist
The Cornea Institute
LV Prasad Eye Institute
Hyderabad, India

Paramjit K. Bhullar, MD
Resident
Department of Ophthalmology
Duke University School of Medicine
Durham, North Carolina

Christopher S. Boelkhe, MD
Assistant Professor
Department of Ophthalmology
Duke University
Durham, North Carolina

Lucas Bonafede, MD
Fellow
Department of Pediatric Ophthalmology and Strabismus
Duke Eye Center
Durham, North Carolina

Gordon T. Brown, MBChB, MPH
Honorary Clinical Lecturer
School of Medicine, Dentistry and Nursing
University of Glasgow
Glasgow, Scotland
Clinical Fellow
Department of Ophthalmology
University Hospital Ayr
Scotland, United Kingdom

Matthew Caldwell, MD
Assistant Professor
Department of Surgery
Uniformed Services University of the Health Sciences
Bethesda, Maryland
Chair, Department of Ophthalmology
Wilford Hall Eye Center
JBSA Lackland, Texas

Mona L. Camacci, MD
Resident Physician
Department of Ophthalmology
Penn State Health Milton S. Hershey Medical Center
Hershey, Pennsylvania

Clara C. Chan, MD, FRCSC, FACS
Assistant Professor
Department of Ophthalmology and Vision Sciences
University of Toronto
Toronto, Ontario, Canada
Department of Ophthalmology
Toronto Western Hospital and St. Michael's Hospital
Toronto, Ontario, Canada

Melissa B. Daluvoy, MD
Assistant Professor
Department of Ophthalmology
Duke University
Durham, North Carolina

Andrew Rollin Davis, MD
Associate
Department of Ophthalmology
Medical Center Ophthalmology Associates
San Antonio, Texas

John J. DeStafeno, MD
Partner, Director of Cataract Service
Chester County Eye Associates
West Chester, Pennsylvania

Clayton L. Falknor, MD
Eye Associates of Colorado Springs, P.C.
Colorado Springs, Colorado

Brenton D. Finklea, MD
Assistant Professor
Department of Ophthalamology
Sidney Kimmel Medical College
Philadelphia, Pennsylvania
Attending Surgeon
Cornea Service
Wills Eye Hospital
Philadelphia, Pennsylvania

Garett S. Frank, MD
Cornea, Cataract and Refractive Surgeon
Colorado Ophthalmology Associates
Denver, Colorado

Nicole Fuerst, MD
Vice President
Department of Ophthalmology
Fuerst Eye Center
Los Angeles, California

Mark Frank Goerlitz-Jessen, MD
Cornea Fellow
Minnesota Eye Consultants
Bloomington, Minnesota

Karen E. Grove, MD
Partner Physician
Orian Eye Center
Bend, Oregon

Abhilash Guduru, MD
Resident
Department of Ophthalmology
Duke University
Durham, North Carolina

Christopher W. Heichel, MD, FACS
Clinical Professor
Shiley Eye Institute
University of California San Diego
San Diego, California

Amber Hoang, MD
Cornea, Refractive & External Disease Fellow
Department of Ophthalmology
Duke University Medical Center
Durham, North Carolina

Carol L. Karp, MD
Professor
Department of Ophthalmology
Bascom Palmer Eye Institute
Miami, Florida

Wei Boon Khor, MBBS, FRCSEd, FAMS
Clinical Assistant Professor
Department of Ophthalmology & Visual Sciences Academic Clinical Program
Duke-NUS Graduate Medical School
Singapore
Senior Consultant
Clinical Assistant Professor
Cornea and External Eye Disease Department
Singapore National Eye Centre
Singapore

Jeehee Kim, MD
Polaris Eye & Laser, Inc.
Los Gatos, California

Michelle J. Kim, MD
Associate
Department of Ophthalmology
Kaiser Permanente
Irwindale, California

Terry Kim, MD
Chief, Cornea and Refractive Surgery Division
Professor
Department of Ophthalmology
Duke University Eye Center
Durham, North Carolina

Kyle A. Kirkland, DO
Cornea, Refractive & External Disease Fellow
Department of Ophthalmology
Duke University Medical Center
Durham, North Carolina

Narae Ko, MD
Assistant Professor
Department of Ophthalmology
Tufts University School of Medicine
Boston, Massachusetts
Assistant Professor
Department of Ophthalmology
New England Eye Center/Tufts Medical Center
Boston, Massachusetts

Anthony N. Kuo, MD
Associate Professor
Department of Ophthalmology
Duke University School of Medicine
Durham, North Carolina

Gary L. Legault, MD
Assistant Professor
Department of Surgery
Uniformed Services University
Bethesda, Maryland
Residency Program Director
Department of Ophthalmology
Wilford Hall Eye Center
San Antonio, Texas

Wonchon Lin, MD
Clinical Assistant Professor
Department of Surgery
UNLV School of Medicine
Las Vegas, Nevada
Medical Director
Department of Ophthalmology
Westwood Eye
Las Vegas, Nevada

Austin R. Meeker, MD
Cornea, External Disease and Refractive Surgery Fellow
Department of Ophthalmology
Duke University Hospital
Durham, North Carolina

Jay J. Meyer, MD, MPH
Senior Lecturer
Department of Ophthalmology
University of Auckland
Auckland, New Zealand
Senior Medical Officer
Department of Ophthalmology
Greenlane Clinical Center
Auckland, New Zealand

Ashiyana Nariani, MD, MPH
Assistant Professor
Department of Ophthalmology
King Edward Memorial Hospital
Mumbai, India

Sanjay V. Patel, MD, FRCOphth
Professor & Emeritus Chair of Ophthalmology
Department of Ophthalmology
Mayo Clinic
Rochester, Minnesota

Victor L. Perez, MD
Professor
Department of Ophthalmology
Duke University
Durham, North Carolina
Director Foster Center for Ocular Immunology
Ophthalmology
Duke Eye Center at Duke University
Durham, North Carolina

Kristen Marie Peterson, MD
Ocular Immunology Comprehensive Ophthalmologist
Department of Ophthalmology
Birmingham, Alabama
Active Staff
Department of Ophthalmology
Callahan Eye Hospital (UAB)
Birmingham, Alabama

Terry M. Semchyshyn, MD
Assistant Professor
Department of Ophthalmology
Duke University
Durham, North Carolina

Brian M. Shafer, MD
Cornea, Refractive, Glaucoma and Cataract Fellow
Cornea, Refractive, Glaucoma, and Cataract
Vance Thompson Vision
Sioux Falls, South Dakota

Matias Soifer, MD
Ocular Immunology Fellow
Foster Center for Ocular Immunology
Duke University Eye Center
Durham, North Carolina

Christine Shieh, MD
Assistant Professor
Department of Ophthalmology
Vanderbilt Eye Institute
Nashville, Tennessee

Mark A. Terry, MD
Professor of Clinical Ophthalmology
Department of Ophthalmology
Oregon Health Services University
Portland, Oregon
Director, Corneal Services
Department of Ophthalmology
Devers Eye Institute
Portland, Oregon

Patrick C. Tso, MD
Senior Physician
Department of Ophthalmology
Kaiser Permanente Medical Center
Fremont, California

Robin R. Vann, MD
Associate Professor
Department of Ophthalmology
Duke University
Durham, North Carolina
Medical Director of Duke Operating Rooms
Department of Ophthalmology
Duke University
Durham, North Carolina

Gargi K. Vora, MD
Assistant Professor
Department of Ophthalmology
Penn State Hershey Medical Center
Hershey, Pennsylvania

Lloyd B. Williams, MD, PhD
Assistant Professor
Department of Ophthalmology
Duke University
Durham, North Carolina

Lista de abreviaturas

ACD Profundidad de la cámara anterior (*anterior chamber depth*)
AED Anticuerpos específicos del donante
AINE Antiinflamatorios no esteroideos
AL Longitud axial (*axial length*)
AOS Aberración de orden superior
ATC Anillo de tensión capsular
ATR Contra la regla (*against the rule*)
BMU Biomicroscopia ultrasónica
C/12 h Cada 12 horas
C/2 h Cada 2 horas
C/6 h Cada 6 horas
C/h Cada hora
CA Cámara anterior
CCC Capsulorrexis circular continua
CLAL Aloinjerto limbal conjuntival (*conjunctival limbal allograft*)
CLAU Autoinjerto limbal conjuntival (*conjunctival limbal autograft*)
D Dioptría
DALK Queratoplastia laminar anterior profunda (*deep anterior lamellar keratoplasty*)
DMAE Degeneración macular asociada con la edad
DMBA Distrofia de la membrana basal anterior
DMD Desprendimiento de la membrana de Descemet
DMEK Queratoplastia endotelial de la membrana de Descemet (*Descemet membrane endothelial keratoplasy*)
DSAEK Queratoplastia endotelial automatizada con disección de la membrana de Descemet (*Descemet stripping automated endothelial keratoplasy*)
DTP Tiempo de preservación de tejido muerto
DVO Dispositivo viscoquirúrgico oftálmico
EBAA Eye Bank Association of America
EAD Energía acumulada disipada
EC Extracción de cataratas
EECC Extracción extracapsular de cataratas
EICC Extracción intracapsular de catarata
ELP Posición estimada de la lente (*estimated lens position*)
EMC Edema macular cistoide
ERSS Sistema de puntuación del riesgo de ectasia (*Ectasia Risk Score System*)
FDA Food and Drug Administration de los Estados Unidos
FLACS Cirugía de cataratas asistida por láser de femtosegundo (*femtosecond laser-assisted cataract surgery*)
5-FU 5-Fluorouracilo
G Calibre (*gauge*)
HLA Antígeno leucocitario humano (*human leukocyte antigen*)
IAC Irrigación-aspiración-corte
ICA Irrigación-corte-aspiración
ICL Lente de colámero implantable
IFN Interferón

IMA Injerto de membrana amniótica
IP Interfase de paciente
IPL Iridotomía periférica con láser
IRL Incisiones de relajación limbal
IS Inmunosupresión sistémica
K Queratometría
KLAL Aloinjerto queratolimbal (*keratolimbal allograft*)
LASEK Queratomileusis epitelial láser (*laser epithelial keratomileusis*)
LASIK Queratomileusis *in situ* asistida por láser (*laser-assisted* in situ *keratomileusis*)
LER Lecho estromal residual
LIO Lente intraocular
LIOCA Lente intraocular de cámara anterior
LIOMf Lente intraocular multifocal
Lr-CLAL Aloinjerto limbal conjuntival vivo de familiar (*living related conjunctival limbal allograft*)
LT Grosor del cristalino (*lens thickness*)
MAh Membrana amniótica humana
MD Membrana de Descemet
MER Membrana epirretiniana
mg Miligramo
mL Mililitro
MM Movimientos de la mano
mm Milímetro
mm Hg Milímetros de mercurio
MMC Mitomicina C
MMP-9 Metaloproteinasa de matriz 9
MRSE Equivalente esférico de refracción manifiesta (*manifest refraction spherical equivalent*)
MSICS Cirugía manual de cataratas por incisión pequeña (*manual small incision cataract surgery*)
MVR Microvitreorretinal
mW Milivatios
NESO Neoplasia escamosa de la superficie ocular
OCP Opacificación de la cápsula posterior
OCT Tomografía de coherencia óptica (*optical coherence tomography*)
OCT-AR Tomografía de coherencia óptica de alta resolución
OCT-DF Tomografía de coherencia óptica en el dominio de Fourier
OCT-SA Tomografía de coherencia óptica del segmento anterior
OCT-UAR Tomografía de coherencia óptica de ultra alta resolución
PET Tomografía por emisión de positrones (*positron emission tomography*)
PFE Profundidad de foco extendido
PIO Presión intraocular
PL Percepción de la luz
PMMA Polimetilmetacrilato
PRK Queratectomía fotorrefractiva (*photorefractive keratectomy*)
PTA Porcentaje de tejido alterado
QE Queratoplastia endotelial
QEIP Queratopatía estromal inducida por presión
QFT Queratectomía fototerapéutica
QLD Queratitis laminar difusa
QPP Queratoplastia penetrante
QR Queratotomía radial
RC Reticulación corneal
RCP Rotura de la cápsula posterior
RGP Rígido permeable al gas
RM Resonancia magnética
SAP Sinequias anteriores periféricas
SARM *Staphylococcus aureus* resistente a la meticilina
SF6 Hexafluoruro de azufre 6, gas
SIFI Síndrome del iris flácido intraoperatorio
SLET Trasplante epitelial limbal simple (*simple limbal epithelial transplantation*)
SMILE Extracción de lentícula por incisión pequeña (*small incision lenticule extraction*)
SSAT Síndrome del segmento anterior tóxico
SSB Solución salina balanceada
STC Segmento de tensión capsular
TC Tomografía computarizada

TCML Trasplante de células madre limbales
TMQ Tecnología microquirúrgica
TRL Tiempo de rotura lagrimal
VEGF Factor de crecimiento endotelial vascular (*vascular endothelial growth factor*)
VIH Virus de la inmunodeficiencia humana
WTR Con la regla (*with the rule*)
WTW Diámetro de la córnea (*white to white*)

Fundamentos

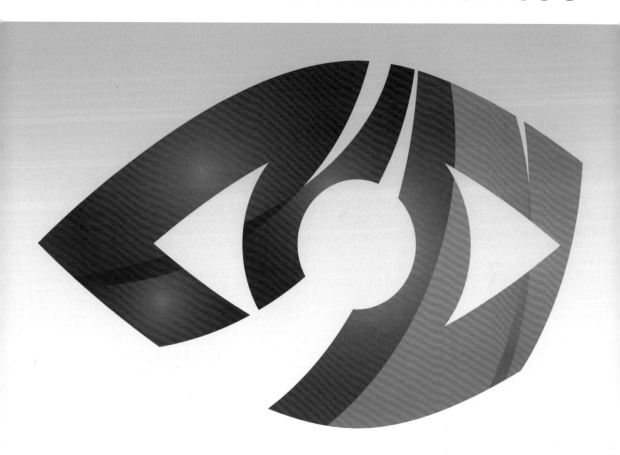

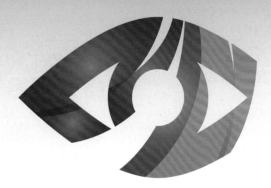

CAPÍTULO 1

Facodinámica: lo más destacado

Wei Boon Khor, MBBS, FRCSEd, FAMS

Popularizada por el Dr. Barry Seibel,[1] la *facodinámica* se refiere a la física implicada en la facoemulsificación. Comprender la interacción de la **fluídica** y la generación de energía de «**faco**» (ultrasónica) nos hace mejores cirujanos, más seguros y más reflexivos.

FLUÍDICA

- Idea básica: es necesario equilibrar los **flujos de entrada** y **salida** de solución salina balanceada (SSB) en la cámara anterior (CA) para mantener una cámara estable y presurizada durante la facoemulsificación.

Flujo de entrada

- El flujo de entrada procede en su totalidad de la **irrigación** con SSB y se activa mediante la posición 1 del pedal o se configura como una irrigación continua.
- La SSB fluye hacia la CA de forma pasiva por gravedad (p. ej., botella de infusión en un tripié) o debido a una fuerza motriz activa (p. ej., infusión de gas, placas de presión).
- El **propósito de la irrigación** es mantener la estabilidad de la CA durante la cirugía.
- **Si el flujo de entrada es menor al de salida**, la CA se aplana, hay un rebote de la cápsula posterior (CP) hacia la sonda del faco, y hay riesgo de daño tisular y rotura de la cápsula posterior (RCP).
- **Si el flujo de entrada es mayor al de salida**, se produce una marcada profundización de la CA, lo que puede dificultar la cirugía de faco (ya que es necesario angular los instrumentos más profundamente en la CA), y se induce una mayor tensión zonular.
- Si se aumenta la altura de la botella, se produce un mayor flujo de SSB en la CA, lo que la hace más profunda; lo contrario ocurre cuando se reduce la altura de la botella.

Flujo de salida

- El flujo de salida ocurre principalmente a través de la **aspiración** de la SSB y se activa con la posición 2 del pedal.
- También se pierde una cantidad variable por las filtraciones a través de las incisiones de la faco.
- El facoemulsificador bombea activamente el líquido fuera de la CA; el **flujo de aspiración** se mide en mL/min (volumen en mililitros extraídos por minuto).

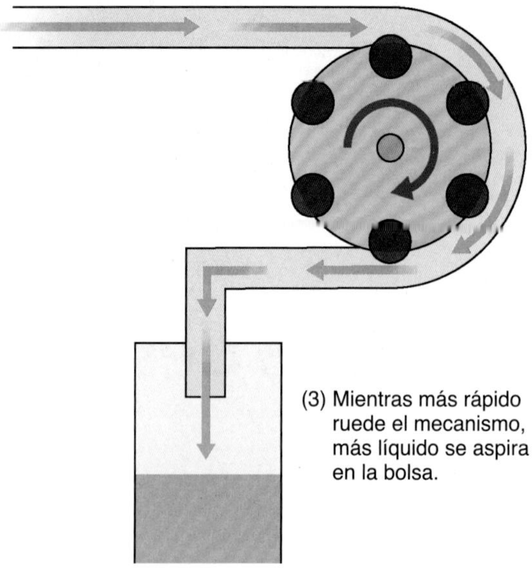

(1) En una bomba peristáltica, el tubo de aspiración se alimenta a través de un mecanismo rodante.

(2) El mecanismo rodante produce un movimiento peristáltico por medio del tubo de aspiración flexible, «ordeñando» y llevando el líquido a lo largo del tubo.

(3) Mientras más rápido ruede el mecanismo, más líquido se aspira en la bolsa.

FIGURA 1-1. Esquema de una bomba peristáltica. El líquido se bombea fuera del ojo a través de un tubo de aspiración flexible que pasa por unos rodillos giratorios; el giro de los rodillos «ordeña» el líquido y lo conduce a través del tubo hasta una bolsa blanda.

- El **propósito de la aspiración** es llevar el líquido hacia la sonda del faco, que también sirve para «atraer» los fragmentos de las cataratas hacia la punta para lograr la facoemulsificación. El flujo de líquido también ayuda a enfriar y disipar la energía generada en la punta del facoemulsificador.
- Hay dos formas principales de bombear el líquido del ojo: con una bomba de **flujo** o con una bomba de **vacío**.

BOMBAS

- Idea básica: los distintos tipos de bombas generan un vacío mediante diferentes mecanismos; entender esto permite comprender por qué distintas máquinas reaccionan de forma diferente durante la cirugía.
- **Finalidad de la generación de vacío:** además de aspirar el líquido, retiene el fragmento de catarata en la punta del faco para la facoemulsificación («poder de retención»).
- Hay dos tipos principales de bombas de salida:
  - Bombas de flujo: por ejemplo, la bomba **peristáltica** (fig. 1-1).
    - El flujo y el vacío se crean cuando un tubo de aspiración flexible es comprimido por rodillos giratorios; el giro de los rodillos «ordeña» el líquido, conduciéndolo a través del tubo hacia una bolsa blanda; cuanto más rápido giren los rodillos, mayor será el flujo de aspiración.
  - Bombas de vacío: por ejemplo, la bomba **Venturi** (fig. 1-2).
    - El gas presurizado (p. ej., nitrógeno) que fluye a gran velocidad pero a baja presión sobre una abertura genera un vacío que, a su vez, atrae el líquido del tubo de aspiración hacia un cartucho o casete rígido; cuanto más rápido sea el flujo de gas, mayor será el vacío generado.
- Diferencias entre las dos bombas (tabla 1-1).
  - Las bombas **peristálticas** generan el vacío máximo **solo cuando se ocluye la punta del faco**; hay un retraso («tiempo de subida») entre el momento de la oclusión y cuando se alcanza el vacío máximo.
  - Cuando la punta del faco no está ocluida, el vacío es bajo y los fragmentos de catarata no llegan tan fácilmente a la punta del faco (pero tampoco el iris o la CP).
  - El cirujano puede controlar el flujo de aspiración y establecer la cantidad máxima de vacío generada cuando se ocluye la punta del faco.

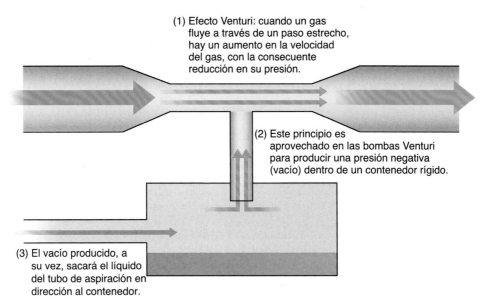

(1) Efecto Venturi: cuando un gas fluye a través de un paso estrecho, hay un aumento en la velocidad del gas, con la consecuente reducción en su presión.

(2) Este principio es aprovechado en las bombas Venturi para producir una presión negativa (vacío) dentro de un contenedor rígido.

(3) El vacío producido, a su vez, sacará el líquido del tubo de aspiración en dirección al contenedor.

FIGURA 1-2. Esquema de una bomba Venturi. Efecto Venturi: cuando un líquido/gas fluye a través de un paso estrecho, se produce un aumento en su velocidad y la correspondiente reducción de la presión. Este principio se utiliza en las bombas Venturi para generar una presión negativa («vacío») que, a su vez, extrae un segundo líquido; en este caso, la solución salina balanceada se extrae del tubo de aspiración y se introduce en un recipiente rígido.

TABLA 1-1. Diferencias entre las bombas peristálticas y las bombas Venturi	
Bomba peristáltica	**Bomba Venturi**
Bomba de flujo o caudal	Bomba de vacío
El flujo es constante y está bajo el control directo del cirujano	El flujo varía con el vacío creado; no hay control independiente
El vacío máximo se genera con la oclusión total de la punta del faco	El vacío se crea continuamente de forma independiente de la oclusión de la punta del faco
Hay un intervalo establecido (tiempo de subida) antes de alcanzar el vacío máximo	El vacío máximo se alcanza de manera instantánea

- Al aumentar el flujo de aspiración, se mueve más líquido a través de la CA; la irrigación tiene que coincidir con esto y los acontecimientos tienden a ocurrir **más rápido**; por el contrario, si quiere ir bajo y **lento**, reduzca el flujo de aspiración.
- **Las bombas Venturi generan vacío incluso sin oclusión**; el grado de vacío se controla directamente mediante la cantidad de presión sobre el pedal.
- El cirujano solo puede ajustar el vacío máximo en una bomba Venturi; no hay un control independiente del flujo. El flujo varía con el nivel de vacío generado.
- Las bombas Venturi tienden a atraer y retener los fragmentos de catarata a la sonda del faco más fácilmente; se mueve menos la punta para «perseguir» los fragmentos.
  - El vacío máximo se alcanza casi de manera instantánea con la oclusión, lo que puede aumentar el riesgo de atraer y retener accidentalmente el iris o la CP.

DESOCLUSIÓN (*SURGE*)

- La desoclusión o *surge* se produce cuando hay una rápida afluencia de líquido a través de la punta del faco al abrir la oclusión (**desoclusión** o **«romper la oclusión»**), lo que da lugar a un descenso abrupto de la CA y a un movimiento en sentido anterior de la CP.
  - Es más evidente cuando el tubo de aspiración es muy distensible, ya que el alto vacío acumulado durante la oclusión puede hacer que el tubo se colapse sobre sí mismo; al romper la oclusión, el tubo recupera su diámetro original, lo que conduce a una aspiración adicional de líquido.

- La desoclusión se mitiga aumentando la irrigación (con la altura de la botella) y reduciendo el flujo de aspiración y el vacío; los facoemulsificadores también utilizan tubos menos distensibles y nuevas tecnologías para evitar la desoclusión.

FACOEMULSIFICACIÓN (ENERGÍA ULTRASÓNICA)

- Idea básica: utilizar la menor cantidad de energía de faco para emulsionar la catarata de forma eficaz, al tiempo que se reducen al mínimo los efectos secundarios de la producción excesiva de calor (p. ej., quemaduras en la córnea, daños endoteliales).
- Los cristales piezoeléctricos de la pieza de mano del facoemulsificador generan oscilaciones de ultra alta frecuencia en la punta del faco, que se activa con la posición 3 del pedal.
  - La capacidad de la punta del faco para romper la catarata se debe a múltiples factores:
    - La **frecuencia de oscilación**, por lo general en el rango de 28-45 kHz (miles de ciclos por segundo).
    - La **amplitud de movimiento** (*stroke length*), es decir, la cantidad de desplazamiento **longitudinal** de ida y vuelta de la punta del faco; cuanto mayor sea esta longitud, mayor será la potencia generada; 100% de potencia de faco = amplitud de movimiento máxima.
    - Sin embargo, el movimiento longitudinal de la punta del faco también repele los fragmentos de catarata (*chatter*).
    - Las nuevas puntas del faco también pueden oscilar de lado a lado (p. ej., faco «**torsional**»), lo que puede mejorar la eficacia y la potencia de retención.
  - La punta del faco emulsiona la catarata a través de una combinación de un golpe mecánico de «**martillo neumático**» sobre la catarata más un efecto de «**cavitación**», en el que las rápidas oscilaciones de ida y vuelta de la punta del faco crean y comprimen alternativamente microburbujas de cavitación que implosionan, generando un calor intenso y ondas de presión (pero dentro de un rango diminuto).
  - La administración de facoemulsificación puede ser modulada[2] para que la potencia de faco no se suministre de forma continua, sino en ciclos en los que la potencia de faco se enciende y se apaga.
    - Algunos ejemplos de **modulaciones de potencia** son los modos de **pulso** y **ráfaga** (*burst*) (fig. 1-3).
    - Los períodos en los que no hay potencia de faco permiten que el vacío aspire lo emulsionado y que el calor se disipe y mejore el poder de retención y la capacidad de atracción de los fragmentos.

CAPACIDAD DE ATRACCIÓN (*FOLLOWABILITY*)

- La *capacidad de atracción* o *seguimiento* es la capacidad de la punta del faco para atraer los fragmentos de cataratas.

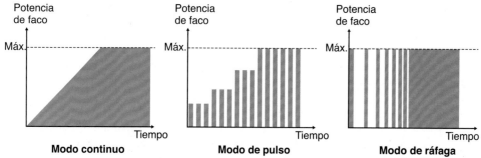

FIGURA 1-3. Diagramas que representan diferentes modulaciones de la potencia de faco. El eje de las abscisas (*x*) representa la cantidad relativa de tiempo en el que se enciende la potencia de faco; el eje de las ordenadas (*y*) representa la cantidad de potencia de faco generada a medida que se pisa progresivamente el pedal en la posición 3 (para una explicación más detallada de las modulaciones de potencia, consulte las referencias).

● Equilibrar el flujo de aspiración (para atraer el fragmento), el vacío (para retener el fragmento) y la potencia de faco (para reducir al mínimo la repulsión durante la facoemulsificación) mejora la capacidad de atracción.

Referencias

1. Seibel BS. *Phacodynamics: Mastering the Tools and Techniques of Phacoemulsification Surgery.* 4th ed. SLACK, Incorporated; 2004.
2. Phacodynamics, on EyeWiki. Acceso: 12/ene/2021. https://eyewiki.aao.org/Phacodynamics

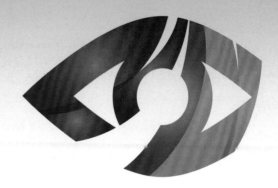

CAPÍTULO 2

Configuración del facoemulsificador

John J. DeStafeno, MD ● Brian M. Shafer, MD

Existe una importante variabilidad entre los distintos tipos de facoemulsificador. Al aplicar los principios básicos de la facodinámica, el cirujano puede ajustar la configuración para satisfacer las necesidades específicas de un escenario clínico determinado.

PRINCIPIOS FACODINÁMICOS

Estos cuatro factores deben ajustarse en cada caso para facilitar una extracción segura, eficaz y eficiente del cristalino.[1]

- Potencia (%): la energía utilizada para fracturar el cristalino.
- Flujo de aspiración (mL/min): la velocidad con la que las piezas del cristalino llegan a la punta.
- Vacío (mm Hg): la fuerza con la que la punta ocluida sujeta las piezas.
- Altura de la botella (cm): determina la presión intraocular en función del gradiente de infusión.

PEDAL

El pedal (fig. 2-1) controla todos los ajustes en la configuración del facoemulsificador. Al pasar por las posiciones 2 y 3, el flujo de aspiración, el vacío y la potencia de faco se ajustan de manera gradual.

Posición 1: solo irrigación.
Posición 2: irrigación y aspiración.
Posición 3: irrigación, aspiración y potencia de faco.

ELIMINACIÓN DE CATARATAS

Los valores específicos de los parámetros que se indican a continuación se basan en el facoemulsificador Alcon Centurion®. Estos valores son orientativos, pero pueden no ser aplicables a su facoemulsificador o pieza de mano.[2]

Esculpir

Objetivo: emulsionar el material nuclear sin generar oclusión para evitar la sujeción y el desplazamiento del cristalino mientras se crea un surco central.

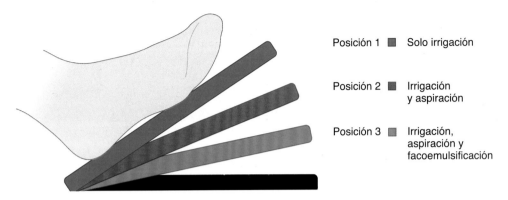

FIGURA 2-1. Posiciones del pedal para la facoemulsificación.

- Potencia: alta (*45-55%*).
- Flujo de aspiración: bajo (*20-25 mL/min*).
- Vacío: muy bajo (*120-135 mm Hg*).
- Altura de la botella: moderada (*70-80 cm*).

Fracturar (*chopping*)

Objetivo: empalar el material nuclear y generar oclusión para mantener una sujeción firme que permita una fractura (*chopping*) eficaz.
- Potencia: alta (*45-55%*).
- Flujo de aspiración: moderado (*35-40 mL/min*).
- Vacío: alto (*400-500 mm Hg*).
- Altura de la botella: moderada a alta (*75-100 cm*).

Eliminar cuadrantes

Objetivo: generar oclusión con alto vacío para sujetar firmemente el material nuclear y emulsionarlo después de haberlo fracturado o separado el cristalino.
- Potencia: alta (*60-70%*).
- Flujo de aspiración: moderado a alto (*35-45 mL/min*).
- Vacío: alto (*500-600 mm Hg*).
- Altura de la botella: alta (*80-90 cm*).

Epinúcleo

Objetivo: generar oclusión y utilizar principalmente el vacío para extraer la envoltura epinuclear, pero con un flujo de aspiración menor para evitar aspirar la cápsula posterior.
- Potencia: baja (*30-45%*).
- Flujo de aspiración: bajo (*30-40 mL/min*).
- Vacío: moderado (*300-400 mm Hg*).
- Altura de la botella: moderada a alta (*75-90 cm*).

Eliminar la corteza

Objetivo: utilizar el alto vacío para desprender la corteza de la cápsula sin utilizar la potencia de faco.
- Potencia: ninguna.
- Flujo de aspiración: moderado (*35-45 mL/min*).
- Vacío: alto (*550-650 mm Hg*).
- Altura de la botella: moderada (*65-75 cm*).

Pulido capsular

Objetivo: eliminar con delicadeza pequeños trozos de material del cristalino adheridos a la cápsula posterior.

- Potencia: ninguna.
- Flujo de aspiración: muy bajo (*5-10 mL/min*).
- Vacío: muy bajo (*8-12 mm Hg*).
- Altura de la botella: moderada (*65-75 cm*).

Eliminar el viscoelástico

Objetivo: generar corrientes significativas a través del segmento anterior para movilizar y eliminar todo el viscoelástico restante.

- Potencia: ninguna.
- Flujo de aspiración: alto (*40-45 mL/min*).
- Vacío: alto (*700 mm Hg o más*).
- Altura de la botella: baja a moderada (*60-75 cm*).

 Si experimenta demasiadas vibraciones, disminuya la potencia de faco y aumente el vacío.[3]

Referencias

1. Seibel BS. *Phacodynamics: Mastering the Tools and Techniques of Cataract Surgery*. 3rd ed. Slack; 1999.
2. Devgan U. Phaco fluidics and phaco ultrasound power modulations. *Ophthalmol Clin North Am*. 2006;19(4):457-468.
3. Yow L, Basti S. Physical and mechanical principles of phacoemulsification and their clinical relevance. *Indian J Ophthalmol*. 1997;45:241-249.

Eliminación de cataratas

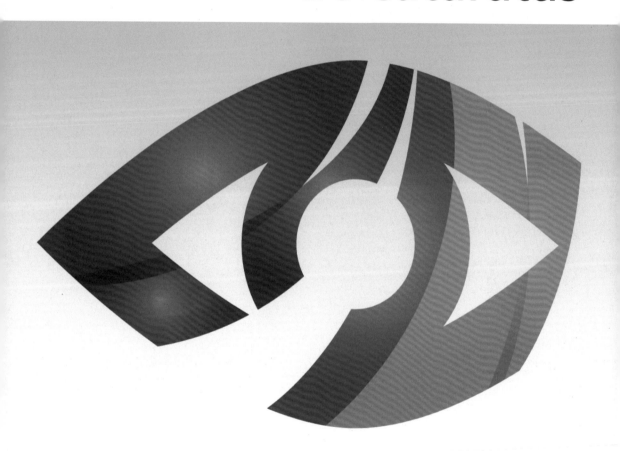

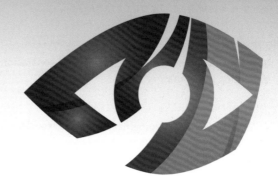

CAPÍTULO 3

Técnicas de eliminación de cataratas blandas

Jay J. Meyer, MD, MPH

CONSIDERACIONES PREOPERATORIAS

El aumento de las exigencias visuales y las mejoras en los diseños de las lentes intraoculares (LIO) para el tratamiento de la presbicia han hecho que cada vez más pacientes se presenten en fases más tempranas para la cirugía de sustitución del cristalino. La extracción de un cristalino blando a veces puede ser más difícil que la de uno más maduro, que es «frágil» y se rompe fácilmente en trozos más pequeños. Estos desafíos incluyen la rotación y fractura del núcleo, la dificultad para ocluir la punta del faco y retener el material del cristalino, y la tendencia a que la punta del faco atraviese rápidamente el cristalino.

PLANIFICACIÓN QUIRÚRGICA

Es importante ajustar la configuración o la técnica de facoemulsificación para estos casos. Considere la posibilidad de trabajar con el representante de su facoemulsificador para incluir un ajuste de catarata «blanda». Aunque la densidad de un cristalino puede evaluarse en el preoperatorio, la elección de la técnica exacta puede tener que hacerse durante el procedimiento en función de la densidad nuclear.

PROCEDIMIENTO QUIRÚRGICO

Capsulorrexis

Evite que la capsulorrexis sea demasiado pequeña, ya que esto puede dificultar el prolapso del cristalino fuera del saco capsular (*véase* más adelante). Sin embargo, lo ideal es que sea lo suficientemente pequeña como para cubrir la óptica de la LIO en 360°.

Hidrodisección

La hidrodisección completa es beneficiosa en estos casos, especialmente para las técnicas de extracción dentro del saco que requieren la rotación del cristalino. Se recomienda la hidrodisección con ondas líquidas en múltiples cuadrantes para asegurar la movilidad del cristalino. La hidrodisección cortical también facilita la extracción posterior de la corteza, ya que esta puede ser más gruesa y estar más adherida a la cápsula en los ojos más jóvenes con un cristalino menos maduro.

Hidrodelineación

Este método permite la visualización y la separación del núcleo del epinúcleo para facilitar la extracción por etapas.

Extracción del núcleo

- Con desmontaje/fragmentación del núcleo. Estas técnicas son más útiles para la extracción de cristalinos blandos que están lo suficientemente maduros como para que aún puedan fracturarse. Para los cristalinos demasiado blandos para la fragmentación, o si se encuentran dificultades durante el desmontaje, *véase* la parte B, más adelante. Existen muchas técnicas para la fragmentación y el desmontaje del núcleo, a saber, el uso de la fuerza mecánica (fractura [*chop* o *prechop*]), la facoemulsificación (esculpir/surcar [*grooving*]), la energía láser (asistida por láser de femtosegundo), o una combinación de estos métodos. Para la mayoría de los cirujanos, a menudo se puede emplear su técnica estándar con algunas modificaciones.

  - *Fractura (chopping).* Se puede utilizar un instrumento *prechopper* para fragmentar rápidamente un cristalino en segmentos que puedan extraerse posteriormente con la sonda de facoemulsificación. Dado que existen diferentes diseños de *prechoppers*, vale la pena considerar uno que esté fabricado para cataratas blandas (**video 3-1**). Como alternativa, se puede utilizar un *chopper* horizontal o vertical en combinación con la sonda de facoemulsificación para fragmentar el núcleo. Si se empala el núcleo con la punta del faco, se debe tener cuidado de no hacerlo con demasiada profundidad ni aspirar demasiado material del cristalino. Además, el *chopping* se puede realizar sin empalar, simplemente sosteniendo la punta del faco contra el núcleo para proporcionar contratracción para el *chopper*.

  - *Facoemulsificación.* La técnica tradicional de «divide y vencerás» puede eliminar gran parte del material nuclear, lo que dificulta la rotura de los surcos sin que el cristalino se convierta en un «cuenco» o «papilla». Por lo tanto, si se utiliza una técnica de esculpido, puede ser más fácil formar un surco estrecho, separar los dos heminúcleos y extraer cada heminúcleo sin mayor desmontaje. Resulta útil ajustar la configuración de «esculpir» reduciendo la potencia de faco y la aspiración para disminuir las posibilidades de facoemulsificación a través de todo el cristalino y en la cápsula posterior.

  - *Láser.* También se puede emplear un láser de femtosegundo para hacer una capsulorrexis de tamaño ideal y fragmentar el cristalino. Estos fragmentos pueden extraerse con la sonda de facoemulsificación como se ha indicado anteriormente, pero es posible que haya que separarlos adicionalmente con un *prechopper* u otro instrumento.

- Sin desmontaje/fragmentación del núcleo. Estas técnicas funcionan especialmente bien en el caso de los cristalinos que son demasiado blandos para fragmentarlos fácilmente con las técnicas habituales. Existen dos técnicas principales: la extirpación dentro del saco y la extirpación supracapsular.

  - *Extracción dentro del saco.* Tras la hidrodisección y la hidrodelineación, el núcleo puede extraerse *en bloque* con la sonda de faco utilizando principalmente la aspiración (**video 3-2**). A continuación, el epinúcleo y la corteza pueden extraerse de forma estándar dentro de la bolsa capsular utilizando la sonda de irrigación/aspiración (I/A). Los cristalinos extremadamente blandos pueden extraerse por completo con dicha sonda. Se puede llevar a cabo con una pieza de mano unipolar o bimanual. La técnica bimanual puede proporcionar una medida de seguridad adicional al permitir al cirujano colocar la punta de irrigación entre el cristalino y la cápsula (una vez que se ha establecido ese plano), mientras que la punta de aspiración succiona el cristalino. Si se encuentran dificultades en alguna de las fases, considere la posibilidad de pasar a la técnica supracapsular, a continuación.

  - *Extracción supracapsular.* Esta es la técnica preferida del autor para los cristalinos muy blandos. Esta técnica consiste en la hidrodisección del cristalino hasta que este se prolapse parcial o totalmente fuera del saco capsular (hidroprolapso) (**video 3-3**). Si se produce un prolapso incompleto o temporal del cristalino del saco capsular, se puede utilizar viscoelástico para viscoprolapsar la lente de la cápsula antes de la emulsión o aspiración. Una vez que el cristalino está inclinado fuera del saco o totalmente prolapsado en la cámara anterior, puede extraerse mediante una facoemulsificación suave o una aspiración en el plano del iris o en la cámara anterior. Cuando se usa la sonda del faco, se pueden ajustar los parámetros para reducir la potencia de faco. Como alternativa, a menudo se puede utilizar una configuración de «epinúcleo» para eliminar de forma más segura tanto el núcleo como el epinúcleo.

Eliminación del epinúcleo

La concha epinuclear puede eliminarse con la sonda de faco utilizando solo la aspiración o con una potencia mínima de faco. Si el epinúcleo está dentro de la bolsa capsular, se puede utilizar la sonda de I/A para desprender la corteza en múltiples cuadrantes hasta que el epinúcleo esté más centrado y pueda ser aspirado fácilmente. Como alternativa, el epinúcleo puede ser hidro- o visco-prolapsado en la cámara anterior para su eliminación.

Eliminación de la corteza

Es prudente aspirar a la extirpación completa de la corteza porque estos pacientes suelen ser jóvenes, lo que deja muchos años para que proliferen las células epiteliales del cristalino que puedan quedar.

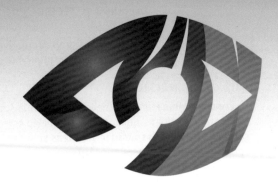

CAPÍTULO 4

Técnicas de eliminación de cataratas densas

Gordon T. Brown, MBChB, MPH ● Balamurali Ambati, MD, PhD, MBA

CONSIDERACIONES PREOPERATORIAS

- Se plantean consideraciones preoperatorias particulares cuando el cirujano se encuentra con una catarata densa, que hace que la cirugía sea más compleja y de mayor riesgo:
  - Los ojos con cataratas maduras pueden tener otras comorbilidades oculares, por ejemplo, glaucoma, zónulas débiles, síndrome de seudoexfoliación o retinopatías.
  - Los antecedentes médicos sistémicos pueden ofrecer pistas sobre la causa subyacente o los factores que contribuyen a ella, como la diabetes, los traumatismos previos o la radioterapia.
- Conviene aconsejar al paciente sobre el perfil de riesgo adicional y la posibilidad de otras cirugías.

Exploración

- ¿Hay alguna afección corneal, por ejemplo, córnea *guttata* (en gotas) o ampollas epiteliales que sugieran una distrofia endotelial de Fuchs?
- ¿Hay evidencia de debilidad zonular? Compruebe si hay iridodonesis, facodonesis o vítreo en la cámara anterior (CA), sobre todo si hay antecedentes de traumatismos oculares previos.
- ¿La CA es poco profunda por las mayores dimensiones del cristalino denso? Esto puede evaluarse en el examen con lámpara de hendidura y también comprobarse con biometría.
- ¿Existen afecciones concomitantes o cirugías previas que puedan complicar la cirugía o la recuperación? Por ejemplo, vitrectomía a través de la parte plana o trabeculectomía previas.
- Puede ser difícil o imposible realizar una oftalmoscopia indirecta, una tomografía de coherencia óptica o una biometría debido al grado de opacidad del cristalino. En estos casos, se debe hacer una ecografía bidimensional para la evaluación general de la retina con el fin de encontrar alteraciones, como una hemorragia vítrea, un desprendimiento de retina o un cuerpo extraño o tumor intraocular. Además, se debe llevar a cabo una ecografía unidimensional para determinar la longitud axial.

Planificación quirúrgica

- Si es posible, se deben tratar las afecciones coexistentes antes de la operación (p. ej., esteroides orales o tópicos adicionales en ojos con antecedentes de uveítis).
- Es necesario determinar si el paciente está tomando alguna medicación (p. ej., tamsulosina) que pueda afectar la cirugía.

- Es probable que estas cirugías duren más que un caso rutinario, por lo que hay que considerar la anestesia más adecuada (p. ej., complementar la anestesia tópica con fármacos intracamerales o administrar bloqueos subtenonianos, peribulbares o retrobulbares).
- Asegúrese de que el paciente pueda estar acostado cómodamente durante un período prolongado (p. ej., 30 min o más).
- Considere la administración de manitol intravenoso antes de la operación para resecar el vítreo en un ojo con una CA poco profunda y una presión intraocular elevada.[1]
- Utilice el azul tripano para teñir la cápsula anterior y facilitar la creación de una capsulorrexis circular continua.
- ¿La pupila es pequeña (mala dilatación o presencia de sinequias posteriores) o existe un alto riesgo de síndrome de iris flácido intraoperatorio? Considere el empleo de midriáticos intracamerales o dispositivos de expansión de la pupila, como un anillo de Malyugin o ganchos para iris.
- ¿Existe una posible zonulopatía? ¿Se necesita un anillo de tensión capsular o ganchos de soporte capsular Mackool® para dar soporte capsular?
- Si la catarata parece demasiado densa para la facoemulsificación, prepárese para aplicar un plan quirúrgico alternativo que ofrezca el mejor resultado quirúrgico, por ejemplo:
  - Cirugía con extracción extracapsular de cataratas (EECC) o cirugía mediante incisión manual pequeña.
  - Lensectomía y colocación de una lente intraocular (LIO) de cámara anterior o fijación escleral de la LIO.

TÉCNICA QUIRÚRGICA DE CONCHA SUAVE

La protección del endotelio corneal es de suma importancia en estos casos complejos. Se han descrito varias técnicas de «concha suave» que utilizan las propiedades físicas de diferentes dispositivos viscoquirúrgicos oftalmológicos (OVD, *ophthalmic viscosurgical device*) para crear y mantener espacios distintos dentro de la CA.[2,3]

Los pasos clave se describen a continuación:
- Tras la creación de la incisión de faco o la hidrodisección, se inyecta un OVD dispersivo (p. ej., Viscoat®, EndoCoat®) sobre la superficie de la cápsula anterior.
- A continuación, se inyecta un OVD viscocohesivo (p. ej., Healon GV®, ProVisc®) o viscoadaptativo (p. ej., Healon 5®) por debajo del OVD dispersivo en la superficie de la cápsula anterior, amortiguando así el OVD dispersivo hacia la córnea y formando una capa protectora bajo el endotelio, mientras se deja una concha central de OVD más cohesivo en la CA. La inyección de este OVD cohesivo o adaptativo debe continuar hasta que la pupila deje de dilatarse pero antes de que el ojo se vuelva firme.
- Las variantes más recientes de la técnica quirúrgica original de concha suave (p. ej., la técnica de concha suave definitiva, la técnica de concha trisuave o el puente de concha suave) también pueden recomendar la inyección de solución salina balanceada (SSB) para crear un tercer espacio de «baja viscosidad» debajo del OVD cohesivo o adaptativo elegido.
- Se debe utilizar azul tripano para teñir la cápsula anterior, seguido de la creación de una capsulorrexis de 5.0-5.5 mm.
- La hidrodisección multidireccional debe hacerse lenta y suavemente para permitir la rotación del cristalino. Presione ligeramente el cristalino de forma intermitente para que el líquido pueda salir del saco, lo que ayudará a evitar que el líquido quede atrapado. El líquido atrapado puede forzar el núcleo hacia delante y provocar un bloqueo capsular-lenticular, lo que puede aumentar el riesgo de rotura de la cápsula posterior.
- Se han descrito varias técnicas de fractura (*chopping*);[4] la preferencia de los autores es emplear una técnica de *chopping* vertical, que consiste en arponear el núcleo del cristalino con el *chopper* afilado deprimido posteriormente, mientras se incrusta la punta del faco en el núcleo y se levanta anteriormente. Las fuerzas de cizallamiento creadas por la oposición del *chopper* y la punta del faco tienen como resultado una fractura en el cristalino. Se requieren unas dos anchuras de punta del faco expuestas para lograr una buena sujeción

del núcleo, y es esencial tener un ángulo de ataque pronunciado (unos 60°) para lograr una profundidad suficiente dentro del núcleo. El alto vacío de faco es particularmente útil para este paso, y el uso de un faco «activo-inactivo» (*on-off*), así como la disminución del ciclo de trabajo, reduce el riesgo de lesión térmica.

- Repita con la punta enterrada en el plano central de los fragmentos del cristalino para dividir aún más el cristalino y extraer los fragmentos más pequeños con la facoemulsificación. Mantenga la punta del faco en la profundidad de la rexis para reducir al mínimo la alteración de la concha y proteger el endotelio de una lesión térmica, así como de un traumatismo mecánico de los fragmentos lenticulares durante este paso.

- El miLOOP® (ZEISS) es un anillo de filamentos de nitinol autoexpandible que puede introducirse en el saco capsular y utilizarse para fragmentar un núcleo de cristalino denso sin necesidad de emplear energía de facoemulsificación (**video 4-1**). Una vez fragmentado el núcleo, se puede usar la facoemulsificación para emulsionar los trozos de cristalino, y se pueden usar otras técnicas de *chopping* horizontal y vertical.

- Una vez que se hayan extraído todos los fragmentos, introduzca la LIO en el saco capsular y aspire el OVD residual utilizando una técnica de «rock and roll» para asegurar la evacuación completa.

Consejos y posibles riesgos

- Las incisiones de faco estrechas o pequeñas tienen un mayor riesgo de quemadura, mientras que las incisiones posteriores y las más grandes tienen riesgo de prolapso del iris.

- Considere la posibilidad de un túnel escleral para la incisión original si hay una alta probabilidad de convertir el procedimiento en una EECC intraoperatoriamente.[5]

- Las cataratas blancas pueden contener corteza líquida que podría impedir la visualización durante la creación de la capsulorrexis y puede ser necesario aspirarla antes de continuar. En estos casos, a menudo es aconsejable tomar una aguja de 25G, 27G o 30G y puncionar a través de la cápsula central para aspirar la corteza líquida antes de iniciar la capsulorrexis.[6]

- Recubra continuamente el endotelio con OVD dispersivo durante la facoemulsificación para compensar la pérdida de la capa de OVD como resultado de la irrigación y la aspiración. Las conchas cohesivas y adaptativas también pueden ser reformadas.

- Algunos cirujanos prefieren utilizar una SSB de irrigación fría, que puede ayudar a proteger el endotelio corneal de las lesiones térmicas, así como a reducir la inflamación postoperatoria.[7] Se ha comprobado que el uso de una solución de irrigación fría en el postoperatorio inmediato reduce la actividad metabólica de la córnea hasta en un 50%,[8] y un reciente ensayo controlado aleatorizado ha constatado que hay una aparición menos temprana de edema e inflamación de la córnea postoperatorios en los casos de cataratas duras utilizando una solución de irrigación fría frente a la que está a temperatura ambiente.[9]

- Tenga cuidado con la posibilidad de reventar la cápsula posterior durante la hidrodisección. Este paso debe realizarse lenta y metódicamente para evitar lo anterior.

- Algunos cirujanos recomiendan detener la faco una vez que se haya extraído una cantidad suficiente de núcleo y se visualice la cápsula posterior, y luego administrar un OVD dispersivo para crear una pared protectora para la cápsula posterior, separando el núcleo de la cápsula posterior y posiblemente reduciendo el riesgo de rotura de esta última.[10]

- Utilice una potencia superior a la habitual (hasta el 70% en el Centurion® y hasta el 50% en el Stellaris®). Si se observa una especie de leche al intentar enterrar la punta, es que no hay suficiente potencia.

- Los flujos de aspiración más bajos durante la facoemulsificación tienden a preservar mejor las conchas del OVD.

- Es probable que la energía de faco disipada que se acumula sea mayor, lo que puede causar una tensión excesiva en el complejo saco capsular-zónula, así como un posible daño térmico corneal por la energía de faco continua, especialmente si la punta del faco se ocluye con OVD y restos lenticulares.[11]

CONSIDERACIONES POSTOPERATORIAS

- Cabe esperar que haya más inflamación y edema corneal posquirúrgicos en el primer día del postoperatorio, los cuales pueden persistir durante varias semanas. Considere la posibilidad de añadir esteroides tópicos u orales o antiinflamatorios no esteroideos adicionales. También puede ser aconsejable la inyección subtenoniana de triamcinolona.
- Comente con los pacientes que la recuperación será más larga que la del paciente promedio.
- Vigile en busca de presión intraocular elevada en el postoperatorio.
- Examine minuciosamente en busca de posibles fragmentos lenticulares retenidos. Muchas veces, el edema localizado de la córnea (a menudo inferior) puede ser un signo de que hay un fragmento de lente retenido.
- Los pacientes tienen un mayor riesgo de subluxación o dislocación de la LIO en el postoperatorio, dada la tendencia a la debilidad zonular en estos casos. Vigile cuidadosamente en busca de estos casos.

Referencias

1. O'Keeffe M, Nabil M. The use of mannitol in intraocular surgery. *Ophthalmic Surg.* 1983;14:55-56.
2. Arshinoff SA, Norman R. Tri-soft shell technique. *J Cataract Refract Surg.* 2013;39:1196-1203.
3. Arshinoff SA. Dispersive-cohesive viscoelastic soft shell technique. *J Cataract Refract Surg.* 1999;25:167-173.
4. Chang D. *Phaco Chop Techniques: Horizontal Versus Vertical Chop.* CRST; 2002. Consultado el 8 de abril de 2020. https://crstoday.com/articles/2002-sep/0902_181-html/
5. Crispim J, Jung LS, Paz L, et al. The surgical challenges dense brunescent cataracts present. *Expert Rev Ophthalmol.* 2014;10:13-22.
6. Seibel BS, Cionni RJ. *Traumatic Cataract.* CRST; 2010. Consultado el 8 de abril de 2020. https://crstoday.com/articles/2010-apr/traumatic-cataract/
7. Jabbour NM, Schepens CL, Buzney SM. Local ocular hypothermia in experimental intraocular surgery. *Ophthalmology.* 1988;95(12):1687-1690.
8. Findl O, Amon M, Kruger A, et al. Effect of cooled intraocular irrigating solution on the blood-aqueous barrier after cataract surgery. *J Cataract Refract Surg.* 1999;25:566-568.
9. Wan W, Jiang L, Ji Y, et al. Effect of hypothermic perfusion on phacoemulsification in eyes with hard nuclear cataract: randomized trial. *J Cataract Refract Surg.* 2019;45:1717-1724.
10. Steinert RF, Chu YR. *Dense Cataract.* CRST; 2010. Consultado el 9 de abril de 2020. https://crstoday.com/articles/2010-apr/dense-cataract/
11. Ernest P, Rhem M, McDermott M, et al. Phacoemulsification conditions resulting in thermal wound injury. *J Cataract Refract Surg.* 2001;27:1829-1839.

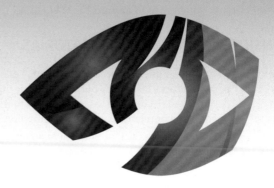

CAPÍTULO **5**

Técnicas de eliminación de cataratas blancas

Kristen Marie Peterson, MD

CONSIDERACIONES PREOPERATORIAS

En un ojo con catarata blanca, realice una ecografía para evaluar posibles afecciones del polo posterior (tumor intraocular, desprendimiento de retina o posible cuerpo extraño intraocular) y valore si hay restos lenticulares posteriores al cristalino que indiquen un posible daño en la cápsula posterior. Al mismo tiempo, debe realizarse una ecografía unidimensional de inmersión para determinar la longitud axial, ya que la biometría óptica puede ser incapaz de penetrar a través de la densa opacidad del cristalino. Evalúe la presencia de un defecto pupilar aferente relativo.

Mediciones de queratometría

- Considere la configuración centrada en la pupila al hacer mediciones de biometría debido a la incapacidad del paciente para la fijación.[1]
- Si la catarata es postraumática con laceración corneal previa, obtenga una topografía corneal.
  - Se recomienda la retirada de la sutura antes de la queratometría si se puede retrasar la cirugía de forma segura unas semanas, para permitir que las mediciones de la queratometría se estabilicen.

> En caso de astigmatismo central irregular en la topografía, comente con el paciente que, para obtener la mejor agudeza visual corregida, puede ser necesaria una lente de contacto rígida permeable al gas en el postoperatorio. En algunos casos, puede requerirse una queratoplastia penetrante si la cicatriz es muy densa o si el paciente no tolera las lentes de contacto.

Examen del segmento anterior con lámpara de hendidura

- Realice un examen exhaustivo de la córnea:
  - Córnea *guttata* (en gotas): debido a la posible necesidad de aumentar la energía disipada que se acumula para emulsionar los núcleos densos, los pacientes con córnea *guttata* deben ser asesorados sobre el mayor riesgo de descompensación endotelial futura tras la cirugía.
- La presencia de defectos de transiluminación del iris podría indicar que hay un cuerpo extraño intraocular previo que haya provocado daño a la cápsula anterior o posterior. Una

pupila de forma irregular o puntiaguda puede indicar una zona de prolapso vítreo en la cámara anterior (CA).

- La facodonesis es indicativa de inestabilidad zonular.
- Evalúe si hay signos de corteza intumescente licuada.
- Valore la densidad del núcleo. Determine si el núcleo es suave, blanco e intumescente o si es denso, con brunescencia y una placa posterior coriácea o fibrótica, ya que esto puede afectar la elección de la técnica quirúrgica.

Planificación quirúrgica

- Maneje las expectativas de los pacientes.
  - Comente que, debido a la capacidad limitada para explorar el segmento posterior, no se puede descartar completamente una afección que limite la visión.
  - Existe la posibilidad de que sean necesarias múltiples cirugías para obtener la mejor agudeza visual corregida en el postoperatorio, debido al mayor riesgo de complicaciones.
- Haga saber al equipo quirúrgico que necesitará:
  - Azul tripano (VisionBlue®, Dutch Ophthalmic, EE. UU.) para teñir la cápsula anterior.
  - Tener en el quirófano: dispositivos de expansión pupilar, ganchos capsulares, anillos o segmentos de tensión capsular, triamcinolona sin conservantes (dilución 1:4 con solución salina balanceada [SSB]) y paquete de vitrectomía anterior.

PROCEDIMIENTO QUIRÚRGICO

- Considere la posibilidad de administrar manitol por vía intravenosa 30 min antes de la cirugía si el cristalino agrandado está provocando un aplanamiento de la CA.
- Realice una incisión de paracentesis utilizando una cuchilla MVR® o Sideport®; inyecte lidocaína intraocular amortiguada al 1%, seguida de aire y luego azul tripano.
- Presurice la CA para aplanar la cápsula anterior inyectando un dispositivo viscoquirúrgico oftalmológico (OVD, *ophthalmic viscosurgical device*) cohesivo o viscoadaptativo de alto peso molecular.[1]
  - Es importante mantener la presión de la CA más alta que la presión intralenticular para ayudar a prevenir el desgarro o la extensión de la cápsula anterior («signo de la bandera argentina»).
- Haga el corte principal utilizando un microqueratomo de su elección.
- Realice la capsulorrexis. Hay múltiples técnicas. Vigile en busca de signos de zonulopatía durante la ejecución (entre ellos, las estrías capsulares al intentar crear un colgajo y el movimiento del complejo cristalino-saco).
  - Catarata blanca y densa madura:
    - Utilice un cistitomo para perforar la cápsula anterior y luego las pinzas de Utrata para hacer una capsulorrexis circular continua (CCC).
      - Consejo: el uso de azul tripano hará que la cápsula anterior sea menos elástica y mejorará la visualización del colgajo.
  - Catarata blanca presurizada intumescente:
    - Perfore la cápsula con una aguja de 27G con el bisel hacia arriba y aspire inmediatamente la corteza licuada.[2]
      - Alternativa: utilice un cistitomo para perforar la cápsula anterior con una forma semi-circular y luego aspire inmediatamente la corteza licuada.[2]
      - Alternativa: use un cistitomo para perforar la cápsula anterior trabajando a través de la paracentesis y cree un tapón de OVD para mantener una cápsula anterior plana.[2]
    - Represurice la CA con un OVD. Puede aplicar el OVD con un movimiento de barrido para mejorar la visualización de la cápsula limitada por la corteza licuada.
    - Complete la CCC con pinzas de Utrata.

Considere la posibilidad de comenzar con una capsulorrexis más pequeña y luego ampliarla de forma circular para evitar que la rexis se corra de forma periférica.

- Catarata morganiana:
  - Inicie la capsulorrexis puncionando la cápsula anterior con el cistitomo. Si es necesario, vuelva a inflar el saco capsular con un OVD y luego complete la CCC con pinzas de Utrata.
- Considere realizar una cirugía de cataratas asistida por láser de femtosegundo (FLACS, *femtosecond laser-assisted cataract surgery*) para hacer la capsulorrexis.
  - La FLACS es especialmente útil en caso de haber una placa fibrótica central en la cápsula anterior.
  - En los casos de catarata blanca intumescente también puede ser útil realizar rápidamente una CCC.
  - Cambie la configuración del láser para disminuir el tiempo necesario para completar la intervención.

Tenga en cuenta que existe un mayor riesgo de microadherencias y de capsulotomía incompleta, especialmente en los casos intumescentes.[3] Observe cuidadosamente mientras se crea la capsulotomía para ver si hay una penetración incompleta del láser en un lugar concreto de la rexis. La realización de la FLACS tampoco descarta totalmente el riesgo de desgarro de la cápsula anterior con extensión en los casos con alta presión lenticular.

Utilice el azul tripano para teñir la capsulorrexis antes de la extracción, incluso cuando se lleve a cabo una FLACS. Esto ayuda a ver mejor las zonas donde la capsulotomía está incompleta.

- Desmonte y retire el núcleo. Realice la facoemulsificación.
  - En los pacientes más jóvenes, el núcleo puede ser lo suficientemente suave como para permitir la extracción completa solo con irrigación y aspiración.
  - En las cataratas maduras con núcleo denso y coriáceo, desmonte utilizando la técnica de su elección teniendo cuidado de proteger la cápsula posterior, ya que a menudo habrá un mínimo de material cortical o epinuclear remanente que sirva de barrera protectora.
- Retire los restos de corteza con la pieza de mano de irrigación-aspiración.
- Determine el tipo de lente intraocular (LIO) preferido y su correspondiente forma de colocación más segura en función de los estados capsular y zonular.
  - Inyecte el OVD en el saco capsular, o en el surco según esté indicado, seguido de la LIO si el soporte capsular es adecuado.
- Retire con cuidado el OVD. Asegúrese de que no hay signos de prolapso del vítreo en la CA y que la lente está bien centrada. Realice la hidratación del estroma de las incisiones corneales. Lleve el ojo a la presión fisiológica. Asegúrese de que las heridas estén seguras. Coloque una sutura en la herida principal si existe la preocupación de que haya una fuga en la herida. Retire el espéculo y los campos.

CONSIDERACIONES POSTOPERATORIAS

- Los pacientes pueden tener mayor inflamación y edema corneal postoperatorios que un caso rutinario de cataratas y, por lo tanto, pueden requerir un curso más largo de esteroides tópicos.[1]
  - Considere un esteroide oftálmico más fuerte (p. ej., difluprednato).
  - En algunos casos, los pacientes pueden beneficiarse de una inyección periocular de esteroides en el momento de la cirugía (pacientes con antecedentes de uveítis).
- Asegúrese de realizar un examen exhaustivo del fondo de ojo con dilatación para evaluar la afectación del segmento posterior en el postoperatorio.

Referencias

1. Devgan U. Surgery in eyes with white cataracts poses challenges. *Ocular Surgery News U.S. Edition.* 25 de septiembre de 2009. https://www.healio.com/ophthalmology/cataract-surgery/news/print/ocular-surgery-news/%7Bc95dcedc-a3d7-4cb1-8f9b-f6d08377cfe6%7D/surgery-in-eyes-with-white-cataracts-poses-challenges

2. Sood P. *I Don't Have a Femtosecond Laser; What Strategies Work Best for a White Cataract?* Cataract and Refractive Surgery Today; 2018. https://crstoday.com/articles/oct-2018/i-dont-have-a-femtosecond-laser-what-strategies-work-best-for-a-white-cataract/

3. Titiyal JS, Kaur M, Singh A, Arora T, Sharma N. Comparative evaluation of femtosecond laser-assisted cataract surgery and conventional phacoemulsification in white cataract. *Clin Ophthalmol.* 2016;10:1357-1364. doi:10.2147/OPTH.S108243

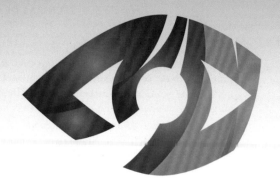

CAPITULO 6

Técnicas para cataratas polares posteriores

Matias Soifer, MD

CONSIDERACIONES PREOPERATORIAS

Planificación quirúrgica

- Evalúe cuidadosamente la posibilidad de una rotura de la cápsula posterior (RCP) pre-existente en el examen con lámpara de hendidura. Se puede utilizar la biomicroscopia ultrasónica o la tomografía de coherencia óptica del segmento anterior para determinar si la cápsula posterior está intacta.
- Siempre se debe evaluar el ojo contralateral, ya que las cataratas polares posteriores suelen ser bilaterales.
- Maneje las expectativas del paciente sobre el pronóstico de la visión y los riesgos de complicaciones. Explique los riesgos de una RCP y la necesidad de realizar cirugías adicionales. Si hay preocupación por una posible RCP, no recomiende la implantación de una lente intraocular (LIO) de primera categoría.
- Mencione la posible necesidad de una futura capsulotomía con Nd:YAG para las placas residuales en la cápsula posterior.

PROCEDIMIENTO QUIRÚRGICO

Facoemulsificación de una catarata polar posterior

- Informe al equipo quirúrgico que podría tener que realizar una vitrectomía anterior. Tenga un colega retinólogo disponible. Prepárese para una inserción de LIO de tres piezas o lente intra-ocular de cámara anterior (LIOCA) en caso de RCP.
- Una vez realizada la incisión principal, cree una capsulorrexis de aproximadamente 5 mm de diámetro.
- Lleve a cabo una hidrodelaminación. La hidrodisección está contraindicada, ya que puede provocar una RCP.
- Desmontaje del núcleo: haga la facoemulsificación «en cámara lenta». Evite los movimientos que puedan causar tracción en la cápsula posterior, como la rotación excesiva del núcleo del cristalino, la fractura bimanual del núcleo o el colapso intermitente de la cámara anterior (CA).
- Núcleo suave: aspire el núcleo dentro del cojín del epinúcleo creado con la hidrodelaminación.
- Núcleo duro: cree un cuenco haciendo ranuras contiguas en el núcleo. Si hay que dividir el núcleo, realice maniobras de *faco-chop*.
- Eliminación del epinúcleo y la corteza: el epinúcleo y la corteza deben aspirarse suavemente con la sonda de irrigación y aspiración, apoyados por el segundo instrumento para ayudar

a que las piezas lleguen al puerto. Si el cristalino está adherido a la cápsula, se puede hacer una viscodisección para separar lentamente el material del cristalino del saco capsular. Recuerde que debe evitar retirar el instrumento de irrigación sin una inyección previa de viscoelástico para evitar el colapso de la CA.

Diversos escenarios quirúrgicos con cataratas polares posteriores

Se aspira la placa posterior y no hay RCP

- Una vez aspirada la corteza, se inyecta viscoelástico cohesivo para expandir el saco capsular y luego se implanta la LIO de una pieza en el saco.
- Si queda algo de placa posterior, es más seguro realizar una capsulotomía con Yag en el postoperatorio en lugar de intentar múltiples maniobras para eliminar todo el material restante en el intraoperatorio, debido al riesgo de RCP.

Hay una RCP pero no hay prolapso vítreo

- Una vez observada la RCP, evite sacar la sonda de facoemulsificación de la CA mientras la mantiene en la posición 1. Inyecte lentamente viscoelástico dispersivo sobre el sitio de rotura para mantener el saco capsular inflado y taponar el vítreo. Esto también evita la descompresión rápida de la CA y el prolapso del vítreo una vez que se retira la sonda de facoemulsificación.
- Si quedan fragmentos nucleares, determine el mejor método para eliminar estas piezas.

> Muchas veces, cuando se observa una RCP, los fragmentos de núcleo pueden ser trasladados a la CA con viscoelástico y emulsionadas cuidadosamente por encima del saco capsular. Si existe la preocupación de que los fragmentos puedan dislocarse posteriormente, estos pueden trasladarse a la CA y se puede inyectar una LIO en el surco para que sirva de andamio y evite la migración posterior de los trozos del cristalino. Otras veces, si la RCP es leve, se pueden emulsionar los fragmentos nucleares en el saco capsular, pero se debe inyectar de manera constante viscoelástico para taponar la localización de la RCP y evitar el prolapso vítreo.

- Evalúe el tamaño de la RCP: si hay una pequeña rotura sin prolapso vítreo, a menudo se puede colocar una LIO en el saco capsular. Si la rotura es pequeña y central, se puede realizar una capsulorrexis posterior y capturar la óptica de la LIO a través de dicha capsulorrexis para lograr una mayor estabilidad.

Hay RCP con prolapso vítreo

- Evite sacar la sonda de facoemulsificación de la CA una vez que se observe la RCP. Mantenga el pedal en la posición 1 (irrigación) e inyecte suavemente el viscoelástico dispersivo sobre el lugar de la rotura.
- Una vez que la CA esté suficientemente presurizada, evalúe el tamaño y el número de fragmentos residuales del cristalino y la presencia de vítreo en la CA. Suture la incisión principal y realice una vitrectomía anterior. Retire suavemente los fragmentos de cristalino una vez que no haya vítreo en la CA.
- Ya que los fragmentos del vítreo y del cristalino se han manejado de manera adecuada, se debe seleccionar una posición alternativa para la LIO, incluyendo la implantación de la LIOCA, la implantación del surco o la fijación escleral de la LIO.

CONSIDERACIONES POSTOPERATORIAS

Si se ha producido una RCP durante la cirugía, en el primer día postoperatorio evalúe en busca de filtraciones de la herida y la presencia de vítreo en la CA. Aumente la frecuencia de los corticoesteroides tópicos para reducir la inflamación intraocular. Dado que existe un mayor riesgo de endoftalmitis y desprendimiento de retina, hay que explicar al paciente los signos de alerta con indicaciones estrictas sobre su retorno a consulta.

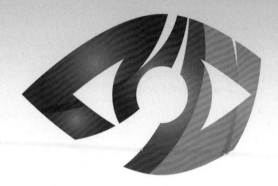

CAPÍTULO 7

Técnicas de extracción del cristalino sin facoemulsificación

Brenton D. Finklea, MD

CONSIDERACIONES PREOPERATORIAS

Al evaluar un ojo con una catarata importante desde el punto de vista visual, es necesario determinar si existen comorbilidades o características de la catarata que hagan que las técnicas modernas de facoemulsificación sean de mayor riesgo que la extracción extracapsular tradicional de cataratas. La indicación principal de la cirugía extracapsular es una catarata brunescente o madura avanzada. Estos cristalinos densos requerirían una energía de facoemulsificación muy elevada que podría dañar el endotelio corneal. Los cristalinos densos que además tienen un soporte zonular deficiente también pueden ser candidatos ideales para las técnicas de extracción de cataratas sin facoemulsificación, para reducir el riesgo de dislocación posterior del cristalino durante la cirugía. Las consideraciones para la selección del procedimiento son las siguientes:

Extracción extracapsular de cataratas
- Conversión intraoperatoria sencilla de la facoemulsificación a la extracción extracapsular de cataratas (EECC) mediante la ampliación de la incisión corneal existente.

Cirugía de cataratas por incisión manual pequeña (CCIMP) (**video 7-1**)
- Técnica modificada de la EECC en la que se crea un túnel corneoescleral que permite un mejor mantenimiento de la cámara y que a menudo puede realizarse con una técnica sin suturas.

Extracción de cataratas intracapsulares
- Esta técnica es similar a la EECC o la CCIMP en cuanto a la incisión y la técnica, pero implica la extracción de la catarata y la cápsula como una sola unidad. La técnica suele emplearse en casos de inestabilidad zonular grave y tiene un mayor riesgo de pérdida de vítreo y desgarros iatrógenos de la retina.

Planificación quirúrgica
- Realice una biometría preoperatoria para la selección de la lente intraocular (LIO). Puede ser necesario obtener mediciones de la longitud axial con una ecografía unidimensional.

- El examen de las comorbilidades del segmento posterior puede requerir una ecografía debido a la escasa visibilidad a través de una catarata densa.
- Haga un examen minucioso para detectar zonas de fibrosis capsular o debilidad zonular.
- Examine el reflejo rojo para determinar si el azul tripano u otros tintes serán necesarios para visualizar la cápsula anterior durante la creación de la capsulotomía.
- Si la pupila es pequeña, hay que disponer de ganchos para iris a fin de ayudar a la expansión pupilar.
- Inspeccione sitios de cirugías previas de filtración de glaucoma, como derivaciones tubulares o sitios de trabeculectomía, que deben evitarse con la peritomía conjuntival. Los ojos con glaucoma concomitante pueden beneficiarse de un abordaje temporal para evitar la alteración de la conjuntiva superior.

PROCEDIMIENTO QUIRÚRGICO

Cirugía de cataratas por incisión manual pequeña

- La anestesia puede obtenerse con un bloqueo subtenoniano, peribulbar o retrobulbar. Es importante tener una buena acinesia para ayudar al posicionamiento del globo ocular.
- Se puede colocar una sutura (rienda) de anclaje utilizando una sutura de seda 4-0 pasada por debajo del músculo recto superior. Obsérvese que el cirujano puede optar por omitir este paso si se puede mantener un control adecuado del globo ocular con técnicas alternativas como la sujeción de la esclera con pinzas dentadas.
- Se puede realizar una peritomía conjuntival superior utilizando tijeras de Westcott para resecar la cápsula de Tenon y la conjuntiva en las horas 2 o 3 del reloj centradas en las 12 horas. Los restos de la cápsula de Tenon se pueden raspar con un cuchillete de Crescent.
- Se puede aplicar electrocauterización para la hemostasia de la esclera desnuda expuesta.
- Se debe usar un compás calibrador para medir la incisión externa para el túnel esclerocorneal. El tamaño medio de la incisión debe ser de aproximadamente 7 mm de diámetro, aunque puede variar de 6 a 8 mm en función del tamaño y la densidad de la catarata (las cataratas más densas requieren aberturas más grandes). Los márgenes internos de la incisión son más anchos que los externos y crean una forma trapezoidal o de «embudo». El tamaño de la incisión interna debe ajustarse al diámetro y la densidad de la catarata.
  - La incisión externa puede tener forma recta o de ceño o sonrisa.
  - A menudo se eligen las incisiones en forma de ceño debido a su menor riesgo de inducir astigmatismo y a su capacidad para mantener un sellado hermético sin suturas.

> La diferencia entre la CCIMP y la EECC radica sobre todo en la creación de la incisión principal. La EECC tradicional implica la realización de incisiones corneales limbales, mientras que la CCIMP utiliza un túnel esclerocorneal.

- Las paracentesis se crean en el limbo temporal o nasal, teniendo cuidado de evitar el cruce del túnel esclerocorneal.
- El cirujano puede optar por utilizar un midriático intracameral si la dilatación preoperatoria no fue óptima.
- El viscoelástico dispersivo se inyecta a través de las paracentesis para rellenar la cámara anterior del ojo.
- Se usa un cuchillete (2.2-3.0 mm) para entrar en el ojo a través del túnel superior.

> La apertura interna se mantiene pequeña para la formación de la capsulotomía. Una vez finalizada la capsulotomía, la apertura interna de la herida puede ampliarse para la extracción de las cataratas. Los cirujanos experimentados pueden abrir todo el túnel, principalmente para evitar un paso adicional más adelante, pero esto puede causar más inestabilidad de la cámara.

- La capsulotomía anterior puede crearse de varias maneras. En todas las técnicas, se debe conseguir una capsulotomía de gran diámetro para reducir al mínimo la tensión en la cápsula durante la extracción del cristalino, evitando así un desgarro capsular.
  - Capsulorrexis circular continua: es el patrón de referencia para la capsulotomía debido a su fuerza tensional y a su consistencia con el centrado de la LIO. La capsulorrexis debe tener un diámetro lo suficientemente grande como para prolapsar el cristalino, por lo general de 7-8 mm de media.
  - «Abrelatas»: esta técnica es la adecuada para las capsulotomías cuando hay una mala visión o cuando hay una cicatrización o fibrosis significativa de la cápsula anterior. Se utiliza un cistitomo para crear un anillo de pequeñas incisiones en la cápsula anterior que posteriormente se conectan en forma de sello postal. Después se retira la cápsula cortada del ojo.
  - «Sobre postal»: esta es la técnica principal para muchos cirujanos de gran volumen y velocidad. Se utiliza el cuchillete o el cistitomo para realizar una incisión inicial en la cara superior del cristalino. Se usan tijeras para crear cortes en los lados nasal y temporal de la incisión inicial. Una vez eliminada la catarata, el colgajo de la cápsula anterior se corta o desgarra para completar la capsulotomía.
- El hidroprolapso del cristalino se lleva a cabo con solución salina balanceada (SSB) en una cánula de punta roma de 27G o 30G.
  - Una vez que el cristalino está prolapsado en un polo, se inyecta viscoelástico en el saco capsular para evitar que el cristalino vuelva a caer en el saco.
- El cristalino se gira hacia la cámara anterior utilizando un gancho de Sinskey con una técnica de «marcado de teléfono». El viscoelástico se reinyecta según la necesidad para mantener una capa por encima y por debajo del cristalino.
- La extrusión del cristalino se realiza con un vectis de irrigación o asa especial insertada debajo del cristalino, y se utiliza para guiar el cristalino fuera del ojo mientras se ejerce una suave presión posterior con el instrumento para evitar el traumatismo del endotelio.
  - Los métodos alternativos para la extracción del cristalino son la hidrodisección y la viscodisección.
  - La técnica de Blumenthal implica la colocación de un mantenedor de cámara anterior en el limbo inferior y el uso de presión hidrostática para extruir el cristalino ejerciendo una suave presión hacia abajo en la pared posterior del túnel con las pinzas de McPherson.
- La irrigación y la aspiración pueden realizarse a través de las paracentesis con una cánula de Simcoe o piezas de mano de irrigación y aspiración bimanuales.
- Se utiliza viscoelástico cohesivo para rellenar el saco capsular y la cámara anterior.
- Una LIO de polimetilmetacrilato de una pieza o una LIO acrílica de tres piezas se inserta en el ojo desplegada con pinzas de McPherson. La lente se coloca en su posición en el saco capsular con un gancho de Sinskey a través de la paracentesis.
- El ojo se lleva a la presión fisiológica utilizando la SSB. Se evalúan las paracentesis y el túnel esclerocorneal en busca de filtraciones con esponjas de celulosa.

> Se puede colocar una única sutura de nailon 10-0 en el túnel esclerocorneal de forma centralizada para ayudar a reducir el *astigmatismo* inducido por la cirugía.

- La peritomía conjuntival puede cerrarse con una sutura de Vicryl® 8-0 o con un electrocauterio bipolar aplicado a los bordes opuestos de la peritomía.
- Las inyecciones subconjuntivales de esteroides y antibióticos pueden aplicarse en el fórnix inferior o superior.
- Se debe colocar un parche y un escudo hasta que el paciente sea revisado en su examen del primer día de la operación.

CONSIDERACIONES POSTOPERATORIAS

- Las evaluaciones postoperatorias estándar de las cataratas deben realizarse el día después de la cirugía para buscar la posición adecuada de la LIO, filtraciones de la herida, material residual del cristalino o anomalías de la presión intraocular.
- Confirme que la zona del túnel esclerocorneal esté completamente cubierta por la conjuntiva para reducir el riesgo de endoftalmitis.
- Busque fugas de la herida en el lugar del túnel escleral, que pueden aparecer como una ampolla de filtración no intencionada por encima de la incisión escleral.

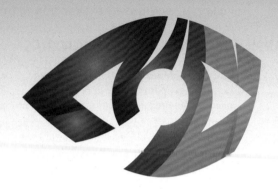

CAPÍTULO 8

Revisión de la cirugía de cataratas asistida por láser de femtosegundo

Abhilash Guduru, MD ● Robin R. Vann, MD

Los láseres de femtosegundo utilizan neodimio:vidrio infrarrojo (1053 nm) para generar miles de pulsos de frecuencia por segundo. El pulso ultracorto del láser es capaz de separar el tejido en un proceso denominado *fotodisrupción* con una precisión de 3 µm.[1] La fotodisrupción se produce mediante la formación de plasma, a través del pulso láser, que se expande como una onda de choque acústica, desplazando el tejido circundante. La cirugía de cataratas asistida por láser de femtosegundo contribuye a la eficacia y precisión de la creación de la capsulotomía, la fragmentación o licuación del cristalino y las incisiones corneales en la cirugía de cataratas. Mediante la fragmentación del cristalino, también se puede reducir la cantidad de energía de facoemulsificación necesaria durante la cirugía.[1]

COMPONENTES LÁSER

- Láser de estado sólido
- Interfase del paciente utilizada para el acoplamiento de los pacientes
- Monitor de visualización del segmento anterior y de imágenes de tomografía de coherencia óptica
- Diferentes fabricantes (tabla 8-1)[2,3]

TABLA 8-1. Sistemas de láser de femtosegundo y modalidad de imagen	
LenSx® (Alcon Laboratories, Inc.)	Tomografía de coherencia óptica (OCT) de dominio espectral 3D
Catalys® (Optimedica)	OCT de dominio espectral 3D
Victus® (Technolas)	OCT de dominio espectral 3D
LensAR® (Lensar, Inc.)	Iluminación estructural confocal de trazado de rayos 3D con tecnología Scheimpflug

CONSIDERACIONES PREOPERATORIAS

Factores del paciente

Colocación

- ¿Puede recostarse?
- Los problemas de cifosis o columna vertebral pueden dificultar la colocación bajo el láser.

Factores de comportamiento

- Estado cooperativo del paciente y estado mental
- Claustrofobia

Anatomía

- Fisuras palpebrales pequeñas: pueden dificultar la succión.
- Opacidades corneales: las opacidades pueden bloquear el láser.
- Pupila pequeña no dilatada: esto puede impedir la creación de la capsulotomía y la fragmentación del cristalino.
- Nariz ancha: el cono del láser a veces puede verse obstaculizado por el contacto con la nariz.

Contraindicaciones: las contraindicaciones absolutas y relativas incluyen la enfermedad corneal que impide el aplanamiento de la córnea o la enfermedad ocular que dificulta la transmisión de las longitudes de onda del láser. Entre ellas se encuentran las opacidades corneales, los hipemas, la presencia de implantes corneales o las incisiones corneales previas que pueden proporcionar un espacio potencial al que puede escapar el gas producido por el procedimiento. La enfermedad vascular de la retina o el glaucoma grave también deberían ser contraindicaciones relativas, teniendo en cuenta los posibles aumentos agudos de la presión intraocular durante el procedimiento de acoplamiento y la incapacidad para acoplar correctamente el ojo debido a la presencia de ampollas filtrantes procedentes de trabeculectomías o cirugías de derivación de glaucoma.[2,4]

PROCEDIMIENTO QUIRÚRGICO

Preparación

- Confirme que la configuración del láser sea adecuada para el paciente.
  - Ubicación de las incisiones (incisión principal/incisión secundaria/incisiones arqueadas; asegúrese de que no se superpongan estas incisiones)
  - Incisiones arqueadas, si se realizan incisiones arqueadas con láser (centrado, longitud/eje del arco y distancia desde el centro óptico)
  - Tamaño de la capsulotomía
  - Perfil de fragmentación del cristalino
  - Configuración de energía
  - Opciones de alineación de la ciclotorsión
  - Marca de referencia manual con el paciente sentado en posición vertical:
    - Una sola marca en la posición de las 6 del reloj.
    - También se puede considerar la posibilidad de hacer marcas en las posiciones de las 3 y las 9 del reloj con un marcador tórico.
    - Tenga cuidado de que las marcas de tinta no cubran los lugares de la incisión.
  - Registro preoperatorio e intraoperatorio (disponible en algunas máquinas como LenSx® Verion® o Lensar®)

Acoplamiento

Sistema de lentes de contacto curvas

- LenSx® puede provocar un aumento de la presión intraocular (PIO) de hasta 16 mm Hg.
  - Verifique el tratamiento, plan de incisión, orientación y ubicación con respecto al limbo.

Interfase líquida entre el sistema láser y el ojo

- OptiMedica® y LensAR®.[2,3]
- Evite la formación de pliegues corneales permitiendo un mayor enfoque del láser.
- Aumento de la PIO de 15 mm Hg.
- Verifique el tratamiento, plan de incisión, orientación y ubicación con respecto al limbo.

Mantener el centrado

● Un mal centrado da lugar a un tratamiento incompleto e inadecuado.

> **Colocación:** el acoplamiento adecuado y la colocación del láser y del paciente son fundamentales para obtener los resultados más precisos. La cabeza del paciente debe estar paralela al suelo, sobre una superficie firme, y el ojo y la camilla deben estar paralelos al objetivo láser. En las personas con narices grandes, cejas grandes y pómulos altos, hay que tener especial cuidado para garantizar un acoplamiento adecuado y reducir los aplanamientos falsos positivos.

IMÁGENES DEL SEGMENTO ANTERIOR

Este procedimiento permite la cartografía o mapeo de patrones láser. Se trazan límites específicos, incluyendo el iris y la superficie posterior del cristalino. Esta última debe ser identificada para evitar la perforación de la cápsula posterior. Las variables preprogramadas y cualquier incisión de relajación limbal (IRL) opcional pueden ajustarse según las preferencias del cirujano.

● Registro de imágenes: se realiza antes de la captura en tiempo real del segmento anterior.
  ● Manual.
  ● Guiado automático de la imagen: uso de las características del iris en vivo.
    ● Verion® para LenSx®
    ● Registro nativo interno del iris para LensAR®
● Tecnología y adquisición de imágenes:[2,3]
  ● Tecnología de tomografía de coherencia óptica en el dominio de Fourier (OCT-DF)
    ● LenSx® y OptiMedica®
  ● Tecnología de imágenes de Scheimpflug
    ● LensAR®
● Pantalla de muestra (p. ej., pantalla LenSx®; fig. 8-1).

Capsulorrexis

Marcas de la cápsula anterior

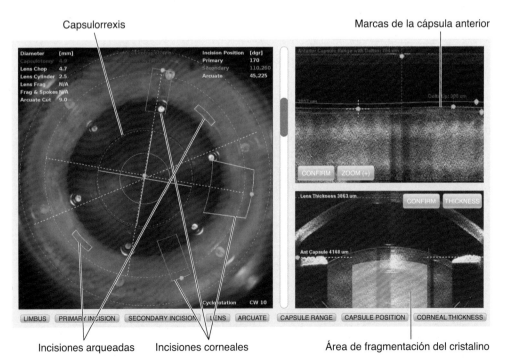

Incisiones arqueadas   Incisiones corneales

Área de fragmentación del cristalino

FIGURA 8-1. Pantalla de muestra del software de imagen del segmento anterior.

Tratamiento con láser

Cada incisión láser se realiza en el plano posteroanterior. Las burbujas de microcavitación creadas permiten la dispersión del rayo láser reduciendo la cantidad de energía que llega a la retina. Dado que las burbujas son posteriores al objetivo del láser, no se produce ninguna dispersión antes de alcanzar el tejido objetivo.

Capsulotomía anterior

Fragmentación o licuefacción del cristalino (*véase* recuadro)

- Se ha sugerido utilizar la licuefacción para los cristalinos más suaves (hasta el grado LOCS 2.0).
- Se ha recomendado emplear la fragmentación para los cristalinos más duros (hasta el grado LOCS 4.0).[4]

Incisiones en la córnea

- Creación de la incisión
- IRL

> **Fragmentación:** los estudios han constatado que, en los casos con una densidad del cristalino de baja a moderada, debe utilizarse el patrón de fragmentación en cuadrícula para reducir el tiempo de facoemulsificación. En el caso de los cristalinos de mayor densidad, el patrón de fragmentación en forma de tarta disminuyó significativamente el uso de la facoemulsificación. Los estudios también han demostrado una menor pérdida de células endoteliales en el postoperatorio y menores tiempos de facoemulsificación con los patrones híbridos en comparación con los patrones cruzados estándar.[5,6]

Una vez realizados los pasos anteriores, el paciente es llevado de nuevo al quirófano y, en condiciones estériles, se extrae el cristalino y se sustituye por una nueva lente intraocular.

Posibles complicaciones operatorias

Constricción pupilar

- Puede ocurrir de forma secundaria a las ondas de choque de la formación de plasma.
- Se pueden utilizar gotas dilatadoras adicionales y gotas de antiinflamatorios no esteroideos en el preoperatorio y en el intraoperatorio.
- Irrigación intraoperatoria con fenilefrina.

Síndrome de bloqueo capsular

- Puede surgir durante la hidrodisección, donde la entrada de líquido a alta velocidad puede impedir la salida de las burbujas de gas. Lo anterior puede aumentar la presión intralenticular, lo que puede provocar la rotura de la cápsula posterior y la posible luxación del cristalino.
- Para evitar la complicación mencionada, se puede utilizar la inyección lenta y titulada de líquido de hidrodisección y la división cuidadosa del núcleo para ayudar a liberar las burbujas de gas intralenticulares, descrita como la técnica «rock and roll» establecida por Nagy y cols.[2,4]

Capsulotomía incompleta y creación de incisión incompleta

- Puede producirse como consecuencia de una obstrucción, burbujas de aire u opacidades.
- Se puede intentar aumentar la energía o eliminar las burbujas durante el tratamiento.
- Observe el tratamiento con láser para determinar si alguna parte de la capsulotomía no se ha podido completar. Utilice el azul tripano intraoperatorio para visualizar mejor la

capsulotomía. Utilice las pinzas de Utrata para pelar cuidadosamente las zonas de posible capsulotomía incompleta a fin de evitar un desgarro de la cápsula anterior.

TRATAMIENTO POSTOPERATORIO

- Hemorragia subconjuntival:
  - Puede ocurrir de forma secundaria al acoplamiento.
  - Cuidados de apoyo.
- Cuidados postoperatorios rutinarios de la cirugía de cataratas

Referencias

1. Moshirfar M, Churgin DS, Hsu M. Femtosecond laser-assisted cataract surgery: a current review. *Middle East Afr J Ophthalmol.* 2011;18(4):285-291. doi:10.4103/0974-9233.90129
2. Nagy ZZ, McAlinden C. Femtosecond laser cataract surgery. *Eye Vis (Lond).* 2015;2:11. doi:10.1186/s40662-015-0021-7
3. Optometry Times. *Effectively Comanaging Femtosecond Laser-Assisted Cataract Surgery.* 2020. Consultado el 5 de mayo de 2020. https://www.optometrytimes.com/modern-medicine-cases/effectively-comanaging-femtosecond-laser-assisted-cataract-surgery
4. Trikha S, Turnbull AM, Morris RJ, Anderson DF, Hossain P. The journey to femtosecond laser-assisted cataract surgery: new beginnings or a false dawn? *Eye.* 2013;27(4):461-473. doi:10.1038/eye.2012.293
5. Shajari M, Khalil S, Mayer WJ, et al. Comparison of 2 laser fragmentation patterns used in femtosecond laser-assisted cataract surgery. *J Cataract Refract Surg.* 2017;43(12):1571-1574. doi:10.1016/j.jcrs.2017.09.027
6. Lyu D, Shen Z, Zhang L, et al. Comparison of perioperative parameters in femtosecond laser-assisted cataract surgery using three nuclear fragmentation patterns. *Am J Ophthalmol.* 2019;213:283-292. doi:10.1016/j.ajo.2019.12.017

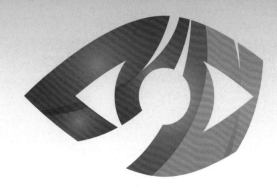

9

Síndrome del iris flácido: consejos quirúrgicos

Wonchon Lin, MD

CONSIDERACIONES PREOPERATORIAS

- Entre los medicamentos que pueden causar el síndrome del iris flácido intraoperatorio (SIFI) se encuentran la tamsulosina y otros bloqueadores α que se utilizan habitualmente para tratar la hiperplasia prostática benigna y la hipertensión.
  - No es beneficioso dejar de tomar el medicamento antes de la cirugía, ya que los efectos de la medicación en el tejido del iris persistirán.
- Identifique cualquier signo de mala dilatación preoperatoria en la clínica y regístrelo en sus notas preoperatorias.
- Considere la posibilidad de iniciar atropina tópica o antiinflamatorios no esteroideos (AINE) varios días antes de la cirugía para mejorar la dilatación intraoperatoria.

CONSIDERACIONES INTRAOPERATORIAS

- Comuníquese con el equipo de anestesiología para administrar la anestesia adecuada en caso de que una dilatación deficiente prolongue el procedimiento o provoque alguna complicación (p. ej., rotura de cápsula posterior).
- Utilice fármacos para mejorar la dilatación, a saber:
  - Epinefrina intracameral, epi-Shugarcaine®
  - Omidria® (fenilefrina al 1% y ketorolaco al 0.3% en solución intraocular) en infusión de solución salina balanceada
- Use viscoelásticos de mayor peso (como Healon GV® o Healon 5®) para la viscodilatación como complemento de los fármacos.
- Haga incisiones corneales bien confeccionadas y autosellantes.

> Considere la posibilidad de hacer la incisión más larga y más anterior ante la sospecha de SIFI para evitar el prolapso del iris a través de la incisión principal.

- Utilice dispositivos de expansión del iris para ayudar a la visualización de la cápsula y el núcleo. Las opciones incluyen los ganchos (fig. 9-1) y anillos para iris; los de uso más frecuente son el anillo de Malyugin (figs. 9-2 y 9-3) y el I-Ring® (fig. 9-4).

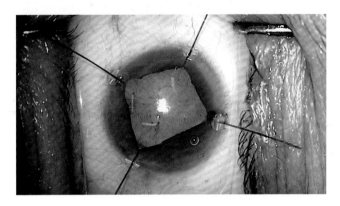

FIGURA 9-1. Cuatro ganchos para iris con el fin de manejar un iris flácido (cortesía de Uday Devgan, MD, CataractCoach.com).

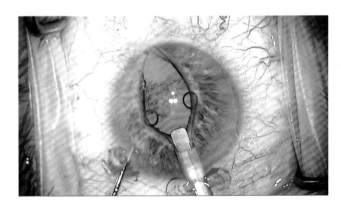

FIGURA 9-2. Inserción del anillo de Malyugin con el inyector (cortesía de Uday Devgan, MD, CataractCoach.com).

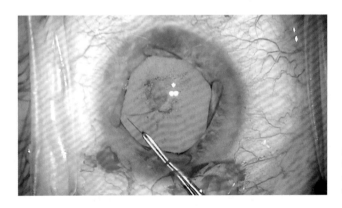

FIGURA 9-3. Aspecto del anillo de Malyugin tras su colocación con un buen centrado en el tejido del iris (cortesía de Uday Devgan, MD, CataractCoach.com).

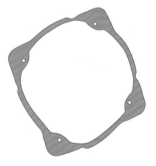

FIGURA 9-4. I-Ring® de Visitec (la imagen fue proporcionada por cortesía de BVI).

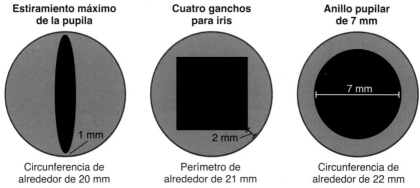

FIGURA 9-5. Comparación de diferentes tipos de expansión de las pupilas (cortesía de Uday Devgan MD, CataractCoach.com).

- En la figura 9-5 se compara el efecto de la expansión de la pupila utilizando diferentes técnicas, con un grado de efecto total funcionalmente similar.

TÉCNICAS DE INSERCIÓN DE DISPOSITIVOS DE EXPANSIÓN DEL IRIS

Anillo de Malyugin

- El anillo de Malyugin se fabrica en dos tamaños: 6.25 y 7.0 mm.
- Elija el tamaño del anillo en función de la elasticidad del tejido del iris.
- **Inserción del anillo de Malyugin:** utilice el inyector para colocar primero el rollo distal seguido de los dos rollos laterales (*véase* fig. 9-2). Si es posible, haga que los rollos distales y laterales capturen el tejido del iris en el momento de la inserción. Si no se ha capturado el tejido del iris, use el manipulador de Malyugin para colocar los rollos restantes y centrar el anillo (*véase* fig. 9-3).
- **Extracción del anillo de Malyugin:** use el manipulador de Malyugin para desenganchar los rollos distal y proximal y, a continuación, utilice el gancho del inyector para volver a introducir el anillo en el dispositivo de inserción. El anillo también se puede retirar sin el inyector y se puede sacar de la incisión principal con el manipulador.

I-Ring®

- **Inserción del I-Ring®:** con el inyector, inserte el dispositivo en la cámara anterior y luego coloque el anillo con un gancho de Sinskey en el tejido del iris a través de los cuatro canales.
- **Extracción del I-Ring®:** use un gancho de Sinskey para separar el canal distal, seguido del canal proximal y luego los dos canales laterales. A continuación, utilice el gancho del inyector para volver a introducir el anillo en el dispositivo de inserción.

TÉCNICAS DE DESMONTAJE DEL NÚCLEO

- Considere la extracción nuclear supracapsular si es difícil visualizar el saco.
- Siéntase cómodo levantando los cuadrantes nucleares con su segundo instrumento hacia la punta del faco, ya que la visualización de la cápsula anterior y la cápsula posterior puede ser un reto a través de una pupila pequeña.
- Reduzca el flujo de irrigación y la tasa de aspiración en el facoemulsificador para controlar mejor la fluídica en la cámara anterior y reducir las posibilidades de prolapso del iris.

CONSEJOS PARA EL TRATAMIENTO DEL IRIS

- Si el iris se prolapsa varias veces a través de su incisión principal, considere la posibilidad de cerrar la incisión con suturas y crear una nueva herida más estable. Además, suture todas las heridas al final del procedimiento si no son herméticas.

A menudo, se puede insertar un gancho para iris justo debajo de la incisión principal con el fin de ayudar a estabilizar el tejido del iris y evitar que se prolapse a través de la incisión principal.

Cuando el iris prolapsa a través de la incisión principal, no se debe intentar recolocarlo inmediatamente en la incisión principal. Disminuya la presión en la cámara anterior mediante una paracentesis. Esto suele redistribuir la presión en la cámara anterior y reducir el grado de prolapso del iris. A continuación, utilice una cánula o una espátula de ciclodiálisis para barrer cuidadosamente el tejido del iris fuera de la incisión principal. Esto reduce el grado de traumatismo del tejido del iris. La manipulación constante puede causar defectos de transiluminación que pueden debilitar visualmente al paciente.

CONSIDERACIONES POSTOPERATORIAS

- Puede haber más inflamación y dolor postoperatorio.
- Considere la posibilidad de una prolongada reducción de los esteroides tópicos o de los AINE tópicos.
- Debe tener un plan de acción para el otro ojo si detecta el SIFI en el primer ojo.

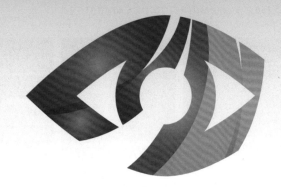

CAPÍTULO 10

Tratamiento intraoperatorio de la debilidad zonular

Brad P. Barnett, MD, PhD ● Christopher W. Heichel, MD, FACS

CONSIDERACIONES PREOPERATORIAS

El apoyo zonular es cada vez más importante para mantener el éxito visual a largo plazo. Por lo tanto, evaluar adecuadamente la integridad de las zónulas resulta de gran interés. Un caso de tratamiento deficiente de la laxitud zonular acabará convirtiéndose en un caso de lente intraocular (LIO) dislocada. Aplicar unas cuantas medidas sencillas y directas puede ayudar a prevenir o al menos retrasar los problemas relacionados con las lentes en un futuro.

- Toda evaluación preoperatoria de cataratas requiere que se realice un examen detallado con lámpara de hendidura para identificar una mala ubicación lenticular, la facodonesis, los defectos de transiluminación del iris y el material seudoexfoliativo en la cápsula del cristalino.[1] La densidad del cristalino también puede insinuar la existencia de una zonulopatía subyacente, especialmente en el caso de las cataratas blancas maduras o las cataratas ultra brunescentes.

- Además de un cuidadoso examen con lámpara de hendidura, resulta indispensable una anamnesis completa para identificar las causas de la zonulopatía, entre las que se incluyen traumatismos, zonulopatía iatrógena (vitrectomía *pars plana* previa, inyecciones intravítreas repetidas o antecedentes de cirugía de glaucoma), retinitis pigmentaria, aniridia, edad avanzada, neoplasia intraocular, síndrome de seudoexfoliación, miopía intensa, síndrome de Marfan, homocistinuria, síndrome de Weill-Marchesani, déficit de sulfito-oxidasa, esclerodermia, porfiria e hiperlisinemia.[2]

- Mediante la lámpara de hendidura, la topografía o tomografía corneal, la tomografía de coherencia óptica (OCT, *optical coherence tomography*) del segmento anterior (SA) (fig. 10-1) o la biomicroscopia ultrasónica, es importante intentar identificar o aproximar la posición de las manecillas del reloj de la debilidad zonular para elegir el abordaje óptimo de la reparación quirúrgica.[1]

> Dado que el grado de debilidad zonular no siempre se aprecia en el preoperatorio, es importante garantizar un abordaje quirúrgico de reserva y los suministros necesarios en el quirófano. Disponer de una LIO de tres piezas de potencia adecuada o de una LIO suturada como respaldo para la colocación en el surco con o sin captura óptica, fijación del iris o fijación escleral (técnicas de Yamane, LIO pegada o lente suturada) es fundamental en caso de que la LIO principal en saco de una pieza con dispositivo de soporte capsular no tenga éxito.

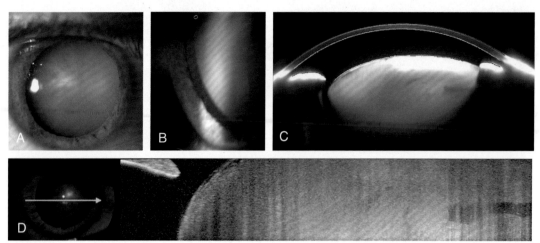

FIGURA 10-1. Evaluación preoperatoria de la debilidad zonular. Fotografía con lámpara de hendidura de una catarata traumática en la que se observa una debilidad zonular de más de 8 h de duración (**A** y **B**). OCT-SA donde se observa un cristalino intumescente inclinado con ausencia de zónulas temporales (**C** y **D**).

PROCEDIMIENTO QUIRÚRGICO

Signos intraoperatorios de debilidad zonular

Reconocer los signos de la zonulopatía, desde los más evidentes hasta los más sutiles, puede ser un desafío. Como se ha mencionado, cabe esperar que una anamnesis y una exploración detalladas pongan de manifiesto factores de riesgo habituales, como un traumatismo previo, un síndrome de seudoexfoliación o una facodonesis. Sin embargo, en ocasiones la presencia de la debilidad zonular solo se hará evidente dentro del quirófano. He aquí algunos signos sutiles o no tan sutiles que suelen aparecer durante la cirugía:

- Inestabilidad de la cámara. Una cámara dinámica con un diafragma de lente trampolín puede indicar un compromiso zonular.
- Dificultad en la creación de la capsulorrexis o arrugamiento de la cápsula anterior al intentar crear el colgajo para rexis.
- Dificultad con el desprendimiento cortical.

Capsulorrexis

- Como la zonulopatía da lugar a fuerzas vectoriales anómalas, la rexis debe iniciarse lejos de las regiones de zónulas intactas. Un segundo instrumento también puede ser útil para proporcionar un punto de fijación en la cápsula central del cristalino. Esta técnica permite iniciar una rexis en la zona de máxima contratracción.[3,4]
- Para combatir el mayor riesgo de radialización de la rexis, se debe utilizar suficiente viscoelástico para contrarrestar las fuerzas hacia fuera de la cápsula anterior y se debe mantener la vigilancia para realizar la maniobra de recuperación del pequeño desgarro de la capsulorrexis de forma temprana para redirigir la rexis.[5]
- Por último, aunque puede ser necesaria una rexis más pequeña para eliminar la catarata con seguridad, hay que tener cuidado para evitar dejar la rexis demasiado pequeña (< 4.5 mm). En los casos de debilidad zonular importante, puede producirse una fimosis capsular acentuada que aumentaría aún más la laxitud zonular y el riesgo de luxación tardía de la LIO.

Hidrodisección

- Para reducir al mínimo la tensión en las fibras zonulares durante la rotación del cristalino y el desmontaje nuclear, es esencial realizar una hidrodisección cortical completa.

- Se aconseja el uso de ganchos capsulares antes de intentar el desmontaje nuclear si hay una zonulopatía significativa.

Desmontaje del núcleo

- Se debe tener cuidado de utilizar una técnica quirúrgica que reduzca la manipulación y la rotación del cristalino.
- La técnica *Zero-Min-Spin*, una técnica de fractura (*chopping*) horizontal sin rotación, es ideal.[6] En resumen, se utiliza un *chop* horizontal estándar para crear dos hemifragmentos de cristalino, seguido de un segundo *chop* perpendicular en el que el segundo instrumento se coloca sobre el instrumento de faco para formar una «X». A continuación, el hemifragmento de cristalino es bisecado por un *chop* cruzado en el que el segundo instrumento se retrae perpendicularmente hacia el instrumento de faco, es decir, el centro de la «X» previamente formada.
- Otras técnicas para reducir la tensión zonular incluyen el uso de herramientas de disección nuclear, como el Akahoshi Combo Prechopper®, el Zeiss Mi-Loop®[7] y potencialmente la fragmentación del cristalino con láser de femtosegundo.[8]

Eliminación cortical

- La eliminación cortical debe realizarse con cuidado para reducir al mínimo la tensión zonular. Uno de estos métodos, acuñado como «técnica de aspiración cortical huracanada», implica una fuerza de desprendimiento tangencial perpendicular a las fibras radiales.[9]
- La viscodisección con un viscoelástico cohesivo puede ser útil para separar suavemente la corteza de la cápsula y elevarla lejos de la cápsula posterior.
- En caso de laxitud extrema, se ha descrito una «limpieza cortical central» en la que se desprende la corteza central para crear un eje visual claro, pero se deja la corteza periférica. Sin embargo, esto debe evitarse siempre que sea posible, ya que la corteza residual puede formar un anillo de Soemmering significativo y aumentar el riesgo de dislocación tardía.[10]

Ganchos capsulares

- Los ganchos capsulares son similares a los ganchos de nailon para el iris, con una forma de asa que distribuye la fuerza en una zona más amplia, lo que disminuye el riesgo de rotura de la cápsula anterior. Si no se dispone de ellos, también se pueden emplear cuidadosamente ganchos para iris estándar y pasarlos a través de las incisiones de paracentesis perilimbal estándar hasta que enganchen la cápsula anterior, con lo que se estabiliza sustancialmente la cápsula. Se debe tener cuidado de evitar la retracción agresiva de la cápsula con ganchos capsulares o para iris, ya que esto puede causar desgarros en la cápsula anterior.[11]

Anillos de tensión capsular

- Un *anillo de tensión capsular* (ATC) es un asa de polimetilmetacrilato (PMMA) que puede utilizarse para distribuir la tensión zonular de manera más uniforme cuando se coloca en el saco capsular. El empleo del ATC en el contexto de un desgarro capsular anterior o posterior está contraindicado, ya que probablemente extenderá el desgarro capsular y puede dislocarse.
- Los ATC están disponibles en una variedad de formatos, incluyendo uno de anillo abierto con ojales en cada extremo que varían en tamaño de 12 a 14.5 mm de diámetro. El ATC de Cionni es una modificación del ATC estándar con uno o más ojales de fijación en ganchos angulados que sobresalen por encima de la rexis anterior y que pueden utilizarse para la fijación escleral suturada sin afectar el saco capsular.
- Tanto el ATC estándar como el de Cionni pueden insertarse con un introductor de ATC estándar o con una técnica de mano sobre mano (fig. 10-2 y **video 10-1**).
- El momento de la inserción del ATC debe considerarse cuidadosamente para proporcionar suficiente apoyo a fin de facilitar la extracción de la lente sin violar la cápsula ni comprometer aún más el apoyo zonular. Este momento se resume de forma elocuente en las palabras del Dr. Kenneth Rosenthal, que aboga por «introducir el anillo lo más tarde posible, pero tan pronto

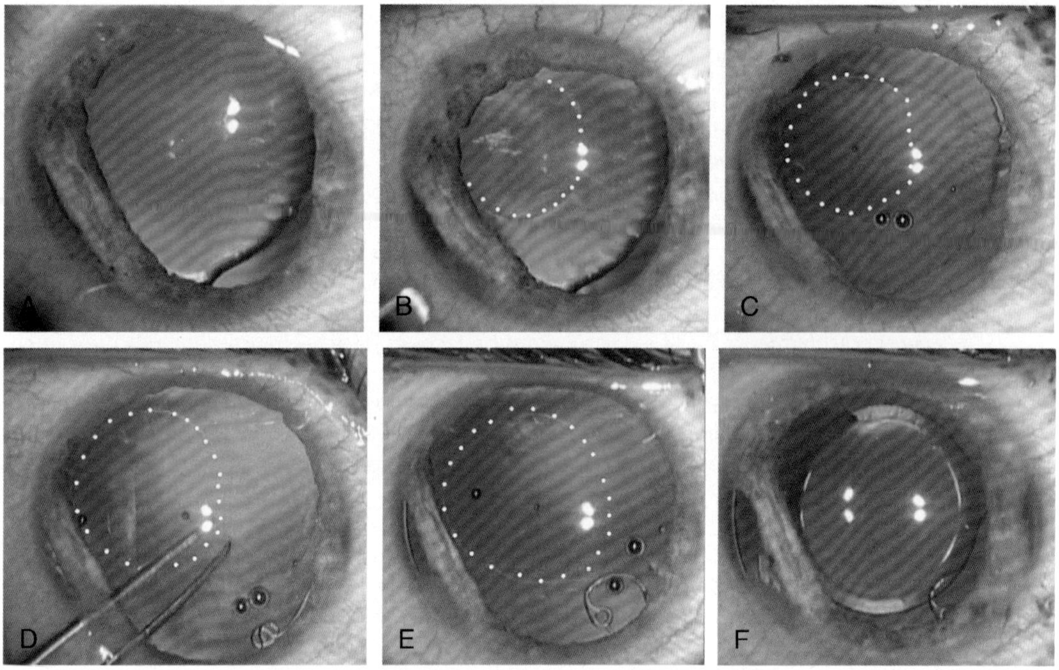

FIGURA 10-2 Y VIDEO 10-1. **Extracción de cataratas/LIO de cápsula posterior con uso de soporte de tensión capsular.** Se identificaron 7 horas reloj de pérdida zonular en este paciente (**A**). Se tuvo cuidado de comenzar la rexis con fuerzas dirigidas hacia el área de debilidad zonular. La rexis (resaltada con *línea blanca punteada*) se realizó en el centro capsular en lugar de en el centro pupilar para asegurar que, una vez recentrada, la rexis se colocara en el centro (**B**). Tras la extracción del cristalino, el saco capsular permaneció descentrado (**C**). Se introdujo cuidadosamente un ATC para estabilizar mejor el saco. Aunque la cápsula está distendida, permanece mal posicionada (**D**). A continuación se insertó un segmento de Ahmed (**E**) seguido de la implantación de una LIO de una pieza en el saco capsular. Después, las suturas del segmento de Ahmed se anudaron con la tensión adecuada para lograr el centrado capsular (**F**) (crédito: Christopher Heichel, MD).

como sea necesario».
- Si se requiere la colocación temprana del ATC, puede ser preferible el empleo de un ATC de Henderson con múltiples asas que creen espacio para la limpieza cortical.
- Cuando se coloca un ATC tras el uso de ganchos capsulares, hay que tener cuidado de levantar los ganchos capsulares anteriormente mientras se inserta el ATC, para evitar que estos queden atrapados por el asa u ojal del ATC, ya que esto puede dificultar mucho su retirada.

Segmentos de tensión capsular

- El segmento de tensión capsular (STC) introducido por Ike Ahmed tiene la ventaja de facilitar la inserción en el saco capsular antes de la extracción del cristalino. El STC cubre 120° del fórnix capsular y tiene un ojal de fijación colocado anteriormente. En la configuración de la inserción previa a la faco, se puede introducir un gancho para iris a través de este ojal para dar soporte capsular. Una vez retirado el cristalino, este ojal puede emplearse para la fijación escleral con sutura (**video 10-1**).

Una regla general que se practica habitualmente es:
- Con una debilidad zonular de 2 a 3 horas reloj, se recomienda un ATC en el contexto de una LIO de una sola pieza en el saco para permitir la futura fijación escleral del complejo de la bolsa soportada por el ATC en caso de ser necesario.
- Con una debilidad zonular de 3 a 5 horas reloj, el ATC es esencial y suele ser suficiente para sostener el complejo lente-cápsula.
- Con una debilidad zonular de 5 a 7 horas reloj, el ATC por sí solo suele ser insuficiente y se debe considerar un STC con fijación escleral junto con el anillo. Como alternativa, se puede fijar un anillo de Cionni a la esclera. Si no se dispone de un STC o de un anillo de Cionni en el momento de la intervención inicial, se puede fijar posteriormente un ATC en el saco a la esclera mediante un abordaje *ab externo* una vez que la cápsula se haya fibrosado adecuadamente

(> 6-12 meses).

- La diálisis de más de 7 horas reloj puede ser bastante difícil y por lo general requiere ganchos de soporte de la cápsula seguidos temporalmente de un ATC y la fijación escleral de uno o dos STC o un anillo de Cionni con dos ojales fijados a la esclera. Si esto no se puede lograr con seguridad, entonces se puede requerir una lensectomía completa, capsulectomía e implantación de LIO escleral o fijada al iris o LIO para cámara anterior combinada o por etapas.

CONSIDERACIONES POSTOPERATORIAS

Todos los ojos experimentarán algún grado de pérdida zonular tanto en el intraoperatorio como en el postoperatorio. En palabras de Benjamín Franklin: «una onza de prevención vale más que una libra de cura». Para ello, se recomienda el uso de un soporte de tensión capsular o una LIO de tres piezas para todas las personas con cualquier zonulopatía identificada. El empleo juicioso de estos dispositivos no solo disminuye la probabilidad de dislocación de la lente, sino que también permite un medio de fijación secundario sin la morbilidad del cambio de lente secundario.

Referencias

1. Hasanee K, Ahmed IIK. Capsular tension rings: update on endocapsular support devices. *Ophthalmol Clin North Am*. 2006;19:507-519.

2. Conway RM, Schlotzer-Schrehardt U, Kuchle M, Naumann GO. Pseudoexfoliation syndrome: pathological manifestations of relevance to intraocular surgery. *Clin Exp Ophthalmol*. 2004;32(2):199-210.

3. Blecher MH, Kirk MR. Surgical strategies for the management of zonular compromise. *Curr Opin Ophthalmol*. 2008;19:31-35.

4. Por YM, Lavin MJ. Techniques of intraocular lens suspension in the absence of capsular/zonular support. *Surv Ophthalmol*. 2005;50:429-462.

5. Little BC, Smith JH, Packer M. Little capsulorhexis tear-out rescue. *J Cataract Refract Surg*. 2006;32:1420-1422.

6. Kim DB. Cross chop: modified rotationless horizonal chop technique for weak zonules. *J Cataract Refract Surg*. 2009;35:1335-1337.

7. Ianchulev T, Chang DF, Koo E, et al. Microinterventional endocapsular nucleus disassembly: novel technique and results of first-in-human randomised controlled study. *Br J Ophthalmol*. 2019;103:176-180.

8. Crema AS, Walsh A, Yamane IS, Ventura BV, Santhiago MR. Femtosecond laser-assisted cataract surgery in patients with marfan syndrome and subluxated lens. *J Refract Surg*. 2015;31:338-341.

9. Nakano CT, Motta AF, Hida WT, et al. Hurricane cortical aspiration technique: one-step continuous circular aspiration maneuver. *J Cataract Refract Surg*. 2014;40:514-516.

10. Mansour AM, Antonios RS, Ahmed IIK. Central cortical cleanup and zonular deficiency. *Clin Ophthalmol*. 2016;10:1919-1923.

11. Sati A, Shankar S, Gurunadh VS, Sangwan VS. Iris retractors: the saviours in cataract surgery for cataract in lens coloboma. *BMJ Case Rep*. 2013;2013:bcr2013201955.

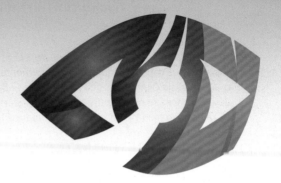

CAPÍTULO 11

Cirugía pediátrica de cataratas: consideraciones especiales

Austin R. Meeker, MD ● Lucas Bonafede, MD

CONSIDERACIONES PREOPERATORIAS

Selección de los pacientes y cronograma

- Los bebés con cataratas congénitas visualmente significativas deben ser operados a la edad de 6 semanas para aquellos con cataratas unilaterales y a las 8 semanas para los que tienen cataratas bilaterales, para reducir al mínimo el impacto de la privación de la visión en la maduración de las vías visuales.[1-3]

  Nota: en el caso de las cataratas bilaterales, la cirugía del segundo ojo debe realizarse rápidamente después de la del primero para evitar el posible desarrollo de ambliopía.[3]

  Nota: puede ser necesario modificar el cronograma en los bebés prematuros y en aquellos con comorbilidades sistémicas significativas. La cirugía de cataratas bilateral secuencial puede considerarse en escenarios especiales en los que existe un alto riesgo relativo a la anestesia.

- En el caso de los niños preescolares y escolares, debe considerarse la posibilidad de realizar una cirugía de cataratas en caso de haber alteraciones del cristalino visualmente significativas que limiten la mejor agudeza visual a un nivel que dificulte sus actividades cotidianas.[3]

- Se debe mantener una amplia conversación con la familia y el paciente sobre los riesgos y las posibles alternativas a la cirugía de cataratas, así como sobre la necesidad de corrección refractiva con lentes bifocales y la necesidad de seguimiento y rehabilitación a largo plazo.

- El potencial visual debe ser discutido de forma individual con la consideración de las comorbilidades asociadas y la evaluación preoperatoria.

- Los errores de refracción reversibles subyacentes y la ambliopía deben tratarse y pueden retrasar la necesidad de cirugía en determinados casos.

  - El tratamiento no quirúrgico con corrección refractiva, terapia de oclusión o midriasis puede ser apropiado en algunos casos.

Examen preoperatorio

- Debe realizarse un examen oftalmológico completo, que incluya la evaluación de la visión de forma adecuada para la edad y la evaluación pupilar.

- La evaluación con y sin dilatación del tamaño, la localización y la morfología de la catarata pueden ayudar a determinar una posible causa subyacente, el efecto sobre la visión y el tratamiento adecuado.
  - El examen con lámpara de hendidura puede identificar anomalías asociadas con disgenesias del segmento anterior, glaucoma, uveítis o enfermedades sistémicas, lo que puede ayudar a desvelar las causas sistémicas subyacentes del desarrollo de cataratas.
  - En los niños con catarata unilateral, el examen con lámpara de hendidura es importante para descartar signos de traumatismo, lo que puede ayudar a la preparación ante una posible debilidad zonular o inestabilidad capsular durante la cirugía.
  - Debe realizarse una evaluación por retinoscopia ciclopléjica, que puede ayudar a determinar los efectos de la catarata sobre la visión.
  - La morfología de la catarata puede tener implicaciones en el plan quirúrgico, así como en la necesidad de una evaluación sistémica.[3,4]
- Se debe realizar un examen posterior, incluyendo una ecografía modo B cuando la vista del segmento posterior esté obstruida por el cristalino. Las alteraciones concomitantes, como la vasculatura fetal persistente o los tumores, deben identificarse antes de la operación.
  - La claridad de visión del polo posterior también puede servir como indicador de las implicaciones de la catarata sobre la visión.
- La evaluación cuidadosa de la motilidad y la alineación ocular es importante para descubrir el estrabismo y el nistagmo asociados.
- Considere la posibilidad de evaluar a los pacientes con cataratas bilaterales y sin antecedentes familiares significativos para detectar afecciones infecciosas, metabólicas y genéticas sistémicas subyacentes.[3,a]

Medidas

- Cuando no se puedan medir los valores de longitud axial y de queratometría en el preoperatorio debido a la edad o a la falta de cooperación, se deben realizar mediciones intraoperatorias si se planifica colocar una lente intraocular (LIO), como se comenta a continuación.

CONSIDERACIONES QUIRÚRGICAS[a]

Exploración bajo anestesia

- En todos los casos de cataratas pediátricas debe considerarse un examen exhaustivo bajo anestesia de ambos ojos.

Sutura de tracción

- Debe considerarse la colocación de una sutura de tracción en el recto superior, especialmente en los lactantes y niños pequeños.

Incisiones quirúrgicas

- En los pacientes más jóvenes se suele preferir un abordaje superior con el uso de incisiones limbales y un túnel escleral cuando se piensa hacer la implantación de una LIO. El cierre conjuntival sobre la incisión puede proporcionar una cobertura adicional de la herida.

  Nota: algunos médicos prefieren una incisión transparente en la córnea y pueden utilizarla.

---

[a]El tema de las cataratas pediátricas se aborda ampliamente en el *Duke Manual of Pediatric Ophthalmology and Strabismus Surgery.*[4] Por favor, consulte los capítulos de cataratas pediátricas para una amplia discusión sobre los detalles de los análisis clínicos, las instrucciones paso a paso para la técnica quirúrgica, las estrategias para calcular cuestiones de las lentes intraoculares (LIO), los regímenes médicos postoperatorios, y la evaluación y el tratamiento de las complicaciones quirúrgicas.

Nota: la anchura de la incisión lateral debe ajustarse al tamaño del instrumental para evitar filtraciones. Se puede utilizar una cuchilla MVR para facilitar este proceso.

- El cierre de las incisiones quirúrgicas debe ser con sutura. Debe considerarse el empleo de una sutura absorbible.

Capsulotomía anterior

- La cápsula anterior suele abordarse con una capsulorrexis circular continua (CCC) o una vitrectorrexis.

Capsulorrexis circular continua

- A diferencia de la cápsula anterior de los adultos, que es propensa a desgarrarse en una CCC, la cápsula pediátrica es más elástica, lo que dificulta la realización de una CCC, especialmente en los niños menores de 2 años.
- Tirar perpendicularmente al lugar del desgarro capsular inicial puede ayudar a ejecutar esta maniobra.
- Se han descrito múltiples técnicas para la creación de la CCC, incluida la técnica *«push-pull»* (empujar-tirar) de dos incisiones, en la que se realizan dos incisiones punzantes con una cuchilla MVR separadas 180° y de la anchura del diámetro deseado de la CCC. Los colgajos distal y proximal se tiran y empujan, respectivamente, hacia el centro del cristalino hasta que los bordes anteriores se unen para crear una CCC (fig. 11-1).[5]

Vitrectorrexis

- Se puede utilizar un vitrector para crear una abertura en la cápsula anterior y ampliarla hasta el tamaño deseado.
  - La vitrectorrexis puede ser preferible en el marco de una lensectomía sin implantación de LIO, ya que todo el procedimiento puede llevarse a cabo sin necesidad de cambiar los instrumentos.

Azul tripano

- El azul tripano puede ser útil para la visualización en circunstancias específicas.

Extracción del núcleo

- El material nuclear de la catarata pediátrica suele ser suave, sin la esclerosis nuclear densa que se encuentra en las cataratas de los adultos.
- El vitrector o la aspiración e irrigación bimanual suelen ser suficientes para eliminar el cristalino.

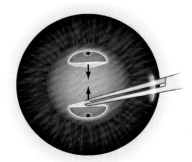

FIGURA 11-1. Técnica *«push-pull»* de dos incisiones para la capsulorrexis. Las incisiones punzantes (*) se realizan con una separación de 4-5 mm en los extremos proximal y distal de la capsulorrexis deseada. Los colgajos se tiran hacia el centro para crear 180° de la capsulorrexis a la vez.

Lentes intraoculares

- La decisión de insertar una LIO en el momento de la extracción de cataratas en los bebés sigue siendo controvertida. El *Infant Aphakia Treatment Study* demostró tasas más elevadas de complicaciones intraoperatorias y de cirugías intraoculares adicionales en los lactantes sometidos a extracción de cataratas con implantación primaria de LIO frente a los que se quedaron afáquicos, aunque no hubo diferencias significativas en la agudeza visual corregida a los 10 años del postoperatorio entre ambos grupos.[6]

- Por lo general, la implantación de la LIO se realiza después de los 2 años de edad, se considera caso por caso entre los 7 meses y los 2 años, y se evita en los pacientes de menos de 7 meses de edad.[7,8]

- Se han utilizado tanto lentes tradicionales de polimetilmetacrilato (PMMA) como lentes acrílicas plegables. En los niños con una afección significativa del segmento posterior, deben evitarse las lentes de silicona en caso de que el niño necesite aceite de silicona en el segmento posterior en el futuro.

- En los niños que no han completado su crecimiento, el objetivo refractivo debe considerarse teniendo en cuenta el cambio de miopía esperado, el cumplimiento de la terapia y la corrección óptica, así como el estado refractivo del otro ojo.

- Los pacientes que son emétropes en el postoperatorio se vuelven más miopes a medida que envejecen, y aumenta su longitud axial. Por el contrario, los que queden hipermétropes en el postoperatorio y estén más cerca de la emetropía después de la madurez, necesitarán una fuerte corrección de la hipermetropía con gafas o lentes de contacto después de la cirugía.

- Un método de uso frecuente para la selección de la potencia de la LIO, comúnmente conocido como la *regla de los siete de Enyedi*, recomienda un objetivo refractivo postoperatorio determinado restando la edad del paciente de 7 (p. ej., objetivo refractivo de +6 para un niño de 1 año, de +5 para un niño de 2 años y de +4 para un niño de 3 años).[9,10]
  - Existen otras estrategias que pueden ser preferidas por los cirujanos.[11,12,a]

Capsulotomía posterior

- La opacificación de la cápsula posterior (OCP) visualmente significativa se producirá en la gran mayoría de los ojos de los niños con una cápsula posterior intacta entre 18 y 24 meses después de la extracción de la catarata.

- Aunque muchos niños mayores de 5 años pueden cooperar para la realización de una capsulotomía por YAG, la decisión debe tomarse antes de la operación en función de la cooperación y la madurez del paciente en cuanto a si debe hacerse una capsulotomía posterior primaria en el momento de la extracción de la catarata.

- La capsulotomía posterior primaria puede llevarse a cabo de varias maneras:
  - En los pacientes a los que se les piensa hacer una afaquia, se puede realizar una capsulotomía posterior con el vitrector desde un abordaje anterior o como una CCC posterior manual después de retirar el material del cristalino. La vitrectomía anterior puede efectuarse posteriormente a través de la apertura capsular posterior.
  - En los pacientes en los que se prevé la inserción de una LIO, la capsulotomía posterior puede llevarse a cabo antes de la implantación de la lente. Sin embargo, si este es el caso, se debe tener cuidado de no colocar las hápticas o la óptica a través de la apertura capsular posterior durante la inserción de la LIO. Como alternativa, la capsulotomía posterior puede realizarse a través de un abordaje de *pars plana* en el que se utiliza una cuchilla MVR para hacer una incisión de *pars plana* a través de la cual se puede insertar el vitrector. A través de la *pars plana*, se puede hacer una generosa vitrectomía anterior y una capsulotomía posterior desde un abordaje posterior.

Vitrectomía anterior

- Se recomienda la vitrectomía anterior en el momento de la cirugía de cataratas durante la capsulotomía posterior para los lactantes y los niños pequeños a fin de evitar la opacificación del eje visual, que puede producirse a lo largo de la cara anterior del vítreo tras la extracción de las cataratas.[13]

Consideraciones especiales

- Se puede colocar una pequeña burbuja de aire filtrado en la cámara anterior al finalizar el caso para ayudar a mantener la cámara anterior y facilitar la evaluación de su profundidad en el primer día postoperatorio.
- Se pueden utilizar medicamentos mióticos para constreñir la pupila y deben considerarse después de la implantación de la lente en el surco ciliar (*sulcus*).
- Se debe considerar el uso de antibióticos intracamerales o subconjuntivales y esteroides subconjuntivales al finalizar el caso.
- Considere la posibilidad de administrar acetazolamida intravenosa (i.v.) si hay preocupación por un glaucoma concomitante o si se utilizó un dispositivo viscoquirúrgico oftálmico durante el caso.
- Contemple la posibilidad de administrar esteroides i.v. si hay preocupación por una respuesta inflamatoria exagerada.
- Considere la posibilidad de usar inmovilizadores blandos para evitar que el niño se lesione el ojo.

CONSIDERACIONES POSTOPERATORIAS[a]

Medicamentos

- Los regímenes de medicación postoperatoria varían entre los cirujanos, pero incluyen esteroides tópicos, antibióticos y ciclopléjicos.[3,4]
- La necesidad de esteroides orales postoperatorios debe determinarse en cada caso.
- Puede ser necesario el control de la presión intraocular (PIO) con medicación tópica y oral.

Eje visual y opacificación capsular posterior

- La capsulotomía por YAG debe realizarse en caso de OCP que afecte la visión; al igual que en el caso anterior, la decisión de realizar una capsulotomía posterior primaria intraoperatoria depende de la cooperación de los pacientes y de su capacidad estimada para resistir la realización del procedimiento con láser YAG. Aunque muchos niños mayores de 5 años pueden cooperar, se debe considerar a cada paciente de forma individual.
- Para la capsulotomía por YAG puede ser necesaria una potencia láser superior a la esperada.
- Una membrana anterior o posterior densa puede requerir una extracción intraoperatoria.

Ambliopía

- Es necesario un seguimiento estrecho en el postoperatorio para seguir tratando la ambliopía con corrección de la visión mediante gafas o lentes de contacto, así como con parches o penalizaciones en el ojo contralateral cuando sea necesario.
- En los pacientes con cataratas bilaterales visualmente significativas, el segundo ojo debe operarse en un plazo de 1-2 semanas después de la extracción de la catarata del primer ojo para limitar el riesgo de ambliopía.
- El estado refractivo del paciente debe vigilarse estrechamente y la prescripción de gafas o lentes de contacto debe ajustarse a medida que el paciente envejece y el ojo se alarga, creando un cambio hacia un estado más miope.
  - Si un niño queda afáquico, el estado refractivo y la corrección óptica con lentes de contacto o gafas afáquicas deben realizarse lo antes posible tras la cirugía.
- Se deben prescribir bifocales para ayudar a la rehabilitación visual. En los pacientes que no toleran los bifocales, un estado de miopía leve tras la corrección visual puede ser ideal, ya que la mayor parte de su interacción con el mundo se encuentra dentro del rango cercano.

Glaucoma

- El glaucoma después de la cirugía de cataratas tiene una alta incidencia y requiere un seguimiento estrecho para controlar la elevación de la PIO y el daño del nervio óptico.

AGRADECIMIENTOS

Los autores desean reconocer y agradecer a las doctoras Sharon Freedman y Laura Enyedi su apoyo en la elaboración de este capítulo.

Referencias

1. Birch EE, Stager DR. The critical period for surgical treatment of dense congenital unilateral cataract. *Invest Ophthalmol Vis Sci.* 1996;37(8):1532-1538.

2. Lambert SR, Lynn MJ, Reeves R, Plager DA, Buckley EG, Wilson ME. Is there a latent period for the surgical treatment of children with dense bilateral congenital cataracts? *J AAPOS.* 2006;10(1):30-36.

3. Lambert SR. Childhood cataracts. In: Lambert SR, Lyons CJ, eds. *Taylor and Hoyt's Pediatric Ophthalmology and Strabismus.* 5th ed. Elsevier; 2016:346-361.

4. Enyedi L, Yanovitch T, Gandhi N. The Duke Manual of Pediatric Ophthalmology and Strabismus Surgery. Wolters Kluwer; 2021.

5. Nischal KK. Two-incision push-pull capsulorhexis for pediatric cataract surgery. *J Cataract Refract Surg.* 2002;28(4):593-595.

6. Plager DA, Lynn MJ, Buckley EG, Wilson ME, Lambert SR; Infant Aphakia Treatment Study Group. Complications, adverse events, and additional intraocular surgery 1 year after cataract surgery in the infant Aphakia Treatment Study. *Ophthalmology.* 2011;118(12):2330-2334.

7. Wilson ME, Bartholomew LR, Trivedi RH. Pediatric cataract surgery and intraocular lens implantation: practice styles and preferences of the 2001 ASCRS and AAPOS memberships. *J Cataract Refract Surg.* 2003;29(9):1811-1820.

8. Struck MC. Long-term results of pediatric cataract surgery and primary intraocular lens implantation from 7 to 22 months of life. *JAMA Ophthalmol.* 2015;133(10):1180-1183.

9. Enyedi LB, Peterseim MW, Freedman SF, Buckley EG. Refractive changes after pediatric intraocular lens implantation. *Am J Ophthalmol.* 1998;126(6):772-781.

10. Sachdeva V, Katukuri S, Kekunnaya R, Fernandes M, Ali MH. Validation of guidelines for undercorrection of intraocular lens power in children. *Am J Ophthalmol.* 2017;174:17-22.

11. Serafino M, Trivedi RH, Levin AV, et al. Use of the Delphi process in paediatric cataract management. *Br J Ophthalmol.* 2016;100(5):611-615.

12. Dahan E, Drusedau MU. Choice of lens and dioptric power in pediatric pseudophakia. *J Cataract Refract Surg.* 1997;23(suppl 1):618-623.

13. Vasavada AR, Nihalani BR. Pediatric cataract surgery. *Curr Opin Ophthalmol.* 2006;17(1):54-61.

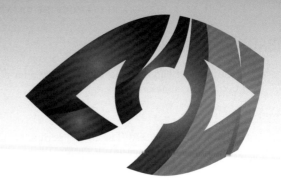

12

Tratamiento de las complicaciones postoperatorias de la cirugía de cataratas

Matias Soifer, MD

Después de una cirugía de cataratas pueden producirse varias complicaciones. Es fundamental que el cirujano de cataratas sea capaz de identificar y tratar correctamente estas alteraciones. En este capítulo se repasan algunas de las complicaciones más frecuentes que se encuentran en el período postoperatorio.

FRAGMENTO DE CRISTALINO RETENIDO

Definición

Esta afección es un acontecimiento infrecuente que se produce cuando una pequeña porción del núcleo o la corteza del cristalino permanece inadvertidamente en la cámara anterior (CA) o el ángulo después de la cirugía de cataratas.

Factores de riesgo

Entre los factores de riesgo se encuentran los ojos miopes, el arco corneal, la pigmentación ligera del iris, las cirugías complicadas (mala dilatación pupilar, laxitud zonular, rotura capsular, cataratas densas) y los cirujanos sin experiencia.

Presentación

La presentación incluye edema corneal focal aislado (generalmente inferior), inflamación persistente de la CA, hipertensión ocular, fragmento de cristalino retenido visible en la biomicroscopia con lámpara de hendidura o en la gonioscopia y, rara vez, edema macular.

Diagnóstico

Por lo general, el fragmento de cristalino es visible en el examen clínico con la lámpara de hendidura. Los fragmentos suelen localizarse en la parte inferior, pero a veces pueden alojarse en el ángulo y solo pueden identificarse mediante gonioscopia. Cuando no se ven en el examen clínico, se puede realizar una biomicroscopia ultrasónica o una tomografía de coherencia óptica (OCT, *optical coherence tomography*) del segmento anterior (SA). Con la combinación de un examen clínico minucioso y las imágenes auxiliares, es muy probable que se encuentre el fragmento.

Tratamiento

Los autores recomiendan encarecidamente la intervención quirúrgica para resolver esta afección. A menudo, es difícil diferenciar si el fragmento es materia nuclear o cortical. El material nuclear es menos probable que se disuelva únicamente con tratamiento médico. Una intervención quirúrgica rápida también puede permitir la rápida resolución del edema corneal y mejorar la agudeza visual. Antes de la cirugía, administre un fármaco miótico en el ojo (pilocarpina al 1%) para evitar los movimientos del fragmento de lente a través de la pupila.

Técnica quirúrgica

Entre en el ojo a través de la paracentesis previamente realizada o de la incisión principal. Inyecte viscoelástico para proteger la córnea y aislar el fragmento de cristalino en un cuadrante concreto del ojo. Considere la posibilidad de utilizar los dispositivos de irrigación y aspiración con técnica bimanual para extraer el fragmento. Aplique la fluídica a cámara lenta para evitar el movimiento excesivo del fragmento de cristalino a lo largo de la CA. Si el fragmento es grande, puede ser necesaria la sonda de facoemulsificación. Use la gonioscopia intraoperatoria para analizar el ángulo en busca de fragmentos residuales.

ENDOFTALMITIS

Definición

La *endoftalmitis* es una inflamación intraocular como resultado de una infección del vítreo o del humor acuoso, debido a la entrada de un microorganismo de forma intraoperatoria o postoperatoria. La presentación puede ser aguda o crónica, y la causa suele ser secundaria a una bacteria.

Factores de riesgo

Los factores de riesgo incluyen una incisión corneal mal sellada, rotura de la cápsula posterior, cirugía compleja, enfermedades de los párpados o de la conjuntiva (blefaritis), inmunosupresión, edad mayor de 85 años y uso de lente intraocular (LIO) de silicona.[1]

Presentación

Lo más habitual es que los pacientes se presenten en los primeros 3-5 días después de la cirugía y el 77% acude en las primeras 2 semanas. Un ojo rojo y adolorido con una agudeza visual disminuida es la característica principal de presentación. En el examen con lámpara de hendidura se detecta un aumento de la inflamación de la CA con hipopión o formación de fibrina en la CA. También puede haber casos de vitritis y se pueden detectar las membranas con la ecografía.

Diagnóstico

El diagnóstico es en gran medida clínico, y los pacientes presentan los signos y síntomas mencionados anteriormente. El diagnóstico diferencial puede incluir el síndrome de segmento anterior tóxico (SSAT) o un brote de un trastorno uveítico subyacente. Se puede intentar un ensayo con corticoesteroides tópicos si hay razones para creer que estas otras causas son más probables; sin embargo, si no hay respuesta, hay que considerar seriamente la posibilidad de una endoftalmitis. Cuando hay una opacidad media significativa para evaluar completamente el segmento posterior, hay que realizar una ecografía. El engrosamiento coriorretiniano asimétrico y las opacidades vítreas difusas con membranas son hallazgos altamente indicativos de endoftalmitis. El patrón de referencia para el diagnóstico es el cultivo de una muestra intraocular, idealmente de gel vítreo, ya que tiene un mayor rendimiento de cultivos positivos. Esto puede hacerse con una punción con aguja vítrea o durante la vitrectomía con una sonda de corte y aspiración.

Tratamiento

Hay dos opciones aceptables para el tratamiento: vitrectomía *pars plana* o punción vítrea e inyección de antibióticos intracamerales ± antimicóticos y esteroides. Según el *Endophthalmitis*

Vitrectomy Study,[2] ese proceso de toma de decisiones para la intervención se guía en gran medida por la agudeza visual del paciente.

Visión exclusivamente con percepción de luz

Los pacientes con visión exclusivamente con percepción de luz (PL) tuvieron una posibilidad significativa de mejorar la visión tras la vitrectomía *pars plana* inmediata en comparación con la punción e inyección vítrea.

Agudeza visual de movimiento de manos o superior

Los pacientes con visión de movimiento de manos (MM) o mejor no mostraron diferencias significativas en la agudeza visual final cuando fueron tratados con vitrectomía por *pars plana* o con punción e inyección vítrea.

Vitrectomía *pars plana*. La técnica estándar implica una configuración normalizada de tres puertos. En primer lugar, se obtiene una muestra vítrea de 0.2-0.5 mL sin infusión mediante una suave aspiración manual en una jeringa con alta velocidad de corte. Después de esto, se inicia la infusión y se realiza una vitrectomía central. Se inyectan medicamentos intravítreos al final del procedimiento.

Punción e inyección vítrea. La terapia empírica solo cubre las bacterias, el principal agente etiológico. Sin embargo, cada caso debe analizarse en función de los factores de riesgo y la presentación clínica del paciente, y pueden considerarse los esteroides intravítreos (dexametasona) y los antimicóticos (anfotericina o voriconazol). Los antibióticos de uso habitual son vancomicina 1.0 mg/0.1 mL y ceftazidima 2.25 mg/0.1 mL. La punción vítrea se realiza introduciendo una aguja de 23G, 25G o 27G unida a una jeringa de tuberculina en la cavidad vítrea a través de la *pars plana*. En primer lugar, se lleva a cabo una aspiración controlada. Si no se puede obtener líquido vítreo con una punción, se debe hacer una biopsia vítrea en su lugar para evitar aspirar el vítreo formado. También se pueden obtener muestras de CA si la muestra de vítreo es inadecuada. Después, se inyectan los antibióticos en la cavidad vítrea.

SÍNDROME DEL SEGMENTO ANTERIOR TÓXICO

Definición

Este síndrome consiste en una inflamación estéril de la CA después de la cirugía de cataratas.

Etiología

- Soluciones de irrigación intraocular con aditivos o conservantes, con pH incorrecto (< 6.5 o > 8.5) u osmolaridad anómala (< 200 a > 400 mOsm).
- Viscoelástica desnaturalizada.
- Medicamentos intraoculares (antibióticos o midriáticos).
- Una esterilización inadecuada del instrumental quirúrgico y de los tubos puede mantener detergentes residuales, endotoxinas bacterianas o precipitados metálicos.
- Conservantes.
- La alta fricción entre los instrumentos durante la cirugía puede liberar elementos metálicos en la CA.

Presentación

La afección tiene un inicio agudo, por lo general en las 24 h siguientes a la cirugía de cataratas. Los signos clásicos incluyen edema corneal difuso (de limbo a limbo), hipopión o formación de fibrina y midriasis pupilar. No hay dolor significativo ni hiperemia conjuntival, y la inflamación se limita al segmento anterior. La inflamación suele tener una buena respuesta a los esteroides tópicos administrados con alta frecuencia (cada hora).

Diagnóstico

Diagnosticar esta afección significa descartar la posibilidad de una endoftalmitis infecciosa. Los pacientes con endoftalmitis suelen presentar dolor, aparición tardía de la inflamación intraocular y afectación del polo posterior con una respuesta mínima al tratamiento con esteroides. El oftalmólogo debe tener un umbral bajo para realizar punciones de vítreo y CA para el cultivo. Hay que considerarlas según la gravedad del caso y la respuesta a los esteroides tópicos cada hora.

Tratamiento

El SSAT se trata con corticoesteroides tópicos de alta penetración (acetato de prednisolona al 1%) cada hora o difluprednato al 0.05%, 4-6 veces al día. La respuesta al tratamiento con esteroides suele ser rápida, pero el proceso de cicatrización puede durar varias semanas. Los casos leves pueden resolverse en pocas semanas, pero las presentaciones moderadas y graves probablemente tardarán meses en resolverse e incluso necesitarán corticoesteroides sistémicos para aliviar la inflamación. En estos casos se pueden desarrollar daños de larga duración, como lesiones persistentes en la córnea que requieren queratoplastias, edema macular o glaucoma secundario a daños en la malla trabecular. Los pacientes deben ser vigilados estrechamente, sobre todo en el período inicial de tratamiento, para evaluar su respuesta. La prevención es el aspecto fundamental para evitar la aparición del síndrome. La American Society of Cataract and Refractive Surgery ha evaluado y establecido protocolos para la prevención del SSAT.[3]

QUEMADURA DE LA HERIDA

Definición

La *quemadura de la herida* es el daño térmico de la incisión debido a una mayor exposición a altas temperaturas, lo que provoca la desnaturalización del colágeno. Esto causa un fallo en el cierre de la herida, daños estromales y endoteliales, retraso en la cicatrización de la córnea y edema, así como un aumento del astigmatismo corneal.

Factores de riesgo

- Características anatómicas del paciente: borde orbitario prominente u ojo hundido.
- Cataratas densas.
- Incisión corneal en túnel estrecho y largo.
- Angulación significativa de la punta y movimiento de fricción durante la cirugía.
- Técnica de facoemulsificación, oclusiones prolongadas de la punta y cantidad de energía suministrada.
- Fallo en la infusión.
- Bloqueo de la CA debido a la abundancia de viscoelástico.

Presentación

La presentación incluye el fracaso en el cierre de la incisión, edema corneal, opacidad (*haze*) y estrías típicamente dirigidas hacia la incisión. Posteriormente puede presentarse con cicatrices en la córnea e incluso derretimiento de esta última.

Prevención

- Conozca los factores predisponentes del paciente y actúe en consecuencia. En un paciente con un reborde orbitario prominente, realice una incisión corneal clara temporal. Si se utiliza un abordaje superior, fije la cabeza del paciente para evitar maniobras forzadas.
- Asegúrese de que hay suficiente irrigación y flujo a lo largo de la cirugía.
- Evite las incisiones estrechas y con una longitud excesiva del túnel intraestromal. Es más seguro sellar una primera incisión errónea y crear una segunda que tener una quemadura.

- Realice una aspiración viscoelástica antes de comenzar con la facoemulsificación.
- Evite las angulaciones importantes de la punta. Una incisión temporal y bien construida le servirá de apoyo para evitar esto.
- Evite la oclusión prolongada de la punta.
- Utilice formas apropiadas de suministro de energía, como los modos de facoemulsificación de pulso, de ráfaga (*burst*) o de torsión.
- Use las técnicas de fractura (*chopping*) en la medida de lo posible.
- Al irrigar la córnea, el asistente debe señalar específicamente la incisión.

Tratamiento

En primer lugar, detenga la facoemulsificación y retire la sonda. El cierre inmediato de la herida es imprescindible para evitar complicaciones posteriores. Lo ideal sería cerrar con suturas de nailon 10-0 interrumpidas, pero no siempre es así. Cuando la lesión tiene un aspecto de «boca de pez» (el labio anterior de la incisión tiene forma de curva y está distante del labio posterior de la incisión corneal), la realización de una sutura radial «clásica» no sellará la incisión e incluso puede complicar el cierre debido a las fuerzas corneales opuestas. En estos casos, hay que realizar una sutura perpendicular o una sutura en ojal (*gape suture*) por encima de la abertura de la incisión, de forma que las partes anterior y posterior del túnel se fijen primero. A continuación, se pueden colocar suturas radiales o cruzadas. El uso de adhesivos tisulares o de lentes de contacto a manera de vendaje puede ser de gran utilidad. Realice la prueba de Seidel con una tira de fluoresceína para asegurarse de que no hay filtraciones.

DESPRENDIMIENTO DE LA MEMBRANA DE DESCEMET

Definición

- Se trata de la separación de la membrana de Descemet y el endotelio durante la cirugía de cataratas, que provoca un edema corneal localizado en la zona del desprendimiento.

Factores de riesgo

- CA aplanada
- Uso de instrumentos romos o cuchilletes desafilados
- Inserción involuntaria de instrumentos o soluciones entre el estroma corneal y la membrana de Descemet
- Lesión de la membrana de Descemet durante cualquier momento de la cirugía
- Falta de experiencia del cirujano

Presentación

Edema corneal localizado o difuso con hinchazón del estroma y ampollas epiteliales, por lo general sobre el área del desprendimiento de la membrana de Descemet (DMD).

Diagnóstico

El examen con lámpara de hendidura puede ser suficiente para diagnosticar el DMD. En los casos de edema corneal de moderado a grave, se puede aplicar glicerina tópica para deshidratar la córnea y tener una mejor visualización. La biomicroscopia ultrasónica es una herramienta útil para detectar el DMD, pero la OCT-SA se considera la herramienta más eficaz para el diagnóstico, especialmente en los casos de opacificación corneal significativa y mala visualización.

Tratamiento

La extensión, la altura y la ubicación con respecto a la pupila son los determinantes habituales para elegir el tratamiento del DMD. En general, los DMD pequeños, periféricos y simples se tratan de forma conservadora. En cambio, los DMD grandes, centrales y complejos requieren tratamiento quirúrgico.

Tratamiento conservador

Según el protocolo HELP, descrito por Kumar y cols.,[4] el tratamiento conservador puede aplicarse a ciertos escenarios: DMD de menos de 1.0 mm de longitud y menos de 100 mm de altura en cualquier parte de la córnea, DMD de hasta 2.0 mm de longitud y hasta 300 mm de altura en la córnea paracentral y periférica, y DMD de más de 2.0 mm y más de 300 mm en la córnea periférica. El tratamiento conservador puede consistir en la observación o en el uso de medicamentos tópicos, como los hiperosmóticos (colirio de cloruro de sodio al 5%) o los corticoesteroides tópicos (acetato de prednisolona al 1% o dexametasona al 0.1%). En estos escenarios, la tasa de reimplantación es cercana al 97%.

Tratamiento quirúrgico

El citado algoritmo reserva el tratamiento quirúrgico para los DMD en la córnea central de 1-2 mm de longitud con una altura de 100-300 mm, y en la córnea paracentral o periférica, cuando sea superior a 2 mm y rebase los 300 mm. La técnica quirúrgica más frecuente es la descemetopexia con gases de larga duración, como el SF6 al 15-20% y el perfluoropropano (C3F8) al 12-14%. Esta modalidad tiene una tasa de reimplantación del 95.8%. Antes de operar, se tiene que determinar la localización del DMD con lámpara de hendidura o OCT-SA. Una vez localizada, se crea una paracentesis en la córnea donde la membrana de Descemet aún está adherida y se inyecta gas con una aguja de 27G o 30G para crear una burbuja que atraviesa por debajo del DMD que adhiere la membrana desprendida. Para drenar el líquido entre la membrana de Descemet reinsertada y el estroma corneal, se pueden crear incisiones de ventilación o aspirar el líquido con una aguja en el espacio predescemético. Para evitar el bloqueo pupilar, se pueden considerar los cicloplejicos, la iridotomía láser o los medicamentos antiglaucoma.

Referencias

1. Bainbridge JWB, Teimory M, Tabandeh H, et al. Intraocular lens implants and risk of endophthalmitis. *Br J Ophthalmol*. 1998;82(11):1312-1315. doi:10.1136/bjo.82.11.1312

2. Endophthalmitis Vitrectomy Study Group. Results of the Endophthalmitis Vitrectomy Study. A randomized trial of immediate vitrectomy and of intravenous antibiotics for the treatment of postoperative bacterial endophthalmitis. *Arch Ophthalmol*. 1995;113:1479-1496.

3. *TASS Registry Background*. ASCRS. Consultado el 1 de agosto de 2020. https://ascrs.org/tools/SSAT-registry.

4. Kumar DA, Agarwal A, Sivanganam S, Chandrasekar R. Height-, extent-, length-, and pupil-based (HELP) algorithm to manage post-phacoemulsification Descemet membrane detachment. *J Cataract Refract Surg*. 2015;41(9):1945-1953. doi:10.1016/j.jcrs.2015.01.020

Rotura de la cápsula posterior y vitrectomía

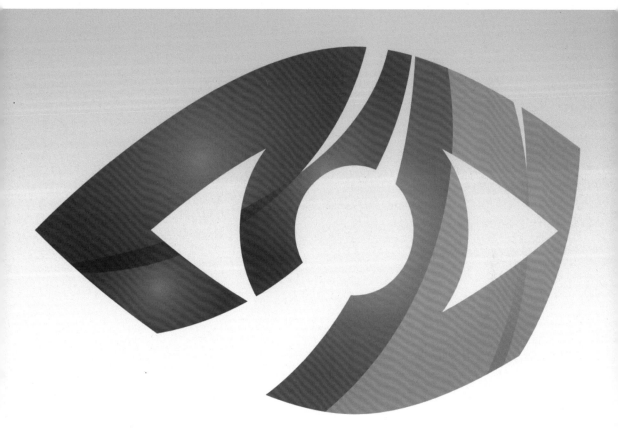

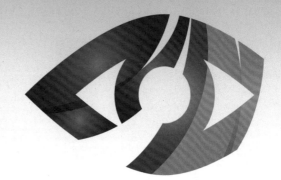

13

Causas y signos de la rotura de la cápsula posterior

Andrew Rollin Davis, MD

CONSIDERACIONES PREOPERATORIAS

Es importante tener en cuenta los principales factores de riesgo de la rotura de cápsula posterior (RCP). Entre ellos se encuentran:

- Traumatismo penetrante previo con zonulopatía resultante o una cápsula anterior o posterior ya comprometida.
- Pupila poco dilatada secundaria a sinequias posteriores o atrofia del iris por episodios previos de inflamación intraocular y empleo crónico de fármacos mióticos.
- Iris flácido en un contexto de uso de medicamentos o suplementos (tamsulosina y otros antagonistas α-1, finasterida, palmito salvaje [*Serenoa repens*]).
- Seudoexfoliación[1] que provoca una mala dilatación y zonulopatía.
- Cristalino denso.
- Cámara anterior (CA) estrecha.
- Miopía considerable con una gran longitud ocular y axial.
- Opacificación corneal que impide la visualización.
- Dislocación previa del cristalino.
- Catarata polar posterior.
- Vitrectomía previa[2] o uso previo de inyecciones intravítreas que puedan causar un compromiso preexistente de la cápsula posterior.
- Trastornos neurológicos o mentales que pueden generar movimientos involuntarios durante la cirugía.
- Obesidad que puede causar un aumento de la presión vítrea durante la cirugía.

ROTURA DE LA CÁPSULA POSTERIOR

Cuando se reconoce una RCP de forma intraoperatoria, es importante hacer una pausa y reflexionar sobre el motivo por el que ha ocurrido.

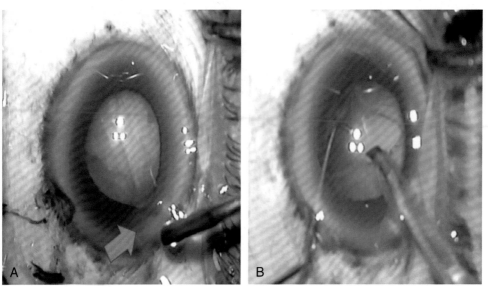

FIGURA 13-1. A. Dilatación pupilar momentánea con prolapso del iris fuera de la incisión principal (*flecha naranja*) tras la hidrodisección. **B.** Poco después, se observó una RCP completa con dislocación posterior de todo el núcleo del cristalino (cortesía de Nandini Venkateswaran, MD).

Las preguntas que hay que hacerse son las siguientes:
- ¿Tenía el paciente factores de riesgo preoperatorios que usted no tuvo en cuenta?
- ¿Notó los signos cardinales de la RCP, como una dilatación repentina del iris o la profundización de la CA?
- ¿Parece que alguno de los fragmentos nucleares se desplaza hacia atrás durante el curso de la intervención y no alcanza su punta del faco?[3]
- ¿Existen fragmentos de cristalino retenidos que no hayan sido extraídos y que requieran una cirugía adicional?
- ¿El paciente no recibió la anestesia adecuada? ¿Habría sido aconsejable un bloqueo retrobulbar o una anestesia general si se sabe que el paciente se mueve con mayor frecuencia que otros pacientes?

Los signos de la RCP incluyen (fig. 13-1):
- Dilatación pupilar repentina.
- Profundización repentina de la CA.
- Dislocación posterior del núcleo.[2]
- Vítreo en la CA que está siendo aspirado por el tiempo de facoemulsificación.
- Desgarro capsular anterior que puede haberse producido durante la creación de la capsulorrexis o durante el desmontaje del núcleo que se extendió posteriormente.
- Rotura franca de la cápsula posterior que se visualiza a medida que avanza el caso.

PLANIFICACIÓN QUIRÚRGICA

Antes de empezar su día en el quirófano, es importante identificar a los pacientes de su lista de cirugías que puedan tener factores de riesgo subyacentes para una cirugía compleja o una RCP. Informe a su equipo de quirófano de las necesidades de suministros o de tiempo adicionales durante la intervención en caso de complicación.

Informe al equipo de quirófano que puede requerir:
- Configuración de vitrector anterior-bimanual.
- Diluir la triamcinolona sin conservantes para «teñir» el vítreo (5 mg/mL).[4]

- Cloruro de acetilcolina (Miochol®) para constreñir la pupila.
- Nailon 10-0 para suturar la herida.
- Más sedación por parte del equipo de anestesia, ya que el paciente probablemente tendrá una cirugía prolongada que puede causar molestias.

Consulte el capítulo 14 sobre la vitrectomía anterior para obtener más detalles sobre dicho procedimiento.

Referencias

1. Kohnen T, Wang L, Friedman N, Koch D. Complications of cataract surgery. En: Yanoff M, Duker JS, eds. *Ophthalmology*. 5th ed. Elsevier; 2017:402–409:5.16.
2. Alberto Castro M. Intraoperative signs of posterior capsular rupture. EyeWiki. Published 2019. Consultado el 30 de agosto de 2020. eyewiki.aao.org. https://eyewiki.aao.org/Intraoperative_signs_of_posterior_capsular_rupture
3. Devgan U. How to perform an anterior vitrectomy. EyeNet Magazine. 2006:2. Consultado el 8 de abril de 2020. https://www.aao.org/eyenet/article/how-to-perform-anterior-vitrectomy
4. Reeves SW, Kim T. How to perform an anterior vitrectomy. American Academy of Ophtalmology. EyeNet Magazine. Published 2006. Consultado el 8 de abril de 2020. https://www.healio.com/ophthalmology/cataract-surgery/news/print/ocular-surgery-news/%7Bd135bc8e-c768-43c9-9946-b4cf9b72b617%7D/how-to-perform-an-anterior-vitrectomy

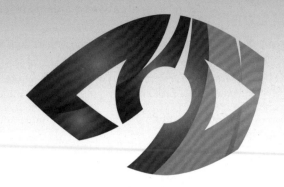

14

Vitrectomía anterior: abordaje y escenarios quirúrgicos

Clayton L. Falknor, MD

CONSIDERACIONES PREOPERATORIAS

En las situaciones en las que el cirujano se encuentra con el vítreo durante la cirugía de cataratas, es importante evitar lo siguiente:
- Provocar un prolapso vítreo adicional al que ya se ha producido.
- Manipular el vítreo de forma que pueda causar tracción y riesgo de formación de un desgarro de retina.
- Perder cualquier fragmento de cristalino adicional en el segmento posterior.
- Empeorar el daño capsular que puede impedir la implantación de la lente intraocular (LIO) en el lugar más adecuado posible.

Evitar que se produzca un mayor prolapso vítreo
- El vítreo fluye como un líquido de alta a baja presión a lo largo de un gradiente.
- No permita que la cámara anterior (CA) se descomprima o colapse, especialmente cuando se retiren los instrumentos de la CA.
- Prevenga las filtraciones de la herida durante y después del procedimiento de vitrectomía. Cierre las incisiones con sutura, y haga otras nuevas si es necesario.
- Trabaje solo a través de incisiones herméticas y conozca el calibre de los instrumentos que utilizará para la vitrectomía cuando realice nuevas incisiones.
- Sea generoso con la aplicación de dispositivos viscoquirúrgicos oftalmológicos (OVD, *ophthalmic viscosurgical devices*) dispersivos a fin de mantener el vítreo en el sitio de la rotura de la cápsula.

Evitar la manipulación del vítreo prolapsado
- La tracción de los filamentos vítreos en la CA tiene un lugar distante de tracción en la retina.
- Una vez que se ha producido el prolapso vítreo, no se deben barrer los instrumentos a través de la CA que puedan tirar de los filamentos vítreos.
- No utilice lanzas de Weck para sacar los filamentos vítreos de las incisiones, y corte con tijeras si ya sabe que hay vítreo presente en la CA. Es conveniente retirar los hilos lo más atrás posible para evitar la tracción.

Tomar medidas para evitar la pérdida de fragmentos de cristalino en el segmento posterior

- Utilice el OVD para elevar los fragmentos del cristalino que flotan libremente desde el saco capsular hasta la CA.
- Emplee el vitrector para eliminar los fragmentos de cristalino en lugar de seguir usando la pieza de mano del faco.
- Retire lenta y deliberadamente los fragmentos del cristalino, utilizando inicialmente la configuración irrigación-corte-aspiración (ICA) para eliminar el vítreo circundante y posteriormente el ajuste irrigación-aspiración-corte (IAC) para permitir la eliminación de los fragmentos del cristalino.

Evitar el empeoramiento de cualquier daño capsular

- Asegúrese de no agravar accidentalmente la rotura de la cápsula posterior o el desgarro.
- Y, lo que es más importante, no se debe dañar accidentalmente el borde intacto de la cápsula anterior. Mientras esto permanezca intacto, sus opciones de colocación de la lente son mejores, particularmente para la colocación de la lente en el surco ciliar o la captura óptica.
- Un desgarro capsular posterior puede extenderse a una capsulorrexis circular después de completar la limpieza del vítreo si es necesario.

PROCEDIMIENTO QUIRÚRGICO: VITRECTOMÍA ANTERIOR

- Detenga las maniobras activas en el segmento anterior, pero no retire la pieza de mano del faco de la incisión principal en este momento. Mantenga el pie en el pedal en posición 1 o mantenga activa la irrigación continua.
- Pida a su asistente que baje la altura del frasco en la máquina de faco a cerca de 50 cm.
- A través de una paracentesis con la otra mano, inyecte un OVD dispersivo (Healon Endocoat®, ViscCoat®, OcuCoat®). Hágalo sobre el sitio del prolapso vítreo, por ejemplo, sobre una zona de rotura de la cápsula o de diálisis zonular. No se debe inflar en exceso, ya que el aumento de la presión en este punto puede expandir un desgarro capsular. El autor prefiere inyectar cerca de la incisión principal internamente, a su vez, para reducir la fuga de líquido cuando retira la pieza de mano del faco.
- Retire la pieza de mano del faco.
- Suture la incisión principal con nailon 10-0 y entierre el nudo. Una filtración en la herida podría provocar un prolapso vítreo adicional en la CA o fuera de la herida.
- Pida a su asistente quirúrgico que se prepare para la vitrectomía. Siempre debe haber un paquete de vitrectomía en el quirófano, a menudo dentro de los cajones o bahías de su facoemulsificador.
- Solicite al personal de enfermería circulante que obtenga más OVD, triamcinolona sin conservante (Triessence®), o prepare la propia filtrando el conservante en caso de tener Kenalog®, así como un fármaco miótico (Miostat® o Miochol®).

> Tranquilice al paciente. Si su paciente está ligeramente sedado y bajo anestesia tópica, pida a su anestesiólogo que aumente su sedación intravenosa, ya que el procedimiento será más largo y el paciente puede estar preocupado si de repente hay más movimiento en la habitación y se habla durante la intervención. Si lo prefiere, también puede administrar un pequeño bloqueo subtenoniano.

- Haga una segunda, y posiblemente una tercera, paracentesis a través de la cual llevar a cabo la vitrectomía bimanual. Considere la posibilidad de utilizar una cuchilla MVR de 20G (~0.9 mm) o de 23G (~0.65 mm), que permitirá que su vitrector sin mangas de 20G o 23G se ajuste de forma firme. Algunas máquinas de faco también permiten la vitrectomía con equipo de 25G.

> Aunque la mayoría de los dispositivos ofrecen piezas de mano para vitrectomía bimanual, también existen las configuraciones coaxiales. Evite utilizar la vitrectomía coaxial si es posible, ya que la incisión debe ser mayor y el flujo se dirige en el mismo plano que el corte del vítreo.

- Verifique contar con los ajustes adecuados en la máquina de faco para la vitrectomía. Comience con el modo ICA, para que el corte inicie antes de la aspiración. Aumente la tasa de corte al máximo posible. Las máquinas más antiguas pueden tener una velocidad máxima de corte de 400-800 cortes por minuto (cpm) o menos, mientras que las máquinas más nuevas suelen cortar mucho más rápido (2 500-7 500 cpm). Baje la altura de la botella a 50 cm inicialmente, pero ajústela para que se encuentre lo suficientemente alta como para mantener una cámara formada en función del flujo de aspiración (o reduzca la presión intraocular en el Alcon Centurion® a ~25 mm Hg). Reduzca el vacío (150-200 mm Hg) y los flujos de aspiración (15-20 mL/min) para que el movimiento sea más lento en la CA. Utilice una bomba peristáltica si está disponible en su máquina en lugar de un equipo Venturi.

> Ajustes de la velocidad máxima de corte: AMO Whitestar Signature Pro® permite hasta 2 500 cpm con 20G, 23G o 25G. Alcon Centurion® permite hasta 4 000 cpm solo con 23G. B&L Stellaris Elite® permite hasta 7 500 cpm con 20G, 23G y 25G.

- Irrigue alto y corte bajo. Mantenga la irrigación anterior (dirigida por encima del plano del iris hacia el ángulo) y el cortador en profundidad para ir tras el vítreo desde donde se presenta (empiece a cortar antes de la aspiración, comience dentro del saco capsular y diríjase posteriormente a la cápsula a través del desgarro antes de la aspiración) (figs. 14-1 y 14-2).
- La infusión puede realizarse a través de una pieza de mano de irrigación o de un mantenedor de CA (como el de Lewicky de 20G o 23G). El autor prefiere usar la pieza de mano de irrigación para lograr control adicional de la posición del ojo y la estabilidad mediante el bloqueo del remo en la incisión de la paracentesis.

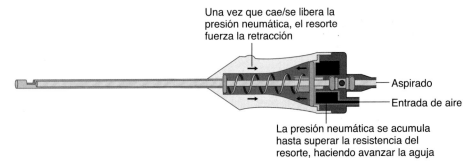

Una vez que cae/se libera la presión neumática, el resorte fuerza la retracción

Aspirado

Entrada de aire

La presión neumática se acumula hasta superar la resistencia del resorte, haciendo avanzar la aguja

FIGURA 14-1. Diagrama del vitrector de tipo guillotina.

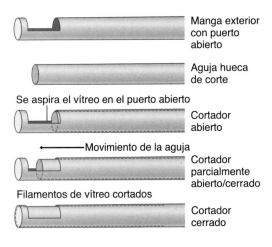

Manga exterior con puerto abierto

Aguja hueca de corte

Se aspira el vítreo en el puerto abierto

Cortador abierto

◄──── Movimiento de la aguja

Cortador parcialmente abierto/cerrado

Filamentos de vítreo cortados

Cortador cerrado

FIGURA 14-2. El típico vitrector neumático de guillotina utiliza una aguja hueca dentro de una manga con una abertura cerca de la punta. La aspiración hace que el vítreo entre en el puerto, y la aguja es impulsada hacia adelante dentro de la manga por impulsos de aire o gas para cortar el vítreo que entra en el puerto en pequeños fragmentos. Un resorte empuja la aguja hacia atrás y vuelve a abrir el puerto después de cada corte. Estos fragmentos vítreos se aspiran a través de la aguja del cortador. Cuanto más rápida sea la velocidad de corte, menor será la cantidad de vítreo que entre en el puerto antes de ser cortado, reduciendo las fuerzas de tracción sobre el vítreo.

- Mantenga siempre el puerto del vitrector orientado hacia el vítreo de forma central, y siempre tenga a la vista la punta. Aléjese del margen de la pupila y de la cápsula anterior.

- Avance lenta y deliberadamente mientras realiza la vitrectomía, ya que la tasa de aspiración es baja, y no se mueva más arriba en la CA hasta que el vítreo se haya eliminado completamente en la región del defecto capsular.

- No mueva la punta del vitrector con rapidez o mientras esté cortando para evitar la tracción de los filamentos vítreos. Continúe cortando, pero detenga la aspiración al retirar el vitrector del ojo.

- Inyecte una pequeña cantidad de triamcinolona sin conservantes en la CA, y luego irrigue suavemente con solución salina balanceada (SSB) para teñir los filamentos vítreos en la CA y aquellos encarcelados en las heridas. No sobreinyecte. A continuación, repita la vitrectomía hasta eliminar todo el vítreo manchado.

- Cuando no se vea más vítreo (vuelva a inyectar triamcinolona para confirmarlo), cambie el modo de vitrectomía a IAC y mantenga la posición 2 del pedal para aspirar cualquier fragmento de cristalino o corteza residual del saco capsular, y luego utilice la posición 3 para extraer los trozos más grandes. Ponga el cortador en la posición 3 si sospecha que puede haber vítreo.

- También se puede utilizar una cánula de Simcoe I/A de 23G (o una cánula «J» separada si se usa un mantenedor de CA) para extraer la corteza.

- Inyecte OVD cohesivo e introduzca la LIO; el sitio depende del estado de la cápsula. Si se coloca una LIO de tres plezas en el surco ciliar, hay que intentar capturar la óptica posteriormente a través de la capsulotomía anterior para mantener el centrado y un ojo bicameral.

- Tras la colocación de la LIO, inyecte un miótico (Miochol® o Miostat®) y observe si la pupila da indicios de un mayor prolapso vítreo en la CA.

- Si es necesario llevar a cabo una iridotomía periférica, utilice el vitrector (IAC, reduzca la velocidad de corte significativamente, a menudo a una velocidad de corte de 100 cpm).

- Use el vitrector en modo IAC para aspirar el OVD de la CA al finalizar el procedimiento.

- Considere fuertemente la inyección intracameral de antibióticos (p. ej., el moxifloxacino sin conservantes) para reducir el riesgo de endoftalmitis postoperatoria. El beneficio es especialmente pronunciado en los casos de rotura de la cápsula y prolapso vítreo.

- Vuelva a revisar las heridas con lanzas de Weck y suture las heridas con filtraciones.

- Cubra el ojo con un escudo o parche si se ha administrado algún bloqueo.

ABORDAJE ALTERNATIVO: VITRECTOMÍA *PARS PLANA* ANTERIOR

- Un método alternativo a la vitrectomía anterior es mediante una incisión más posterior a través de la *pars plana*, en lugar de la incisión anterior en el limbo. Esto ofrece una dirección con mayores ventajas desde la cual eliminar el vítreo prolapsado anteriormente y puede reducir el riesgo de tracción de la retina durante la vitrectomía (fig. 14-3).

- Asegúrese de que el ojo está moderadamente presurizado con incisiones limbales selladas o suturadas.

- Si hay comunicación entre los segmentos anterior y posterior (es decir, un defecto capsular o zonular), la infusión puede colocarse en sentido anterior o posterior. Un mantenedor de CA, como se mencionó anteriormente, permite que el flujo se mueva de anterior a posterior, ayudando a prevenir un mayor prolapso anterior del vítreo o su posible hidratación.

- Utilice un sistema de cánulas con válvula para penetrar en la esclera de forma biselada a nivel de la *pars plana*, por lo general entre 3 y 4 mm posteriores al limbo. A menudo, debe colocarse de forma inferotemporal o superotemporal en función del ojo operado y de la mano del cirujano para permitir un ángulo cómodo de aproximación al prolapso vítreo con el vitrector.

- Con unas pinzas o un aplicador con punta de algodón, deslice suavemente la conjuntiva que recubre el lugar de la esclerotomía unos milímetros hacia un lado para que la penetración de la conjuntiva no quede directamente sobre la esclerotomía en un momento posterior.

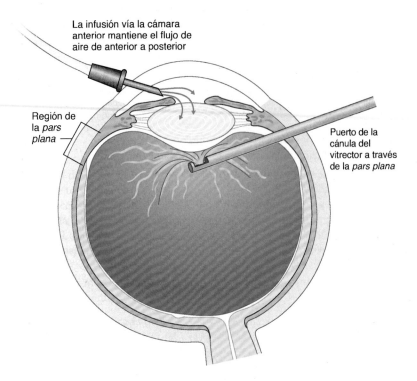

La infusión vía la cámara anterior mantiene el flujo de aire de anterior a posterior

Región de la *pars plana*

Puerto de la cánula del vitrector a través de la *pars plana*

FIGURA 14-3. El corte y la aspiración se producen en la parte posterior del desgarro capsular, truncando los filamentos vítreos detrás del lugar del prolapso vítreo anterior. Esta posición ventajosa desde la cual realizar la vitrectomía anterior puede reducir las fuerzas de tracción sobre la base vítrea y permitir una extracción más completa del vítreo que desde una incisión limbal.

- Realice una incisión de esclerotomía biplanar introduciendo inicialmente la hoja del trocar en un ángulo de 30-45° con respecto a la esclera para hacer un túnel de 1-2 mm antes de levantar el mango del trocar para penetrar directamente en el espacio del segmento posterior. Utilice las pinzas de sujeción del puerto del trocar para tomar el puerto mientras retira el mango del cuchillete.

- Inserte el vitrector a través del puerto de la cánula y dirija la punta de forma central y posterior a la cápsula posterior con la abertura del puerto orientada hacia la parte anterior.

- Realice la vitrectomía lenta y deliberadamente para tirar del vítreo prolapsado anteriormente hacia atrás a través del defecto capsular o zonular, utilizando todavía el ajuste ICA y la velocidad máxima del cortador, como se ha indicado anteriormente. Tenga cuidado para evitar el contacto con la cápsula posterior de forma inadvertida.

- Si se encuentran fragmentos nucleares retenidos, reduzca significativamente la velocidad de corte para poder cortar y aspirar los fragmentos con el vitrector.

- Confirme la finalización de la vitrectomía anterior con una reinyección conservadora de la triamcinolona sin conservantes en la CA.

- Al retirar los puertos, se debe masajear suavemente la conjuntiva que recubre la esclerotomía con un aplicador con punta de algodón. Si se observa una fuga persistente de la herida, sutúrela a través de la conjuntiva y la esclerotomía con una sutura de Vicryl® interrumpida de 7-0 u 8-0.

CONSIDERACIONES POSTOPERATORIAS

- Después de la limpieza exitosa del vítreo, asegúrese de realizar exámenes cuidadosos del fondo de ojo con dilatación para detectar desgarros periféricos de la retina a intervalos regulares. Tenga un umbral bajo para derivar al paciente a un retinólogo para una inspección de la retina periférica.

- Los picos de presión intraocular son más frecuentes tras las roturas de la cápsula durante la cirugía de cataratas.
- Por el contrario, la hipotonía debida a las filtraciones de la herida debe ser tratada rápidamente si se encuentra.
- Ofrezca al paciente instrucciones cuidadosas sobre cuándo informar de los síntomas de desgarro o desprendimiento de retina, así como de los síntomas de endoftalmitis, ya que su riesgo es significativamente elevado.
- Si no se colocó una LIO durante el procedimiento, considere el momento y las técnicas para la colocación de una LIO secundaria más adelante.
- Planifique el uso de esteroides tópicos y antiinflamatorios no esteroideos durante un período más largo, cerca de 6 semanas.

AGRADECIMIENTOS

Gracias a Lori Falknor por su ayuda con las ilustraciones.

Consideraciones sobre las lentes intraoculares

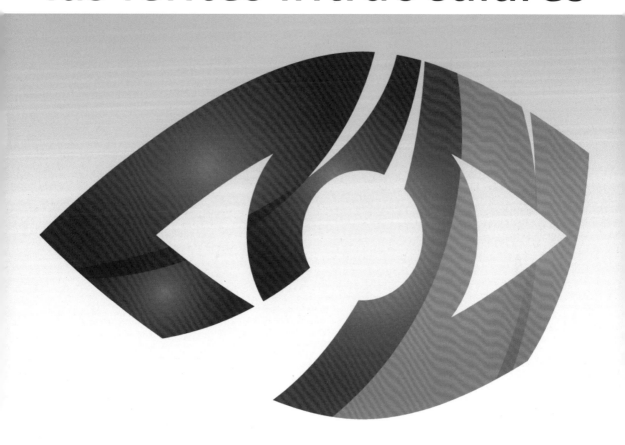

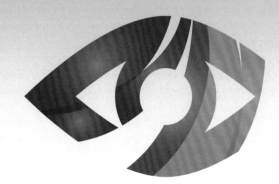

15

Lentes intraoculares tóricas

Preeya K. Gupta, MD

El astigmatismo corneal es frecuente entre los pacientes a los que se les realiza una cirugía de cataratas. Las lentes intraoculares (LIO) tóricas son una herramienta frecuentemente utilizada para corregir el astigmatismo en el momento de la cirugía de cataratas.

CONSIDERACIONES PARA UNA LENTE INTRAOCULAR TÓRICA

- **Magnitud del astigmatismo corneal:** por lo general, los pacientes con un astigmatismo con la regla superior a 1.5 D y con un astigmatismo contra la regla superior a 1 D son candidatos a una LIO tórica.
- Se requiere un **examen topográfico** para descartar un astigmatismo irregular.
- Las **afecciones de la superficie ocular**, como la distrofia de la membrana basal anterior, el pterigión y el ojo seco, pueden crear un astigmatismo irregular, por lo que los pacientes deben ser examinados antes de la cirugía.
- La **uniformidad en la magnitud y el eje del astigmatismo corneal** es fundamental para el éxito; considere la posibilidad de realizar más de una serie de mediciones de biometría y topografía antes de elegir un implante de LIO tórica.

TÉCNICA QUIRÚRGICA

- Identifique la córnea con marcas horizontales y verticales utilizando un dispositivo de marcado preoperatorio mientras el paciente está en posición vertical en el área preoperatoria u operatoria para evitar el error de colocación inducido por la ciclotorsión.
- Durante la cirugía, marque el eje de astigmatismo previsto.
- Realice la cirugía de cataratas con la técnica estándar.
- Inserte la LIO tórica deseada y, a continuación, retire el viscoelástico de detrás de la LIO.
- Alinee la LIO dentro de los 30° del eje previsto (a menudo en sentido antihorario respecto al eje de colocación previsto, ya que es más fácil girar la lente en el sentido de las agujas del reloj) y continúe eliminando el viscoelástico de la cámara anterior.
- Mueva gradualmente la LIO para alinearla correctamente con el eje del astigmatismo.
- Asegúrese de que las incisiones primarias y secundarias sean herméticas y seguras para evitar que la cámara se aplane en el postoperatorio, lo que puede provocar la rotación de la LIO tórica.

CONSIDERACIONES ADICIONALES

- Si se utiliza el láser de femtosegundo, la incisión arqueada puede ser útil para marcar la córnea o la cápsula (dependiendo del tipo de láser) a fin de alincar la LIO tórica.
  - Si se marca la córnea, cree una incisión al 30% de la profundidad corneal con arcos de pocos grados (~15°) a lo largo del eje previsto para la colocación de la LIO tórica.
- La aberrometría intraoperatoria puede ser útil para determinar tanto la potencia de la LIO tórica como la alineación óptima del eje.
- Las fórmulas modernas, como la fórmula tórica de Barrett y las fórmulas Barrett TK (queratometría total, disponible en las plataformas de biometría por tomografía de coherencia óptica de fuente barrida, como la IOL Master 700®), son las que proporcionan los mejores resultados.

COMPLICACIONES POSTOPERATORIAS

- La rotación de la LIO es infrecuente, pero puede producirse en el período postoperatorio temprano.
- Las LIO tóricas se pueden volver a girar con o sin la colocación de un anillo de tensión capsular (ATC).
- El sitio www.astigmatismfix.com es una herramienta útil para planificar la rotación de la LIO. Ayuda a determinar la cantidad de rotación de la LIO y el error de refracción residual esperado después de la rotación.
- Considere la inserción de un ATC en los pacientes con longitudes axiales mayores y cápsulas más grandes para permitir un mayor contacto LIO-cápsula con la intención de reducir al mínimo el riesgo de rotación postoperatoria. La corrección de la visión con láser (queratectomía fotorrefractiva o LASIK) puede ser útil para mejorar el error de refracción residual que no es susceptible de ser corregido por completo mediante una nueva rotación de la LIO.

Por cada grado de rotación del eje, habrá una reducción del 3.3% en la corrección efectiva del cilindro de la LIO tórica. Por ello, si una LIO tórica gira o se desplaza 30°, la LIO tórica es en esencia ineficaz.

En el caso de astigmatismfix.com, el cirujano deberá conocer los siguientes datos para poder utilizar la herramienta en línea para planificar la rotación de la LIO:

- Agudeza visual postoperatoria actual no corregida y mejor corregida
- Refracción manifiesta postoperatoria más reciente
- Modelo y potencia de la LIO tórica implantada
- Eje actual de la LIO tórica
- Eje de la LIO calculado originalmente

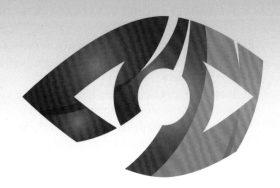

CAPÍTULO 16

Lentes intraoculares de profundidad de foco extendido

Jeehee Kim, MD

CONSIDERACIONES PREOPERATORIAS

- Edad del paciente, sus necesidades y expectativas en cuanto al empleo de gafas en el postoperatorio.
- Refracción manifiesta y dominancia ocular.
- Antecedentes: ¿usa lentes de contacto? ¿Antecedentes de uso de lentes de contacto monofocales o multifocales? ¿Antecedentes de cirugía refractiva como LASIK o la queratectomía fotorrefractiva? ¿Antecedentes de glaucoma o ambliopía?
- Examen con lámpara de hendidura: busque casos de distrofia corneal de Fuchs, distrofia de la membrana basal anterior, cicatrices corneales, ectasia corneal y enfermedades de la superficie ocular como el síndrome del ojo seco.
- Topografía corneal computarizada: busque casos de astigmatismo corneal irregular y queratocono.
- Utilice la tomografía de coherencia óptica para detectar alteraciones retinianas como drusas maculares, agujeros maculares o membrana epirretiniana (MER).
- Cálculos para las lentes intraoculares (LIO): utilice fórmulas de tercera generación, como la SRK/T, o de cuarta generación, como la fórmula universal de Barrett, para elegir la LIO.
- Intraoperatorio: el sistema ORA de Alcon puede ser útil para determinar la potencia de la LIO en córneas posrefractivas y en pacientes con cálculos difíciles para la LIO.

HISTORIA

- La LIO Tecnis Symfony® (Johnson & Johnson) es actualmente la única LIO de profundidad de foco extendido (PFE) aprobada por la Food and Drug Administration (FDA) de los Estados Unidos.

DISEÑO DE LA LENTE

- Plataforma acrílica hidrófoba de una sola pieza con índice de refracción de 1.47.
- Diámetro total de 13.0 mm con zona óptica de 6.0 mm.
- Disponible en potencias que van de +5.0 a +34.0 dioptrías (D).

- Filtro de absorción de luz UV y óptica difractiva.
- Superficie asférica anterior biconvexa y superficie difractiva acromática posterior con un diseño de escalera (*echelette*).
- El diseño difractivo patentado de la superficie posterior crea un patrón de difracción de la luz que alarga el enfoque, ampliando el rango de visión en 1.50 D.
- Los nueve escalones de la LIO Symfony® son más altos que los de otras LIO multifocales (LIOMF) de Tecnis, y están ligeramente angulados. Los escalones alargan la zona de enfoque en lugar de dividir la luz y crear un segundo punto focal como en las otras plataformas de LIOMF.
- Corrigen las aberraciones cromáticas al permitir una menor dispersión cromática. La sensibilidad al contraste es similar a la de las LIO monofocales, y hay una mayor tolerancia al descentrado de la LIO.
- También está disponible en versión tórica, lo que amplía el grupo de pacientes en los que se puede utilizar esta lente.

LENTE INTRAOCULAR DE PROFUNDIDAD DE FOCO EXTENDIDA TÓRICA

- La tolerancia al astigmatismo residual postoperatorio es mejor que la de las LIOMF: 1.0 D en la LIO de PFE frente a 0.75 D en la LIOMF.
- Mayor tolerancia al desenfoque astigmático inducido en comparación con las LIO trifocales y las LIOMF.

CALIDAD DE LA VISIÓN

- Excelente visión de lejos, comparable a la de las LIO monofocales.
- Excelente visión intermedia a 20 pulgadas.
- Las LIO trifocales y las LIOMF suelen proporcionar una mejor visión de cerca que las LIO de PFE.
- Menores síntomas de visión nocturna en comparación con las LIOMF.
- Menor aberración cromática con una mayor sensibilidad al contraste.
- Menores disfotopsias que las LIOMF.
- La corrección de la aberración cromática en las LIO de PFE hace que esta plataforma sea una alternativa más atractiva en algunos pacientes cuya afección impide que reciban LIOMF tradicionales: pacientes posrefractivos, glaucoma temprano y bien controlado o casos leves de MER.

CONTRAINDICACIONES

- Los pacientes con alteraciones en la mácula, el nervio óptico o la córnea no son candidatos ideales para las LIO de PFE.
- En los pacientes que no son candidatos a las LIO de PFE, las alternativas de corrección mediante lente incluyen:
  - Implantación de LIO monofocal para visión de lejos o de cerca y uso de gafas según la necesidad.
  - Monovisión (objetivo del ojo no dominante: −1.50 a −2.00) o mini-monovisión (objetivo del ojo no dominante: −0.75 a −1.00).

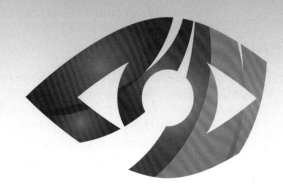

CAPÍTULO 17

Lentes intraoculares multifocales

Kyle A. Kirkland, DO

Las lentes intraoculares multifocales (LIOMF) son LIO correctoras de la presbicia que ofrecen a los pacientes la posibilidad de tener múltiples puntos de enfoque para reducir la necesidad de corrección con gafas tras la cirugía de cataratas. Las LIO multifocales pueden dividirse en difractivas (Alcon ReSTOR® o AMO Tecnis®) o refractivas (AMO ReZoom®).[1]

DISEÑO DE LA LENTE

- LIOMF difractiva: una zona central enfocada a distancia está rodeada de anillos concéntricos de altura decreciente (apodización) para difractar tanto los objetivos cercanos como los lejanos. Hay varias potencias de adición cercana disponibles en ambas lentes (ReSTOR®: +2.5 D, +3 D, +4 D; y Tecnis®: +2.75 D, +3.25 D, +4 D).
- LIOMF refractiva: utiliza cinco zonas concéntricas de anillos de enfoque que alternan entre cerca y lejos (la lente ReZoom® ya no está disponible).[2]

Consideraciones de las lentes intraoculares multifocales

- Motivación del paciente: aunque la óptica y la tecnología han mejorado mucho, las LIOMF pueden provocar deslumbramientos, halos y otras aberraciones ópticas; por lo tanto, es imprescindible que el paciente esté dispuesto a tolerar estos fenómenos ópticos para reducir la corrección por medio de gafas al elegir este procedimiento.
- Afecciones de la superficie ocular: los pacientes con síndrome de ojo seco o enfermedad de la membrana basal anterior que puedan causar un astigmatismo irregular o alterar las mediciones biométricas preoperatorias deben recibir un tratamiento agresivo antes de hacer las mediciones de la LIO y la selección de una LIOMF.
- Los pacientes con comorbilidades oculares, como la degeneración macular, la retinopatía diabética, la uveítis, el glaucoma progresivo u otros trastornos crónicos de la superficie ocular, probablemente sean malos candidatos para una LIOMF.
- Tamaño y anomalías de la pupila: el paciente con una pupila pequeña (< 2.5 mm) o grande (> 5.5 mm) puede tener resultados menos deseables con las lentes ReSTOR® o ReZoom®. La corectopía u otra forma de descentrado de la pupila también afectará el centrado y, por lo tanto, la eficacia de la lente.

TÉCNICA QUIRÚRGICA

- Realice la cirugía de cataratas con la técnica estándar.
- Asegure un tamaño de la capsulorrexis de 5.0-5.5 mm utilizando una técnica manual o una técnica asistida por láser de femtosegundo para garantizar el centrado de la LIO y evitar la inclinación óptica o el prolapso fuera del saco.
- La aberrometría intraoperatoria puede ser útil para determinar la potencia del cristalino.
- Tenga cuidado de doblar la lente suave y correctamente en el cartucho para evitar daños en la óptica.
- Introduzca la lente en el saco en la orientación correcta y elimine cualquier viscoelástico de detrás de la lente mediante irrigación y aspiración para permitir una mejor adherencia.
- Con el paciente mirando directamente al frente, utilice las imágenes de Purkinje para guiar el centrado de la lente (centrar la lente maximizará la eficacia de la óptica).

Consideraciones adicionales

- El cirujano debe disponer de una LIO monofocal en caso de que surja una complicación intraoperatoria.
- Las lentes bifocales difractivas y refractivas tienen una visión de distancia intermedia subóptima. Considere un objetivo ligeramente miope (−0.25 a −0.75 D) en el ojo no dominante del paciente para mejorar la visión intermedia.
- Una potencia de aumento menor en el ojo dominante a veces puede conseguir una visión intermedia aceptable.
- Las pupilas pequeñas o grandes pueden beneficiarse más de la lente difractiva multifocal Tecnis®, ya que su diseño depende menos del tamaño de la pupila.

COMPLICACIONES POSTOPERATORIAS

- La opacificación capsular posterior, incluso en los casos leves, puede dar lugar a molestias visuales que se solucionan fácilmente con la capsulotomía con YAG.
- La queja más frecuente de las LIOMF es el deslumbramiento y los halos. Considere hacer una capsulotomía con YAG en caso de opacificación capsular posterior visualmente significativa, pero en última instancia quizá sea necesario cambiar la LIOMF por una LIO de diferente tecnología.
- Puede haber un descentrado inferior de la LIO en las personas con miopía considerable.[3]

Referencias

1. Buznego C, Trattler WB. Presbyopia-correcting intraocular lenses. *Curr Opin Ophthalmol.* 2009;20(1):13-18. doi:10.1097/ICU.0b013e32831c4cf5
2. Montés-Micó R, Ferrer-Blasco T, Charman WN, Cerviño A, Alfonso JF, Fernández-Vega L. Optical quality of the eye after lens replacement with a pseudoaccommodating intraocular lens. *J Cataract Refract Surg.* 2008;34(5):763-768. doi:10.1016/j.jcrs.2008.01.017
3. Alio JL, Plaza-Puche AB, Férnandez-Buenaga R, Pikkel J, Maldonado M. Multifocal intraocular lenses: an overview. *Surv Ophthalmol.* 2017;62(5):611-634. doi:10.1016/j.survophthal.2017.03.005

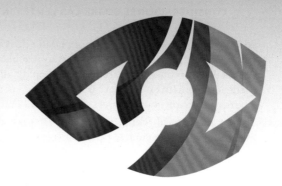

CAPÍTULO 18

Lentes intraoculares trifocales

Patrick C. Tso, MD

Las lentes intraoculares (LIO) trifocales son una categoría de LIO correctora de la presbicia que se ofrece a los pacientes que desean tener una relativa libertad del uso de gafas para ver de cerca, además de la visión de lejos, tras la cirugía de cataratas. Este tipo de lente enfoca la luz de fuentes lejanas, intermedias y cercanas en la retina.

TIPOS DE LENTES INTRAOCULARES TRIFOCALES

- PhysIOL®, primera lente trifocal desarrollada por Fine Vision.
- AT LISA®, desarrollada por Zeiss.
- Panoptix®, desarrollada por Alcon, primera lente trifocal difractiva en recibir la aprobación de la Food and Drug Administration (FDA) de los Estados Unidos.
  - Se ofrece en una versión trifocal tórica que logra hasta 3.75 D de corrección cilíndrica en el plano corneal.

CONSIDERACIONES PREOPERATORIAS

- Antecedentes: lesiones oculares, traumatismos, medicamentos como la tamsulosina u otro antagonista α-1, antecedentes de cirugía refractiva previa como LASIK y queratectomía fotorrefractiva o refractiva.
- Interrogatorio sobre necesidades visuales: ocupación, actividades de la vida diaria, evaluación de las expectativas.
- Examen ocular completo:
  - Visión de lejos y de cerca.
  - Examen pupilar, tonometría.
  - Refracción manifiesta.
  - Prueba de dominancia ocular.
  - Pruebas de la función lagrimal: considere la prueba de Schirmer, el tiempo de rotura lagrimal (TRL), la tinción vital, la osmolaridad y la prueba de Metaloproteinasa de matriz 9 (MMP-9).
  - Examen con lámpara de hendidura: examen detallado para descartar enfermedades de la superficie ocular, ojos secos, alteraciones de la córnea (distrofia de la membrana basal anterior [DMBA], distrofia de Fuchs o cicatrices), síndrome de seudoexfoliación y oftalmopatía herpética, además de evaluar el tipo y el grado de intensidad de las cataratas.

- Examen con ojos dilatados y tomografía de coherencia óptica de la mácula: importante para detectar glaucoma, degeneración macular asociada con la edad (DMAE), pliegues maculares, retinopatía vascular y retinopatía diabética.
- Medición biométrica: Lenstar® o IOL Master® con selección de LIO basada en fórmulas de cuarta generación como Barrett, Olsen o Hill RBF.
- Tomografía corneal (Pentacam®, Orbscan®) o topografía corneal (Zeiss Atlas®): evaluar la magnitud, la localización, el tipo de astigmatismo corneal, el grosor de la córnea y la aberración de orden superior (AOS).

PLANIFICACIÓN QUIRÚRGICA

- Maneje las expectativas del paciente: comente las opciones de LIO en función de las necesidades, antecedentes, examen y resultados de las pruebas del paciente.
- Informe a los pacientes con ciertas comorbilidades oculares, como el glaucoma, el pliegue de la mácula, la DMAE o las retinopatías importantes, que pueden no ser buenos candidatos para las lentes correctoras de presbicia. Las enfermedades de la superficie ocular, como el ojo seco y la blefaritis, y las alteraciones corneales, como la distrofia corneal de Fuchs y la distrofia de la base anterior, son contraindicaciones relativas.
- Comente al paciente que cualquier lente de corrección de la presbicia no garantiza que no necesite utilizar gafas para la lectura, sino que debe esperar ser menos dependiente.
- Notifique al paciente que la LIO trifocal difractiva puede tener posibles efectos secundarios como el deslumbramiento en situaciones de poca luz, halos alrededor de fuentes luminosas en punto o reducción de la sensibilidad al contraste.
- Hay que educar al paciente sobre que la neuroadaptación a este tipo de lentes se produce de forma gradual y a lo largo de varios meses.

1. **La selección de la LIO y el consentimiento informado deben basarse en una anamnesis minuciosa, un examen detallado con lámpara de hendidura y una discusión que relacione la necesidad funcional del paciente con la tecnología adecuada.**
2. **Proporcione a los pacientes folletos informativos, cuadernillos y sitios web con detalles sobre las opciones de lentes para que el paciente los revise.**
3. **Repita las pruebas que sean necesarias para determinar la coherencia y la posibilidad de repetición.**
4. **Ofrezca a los pacientes la oportunidad de plantear cualquier pregunta o preocupación que puedan tener.**

CONSIDERACIONES INTRAOPERATORIAS

- El centrado de la LIO en el eje visual es fundamental.
- El pulido capsular puede ayudar a reducir la opacificación de la cápsula posterior (OCP) o facilitar la retirada de la LIO en el futuro si es necesario.
- Puede considerarse la aberrometría intraoperatoria para optimizar la selección de la LIO esférica, además de la alineación de la trifocal tórica.

CONSIDERACIONES POSTOPERATORIAS

- Tras el éxito de la cirugía, comente con el paciente la posibilidad de que se forme una OCP, que puede reducir la eficacia de la lente trifocal y provocar deslumbramientos, visión borrosa y halos.
  - Se debe instruir al paciente que solicite un examen de seguimiento si aparecen los síntomas.

- Considere la capsulotomía con YAG solo si el paciente estaba satisfecho con la calidad general de la visión antes de desarrollar la OCP, ya que el cambio de LIO se vuelve más complicado después de la capsulotomía.
- Se realiza una refracción postoperatoria al mes de la cirugía para evaluar cualquier error refractivo residual que pueda necesitar corrección para ofrecer resultados visuales óptimos.
- Asegure a los pacientes que la visión de cerca es mejor cuando ambos ojos tienen el implante trifocal (efecto de suma binocular).
- Trate agresivamente el ojo seco u otras enfermedades de la superficie ocular para permitir el mayor potencial visual.
- Considere la posibilidad de cambiar la LIO solo si se ha abordado lo anterior y el paciente sigue sin estar satisfecho con la calidad de la visión.

Véase el **video 18-1**, que muestra la técnica quirúrgica para la implantación de la LIO tórica trifocal.

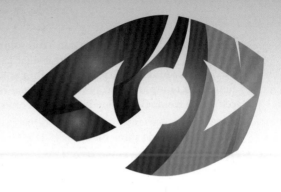

19

Selección de la fórmula de la lente intraocular para el cirujano de cataratas

Robin R. Vann, MD ● Anthony N. Kuo, MD

En la última década se han hecho grandes avances para mejorar la eficiencia, la seguridad y la estabilidad de los resultados tras la cirugía de cataratas. Gracias a estos avances, los cirujanos de refracción de cataratas pueden reducir el astigmatismo y ofrecer una independencia de las gafas mejor que nunca. Para obtener estos resultados de refracción, los cirujanos utilizan mediciones biométricas precisas y modernas fórmulas de selección de lentes intraoculares (LIO). Este capítulo revisa las herramientas esenciales para la selección adecuada de la potencia de la LIO.

INTRODUCCIÓN DE DATOS DE LA FÓRMULA PREOPERATORIA

- Todas las fórmulas de cálculo de la LIO deben predecir con precisión la posición final de la lente en el ojo para recomendar la potencia adecuada para la refracción postoperatoria deseada.
- Las fórmulas de cálculo de la LIO necesitan mediciones anatómicas preoperatorias para predecir la potencia de la LIO adecuada para la refracción postoperatoria deseada.
- Las mediciones anatómicas necesarias (según la fórmula) incluyen la longitud axial (AL, *axial length*), la queratometría (K, *keratometry*), la profundidad de la cámara anterior (ACD, *anterior chamber depth*), el grosor del cristalino (LT, *lens thickness*) y el diámetro de la córnea (WTW, *white-to-white*).
- Las fuentes de error incluyen las mediciones inexactas de la AL (17%), las mediciones inexactas de la K (8%), los errores de posición de la lente estimada por fórmula (38%) y la refracción postoperatoria inexacta (27%).[1,2]
- Para reducir los errores, las mejores prácticas incluyen la realización de múltiples mediciones con validación y una revisión final antes de introducirlas en las fórmulas.

FASE DE CAPTURA EN LA MÁQUINA

- Realice múltiples capturas de todas las medidas anatómicas y asegúrese de que hay concordancia en las muestras de medición.

- Confirme las pequeñas desviaciones estándar de cada medición anatómica capturada (es decir, todas las lecturas de meridianos queratométricos dentro de ± 0.25 D).
- Para la K, asegure una buena capa de película lagrimal con reflejos nítidos de miras/puntos proyectados sobre la superficie anterior de la córnea.
- Una vez capturadas las medidas anatómicas, hay dos pasos adicionales antes de introducirlas en las fórmulas: la validación y el cribado.

Validación

- ¿Las mediciones son congruentes con los parámetros de funcionamiento del biómetro?
- Puede consultar las directrices del fabricante de la máquina para crear un sistema de validación propio.
- Las directrices de validación están disponibles para IOL Master 500® y Lenstar LS900® en www.doctor-hill.com.
- Recurso adicional: Hill WE, Abulafia A, Wang L, Koch DD. *J Cataract Refract Surg.* 2017;43(7):869-870.

Cribado

- Tras la captura y la validación, utilice los criterios de cribado que se han desarrollado tanto para la ecografía como para la biometría óptica con el fin de detectar posibles errores en la medición bruta. La tabla 19-1 resume estos criterios.[3,4] Las mediciones que quedan fuera de estos rangos deben ser repetidas por un examinador diferente o en un día distinto para confirmar su validez.

PRECISIÓN DE LA FÓRMULA

- Hay múltiples fórmulas disponibles, y no hay una sola que funcione mejor para todas las longitudes axiales.
- Las fórmulas de tercera generación (SRK/T, Holladay 1, Hoffer Q) ajustan las posiciones estimadas del cristalino (ELP, *estimated lens position*) utilizando los valores de AL y K. Sin embargo, asumen que la AL y la cámara anterior (CA) están vinculadas proporcionalmente, lo que es incorrecto hasta en un 20% de los ojos.[5,6] *Véase* la tabla 19-2.
- Los estudios a gran escala concluyen que las fórmulas de tercera generación pueden alcanzar una precisión de predicción media de ± 0.50 D de entre el 70% y el 80%.[6,7] Las modificaciones de las fórmulas o la adopción de fórmulas de generaciones más recientes que utilizan valores de medición adicionales mejorarán las predicciones.
- Las fórmulas de nueva generación van más allá de la AL y la K para predecir mejor el tamaño de la CA y, por lo tanto, mejorar la ELP.
- Las fórmulas de nueva generación incluyen Holladay II, Haigis, Olsen Ray Tracing, Barrett Universal II, Kane, RBF, FullMonte y la superfórmula Ladas.
- Estas fórmulas de generación más reciente se han comparado con las de tercera generación y sistemáticamente han obtenido mejores resultados.[8-11] Las fórmulas Barrett Universal II y RBF han sido bien estudiadas y están disponibles de forma gratuita para su uso en línea. Consulte www.rbfcalculator.com o www.apacrs.org.

TABLA 19-1.	**Criterios de validación de la ecografía y la biometría óptica[3,4]**	
	Biometría ultrasónica[a]	**Biometría óptica[a]**
AL	< 22 o > 25 mm	< 21.3 o > 26.60 mm
Potencia media de la córnea	< 40.00 o > 47.00 D	< 41.00 o > 47.00 D Astigmatismo corneal > 2.50 D
Diferencia entre los ojos	Lectura media de K > 1.00 D AL > 0.3 mm	Lectura media de K > 0.90 D AL > 0.70 mm

[a]*Repita las mediciones con otro examinador o en otro día para confirmar su validez.*

TABLA 19-2.	Diferentes categorías de tamaño de CA frente a AL		
	AL corta	**AL normal**	**AL larga**
CA pequeña	Ojo pequeño Nanoftalmia	Microcórnea	Microcórnea y miopía axial
CA normal	Hipermetropía axial	Normal	Miopía axial
CA grande	Megalocórnea e hipermetropía axial	Megalocórnea	Ojo grande y miopía axial

Miopía axial alta (> 26 mm)

- La precisión de los resultados puede mejorar modificando el valor de AL introducido en las fórmulas de tercera generación. Wang y cols. afirman que los ojos muy miopes tienen mucha más licuefacción vítrea, lo que cambia el índice de refracción respecto a los ojos normales.[6] Por desgracia, los biómetros ópticos actuales utilizan un índice de refracción medio para medir todo el ojo. Los ojos de más de 26 mm de largo pueden desviarse de este índice de refracción medio «normal» y, por lo tanto, las mediciones de AL en estos ojos largos pueden ser inexactas.[6]

- Wang y cols. desarrollaron un nomograma basado en sus datos con una modificación reciente para ajustar las mediciones de la AL a fin de tener en cuenta la deriva hiperópica en estos ojos extremadamente miopes:

    AL optimizada modificada de Holladay 1 = 0.817 × AL medida + 4.7013 (ref. 12)

- En un estudio retrospectivo realizado por Abulafia y cols., en los ojos con AL superior a 26 mm y en los que se utilizó una potencia de LIO menor de 6.00 D, las fórmulas Barrett Universal II, Haigis ajustada por AL y Holladay 1 ajustada por AL cumplían con los criterios de referencia. En este mismo grupo, el error absoluto medio fue el más bajo con la fórmula Barrett Universal II y con las tres fórmulas ajustadas por AL (sin diferencias estadísticamente significativas).[7]

Ojos hipermétropes (AL < 22 mm)

- Estos ojos requieren de LIO de alta potencia y, por lo tanto, es más probable que presenten errores de predicción de la ELP.

- Göcke y cols. compararon 86 ojos medidos con biometría óptica y AL < 22 mm y descubrieron que, cuando se personalizó la constante A en todas las longitudes axiales, Holladay 1, Holladay 2 y Hill RBF fueron las fórmulas que obtuvieron mejores resultados.[13]

CONCLUSIÓN

- No hay una fórmula única que tenga el menor error de predicción en los diferentes rangos de AL de los ojos en los que se realiza la cirugía de cataratas.

- La tabla 19-3 resume las fórmulas que suelen utilizar y recomendar los autores en función de los datos publicados y sus resultados personales.

TABLA 19-3.	Recomendaciones de los autores para la selección de las LIO en función de la AL		
	AL corta (< 22 mm)	**AL normal (22-25.99 mm)**	**AL larga (> 26 mm)**
Fórmulas de tercera generación	H1	H1	Fórmula con AL ajustada WK-H1
Fórmulas de nueva generación	H2, Hill RBF	Barrett II, Hill RBF	Hill RBF, Barrett II
Se necesitan más datos para las fórmulas de nueva generación	Edad, Rx, WTW, ACD, LT	WTW, ACD, LT	WTW, ACD, LT

ACD: profundidad de la cámara anterior; H1: Holladay 1; H2: Holladay 2; LT: grosor del cristalino; Rx: prescripción; WTW: diámetro corneal horizontal (white-to-white).

- La tabla está organizada en fórmulas de tercera generación y las fórmulas más nuevas, que requieren más datos.
- Alentamos a los cirujanos a que revisen sus propios resultados, optimicen y personalicen las constantes y los factores, y vean qué fórmulas son las más precisas para sus consultas.

Referencias

1. Olsen T. Sources of error in intraocular lens power calculation. *J Cataract Refract Surg.* 1992;18:125-129.

2. Norrby S. Sources of error in intraocular lens power calculation. *J Cataract Refract Surg.* 2008;34(3):368-376. doi:10.1016/j.jcrs.2007.10.031

3. Holladay JT, Prager TC, Chandler TY, et al. A three-part system for refining intraocular lens power calculations. *J Cataract Refract Surg.* 1988;14:17-24.

4. Knox Cartwright NE, Johnston RL, Jaycock PD, et al. The Cataract National Dataset electronic multicentre audit of 55,567 operations: when should IOLMaster biometric measurements be rechecked? *Eye.* 2010;24(5):894-900.

5. Holladay J. Standardizing constants for ultrasonic biometry, keratometry, and intraocular lens power calculations. *J Cataract Refract Surg.* 1997;23:1356-1370.

6. Wang L, Shirayama M, Ma XJ, Kohnen T, Koch DD. Optimizing intraocular lens power calculations in eyes with axial lengths above 25.0 mm. *J Cataract Refract Surg.* 2011;37(11):2018-2027. doi:10.1016/j.jcrs.2011.05.042

7. Abulafia A, Barrett GD, Rotenberg M, et al. Intraocular lens power calculation for eyes with an axial length greater than 26.0 mm: comparison of formulas and methods. *J Cataract Refract Surg.* 2015;41(3):548-556.

8. Roberts T, Hodge C, Sutton G, Lawless M; contributors to the Vision Eye Institute IOL Outcomes Registry. Comparison of Hill-radial basis function, Barrett Universal and current third generation formulas for the calculation of intraocular lens power during cataract surgery. *Clin Exp Ophthalmol.* 2018;46:240-246. doi:10.1111/ceo.13034

9. Kane J, Heerden A, Atik A, Petsoglou C. Accuracy of 3 new methods for intraocular lens power selection. *J Cataract Refract Surg.* 2017;43(3):333-339. doi:10.1016/j.jcrs.2016.12.021

10. Cooke D, Cooke T. Comparison of 9 intraocular lens power calculation formulas. *J Cataract Refract Surg.* 2016;42(8):1157-1164. doi:10.1016/j.jcrs.2016.06.029

11. Melles R, Holladay J, Chang W. Accuracy of intraocular lens calculation formulas. *Ophthalmology.* 2017;125(2):169-178. doi:10.1016/j.ophtha.2017.08.027

12. Wang L, Koch D. Modified axial length adjustment formulas in long eyes. *J Cataract Refract Surg.* 2018;44(11):1396-1397. doi:10.1016/j.jcrs.2018.07.049

13. Gökce S, Zeiter J, Weikert M, Koch D, Hill W, Wang L. Intraocular lens power calculations in short eyes using 7 formulas. *J Cataract Refract Surg.* 2017;43(7):892-897. doi:10.1016/j.jcrs.2017.07.004

Tratamiento del astigmatismo

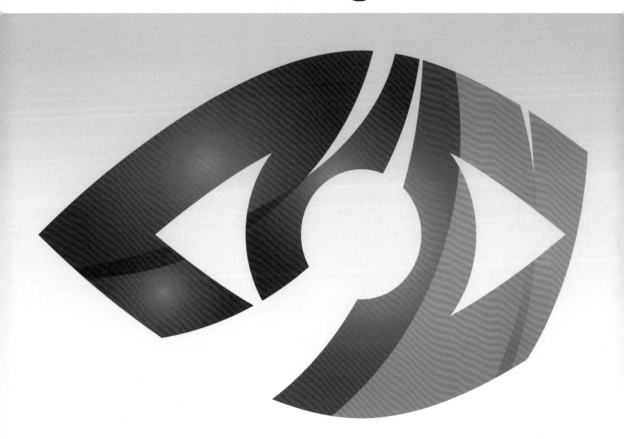

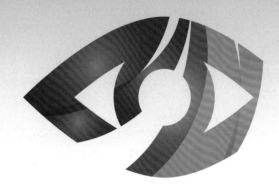

CAPÍTULO 20

Topografía corneal para el cirujano de cataratas

Anthony N. Kuo, MD ● Robin R. Vann, MD

La *topografía corneal* es una tecnología de diagnóstico utilizada para evaluar la curvatura (forma) de la superficie frontal de la córnea y la película lagrimal que la envuelve. Mediante la codificación por colores de las curvaturas medidas en la superficie frontal de la córnea, se pueden observar cualitativamente las asimetrías en la forma de la córnea anterior, como los astigmatismos regulares e irregulares, o las zonas localizadas de curvatura plana o más pronunciada. La topografía corneal está estrechamente relacionada desde el punto de vista tecnológico con la queratometría, que es un parámetro clave utilizado en los cálculos de las lentes intraoculares. Conceptualmente, la topografía corneal puede considerarse como una visualización de todos los puntos de curvatura a lo largo de la parte frontal de la córnea, mientras que la queratometría es solo una media de una zona selecta de puntos de curvatura. También existen sistemas de tomografía corneal (fotografía de Scheimpflug, tomografía de coherencia óptica) que miden tanto la superficie anterior como la posterior de la córnea y son especialmente útiles en la cirugía de cataratas para los cálculos posteriores a la cirugía refractiva con láser.

CONSIDERACIONES GENERALES DE LA MEDICIÓN

Anomalías de la película lagrimal: dado que la topografía corneal (y la queratometría) se basa en los reflejos de la película lagrimal precorneal para medir la curvatura de la córnea, las alteraciones de la película, como las derivadas del ojo seco, afectan la calidad y la fiabilidad de las mediciones (fig. 20-1). Los ojos secos incluso pueden crear patrones topográficos similares al queratocono que se deben a la alteración de la película lagrimal, no a la ectasia corneal.

Desalineaciones: la topografía corneal, concretamente el mapa de curvatura axial de uso habitual, supone que el eje del topógrafo está alineado con el centro de la córnea estudiada. El descentrado de la córnea en relación con el eje del topógrafo, como puede ocurrir con una mala alineación o con la mirada del paciente en otro lugar, provocará el descentrado del patrón topográfico, que indicará falsamente una alteración.

Medidas atípicas: la topografía corneal suele ser una medición de una sola imagen. Por ello, hay que cuidar que la medida única no incorpore artefactos (como los dos ya comentados). Una forma de abordar esta cuestión, sobre todo en el caso de las mediciones cuantitativas, es tomar varias mediciones y realizar un promedio.

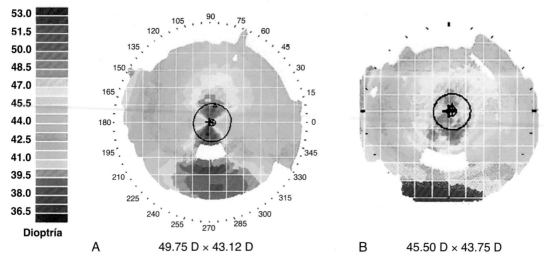

A   49.75 D × 43.12 D   B   45.50 D × 43.75 D

FIGURA 20-1. **Topografía corneal de ojo izquierdo de un paciente con ojo seco intenso antes (A) y después (B) del tratamiento de la alteración.** El tratamiento de los ojos secos redujo su astigmatismo medido en la topografía corneal de más de 6.5 D a menos de 2 D de astigmatismo.

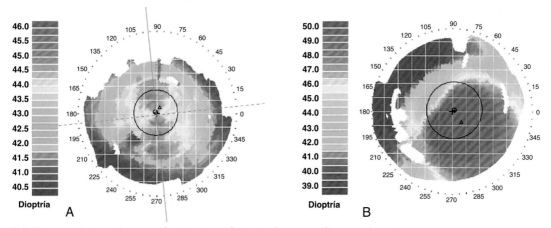

FIGURA 20-2. **Astigmatismo regular (A) e irregular (B) en la topografía corneal.** En el astigmatismo regular (**A**), la córnea puede dividirse en mitades simétricas, como indican las *líneas añadidas*. La *línea continua* que atraviesa la «corbata de moño» es el eje de astigmatismo más curvo y puede utilizarse para los cálculos tóricos. En el astigmatismo irregular (**B**), hay asimetría entre la mitad superonasal de esta córnea frente a la mitad inferotemporal de este ojo izquierdo con queratocono.

PATRONES ESPECÍFICOS DE IMPORTANCIA EN LA CIRUGÍA DE CATARATAS

Astigmatismo regular

Los astigmatismos regulares en la topografía corneal tienen el clásico patrón en forma de campana o corbata de moño (fig. 20-2A). Cabe destacar que existe una simetría en los astigmatismos regulares: se puede trazar una línea recta a través del moño, y las mitades de la córnea a ambos lados de esa línea y la que está a 90° de distancia parecen cualitativamente similares. La imagen topográfica puede utilizarse para confirmar un eje más curvo de astigmatismo para los cálculos de las LIO tóricas.

Astigmatismo irregular

En el astigmatismo irregular, no hay dos líneas de simetría ortogonales (fig. 20-2B). El queratocono suele tener una mayor curvatura inferior compensada (el «punto caliente»), como se muestra en la figura. Debido a su córnea asimétrica, los astigmatismos irregulares pueden ser difíciles de tratar desde el punto de vista de la catarata refractiva, incluso con las LIO tóricas.

Alteraciones superficiales (p. ej., distrofia de la membrana basal anterior, pterigión)

Estas entidades también pueden causar astigmatismos irregulares en la topografía corneal, aunque no suelen ser tan profundos como en el queratocono. El tratamiento de estas entidades, como el desbridamiento o la resección, eliminará la afección de la superficie y, por lo general, regularizará la superficie y la topografía corneal.

CÁLCULOS POSTERIORES A LA CIRUGÍA REFRACTIVA CON LÁSER

Los valores K generados por la queratometría y la topografía corneal (a través del valor SimK) se calculan únicamente a partir de una medición de la superficie corneal frontal. Se hacen suposiciones sobre las contribuciones del grosor de la córnea y de la córnea posterior a la potencia total de la córnea en un ojo normal. La cirugía refractiva con láser (LASIK, queratectomía fotorrefractiva) cambia estos supuestos, y es necesario realizar cálculos compensatorios para las mediciones de queratometría o topografía. Como alternativa, las plataformas de tomografía corneal pueden llevar a cabo mediciones directas de las superficies corneales anteriores y posteriores y calcular las mediciones de «potencia total». La American Society of Cataract and Refractive Surgery mantiene un sitio web actualizado (http://iolcalc.ascrs.org/) que orienta a los cirujanos de cataratas sobre los distintos métodos para calcular la potencia corneal de un paciente que se ha sometido previamente a una cirugía refractiva con láser.

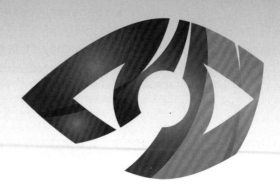

21

Incisiones manuales de relajación limbal

Nandini Venkateswaran, MD

FUNDAMENTOS DEL ASTIGMATISMO

- El tratamiento del astigmatismo es esencial para proporcionar la alta calidad de visión no corregida que buscan los pacientes después de la cirugía refractiva de cataratas.
- Alrededor del 50% de los pacientes tienen 0.75 D de astigmatismo o más.
- Los autores recomiendan las incisiones de relajación limbal (IRL) para los astigmatismos corneales de entre 0.75 y 1.25 D que estén con la regla o en un eje oblicuo.
- Para el astigmatismo corneal < 0.75 D contra la regla, considere una lente intraocular (LIO) tórica.
- Para el astigmatismo corneal > 1.25 D con la regla, considere una LIO tórica.

CONSEJOS PARA LAS IRL MANUALES

- Las IRL se aplanan en los meridianos en los que se crean.
- Las IRL manuales se crean justo dentro del limbo.
- Suelen crearse a un 80% del grosor de la córnea.
- Las IRL a menudo pueden ser emparejadas a lo largo del eje más curvo.
- Las IRL pueden tener efectos variables en función del grosor, el diámetro y la elasticidad de la córnea, la edad del paciente, así como la profundidad y la longitud del arco de las incisiones.

NOMOGRAMAS

- Existen varios nomogramas establecidos para calcular la longitud de la incisión manual:
  - Gills/Fenzel
  - Nichamin
  - Koch
  - Miller
  - Donnenfeld
- También hay calculadoras en línea que pueden ayudar a la planificación de la IRL manual.
- www.lricalculator.com
  - Contiene el nomograma de Donnenfeld y NAPA
- Hay que tener en cuenta que los nomogramas varían y requieren que los cirujanos consideren la profundidad prevista de las IRL y la edad del paciente para orientar la planificación.

- Utilice la información de la biometría y la topografía corneal para garantizar que el grado y el eje del astigmatismo sean congruentes a través de múltiples mediciones.

EVITE LAS IRL MANUALES EN CASOS DE:

- Incisiones previas de queratotomía radial o queratotomía arqueada
- Ectasia corneal (queratocono, degeneración marginal pelúcida, degeneración del surco)
- Opacificación de la córnea
- Enfermedad corneal periférica

CONSEJOS QUIRÚRGICOS

- En la sala preoperatoria, el ojo que va a ser operado se marca en las posiciones de 0° y 180° utilizando un marcador tórico para tener en cuenta la ciclorrotación del ojo una vez que el paciente esté en posición supina bajo el láser de femtosegundo.
- Lo ideal es crear IRL manuales al principio del procedimiento cuando se forma el globo ocular. Marque el eje de astigmatismo y la longitud de arco de las IRL con un rotulador. Algunos cirujanos optan por realizar la IRL al final del procedimiento.
- Las IRL pueden crearse con cuchillas de acero de profundidad fija o con cuchillas de diamante de profundidad ajustable. El autor utiliza un cuchillete desechable protegido de 600 μm.
- Use un anillo de fijación o pinzas para estabilizar el globo ocular.
- De forma suave y continua, utilice la cuchilla para «deslizarse» a lo largo del limbo, teniendo cuidado de aplicar la misma fuerza en toda la incisión.
- Si se usa un cuchillete protegido, es útil colocar el instrumento de forma que el cirujano pueda visualizar la cuchilla en todo momento.
- La creación de IRL manuales es todo un arte. La profundidad y la forma inconstantes de las incisiones pueden conducir a una corrección excesiva o insuficiente del astigmatismo, así como a la inducción de una aberración de alto orden.
- Evite crear IRL en el lugar de la incisión principal o paracentesis.
- Evite las IRL de más de 50°, ya que las incisiones más grandes se comportan de forma menos predecible.
- Se recomienda utilizar un antibiótico tópico como profilaxis durante 1 semana para evitar el riesgo de infección.

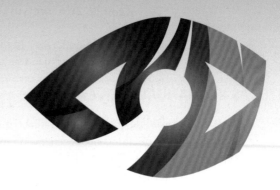

CAPÍTULO 22

Incisiones de relajación limbal asistidas por láser de femtosegundo

Nandini Venkateswaran, MD

Consulte los principios del astigmatismo en el capítulo *Incisiones manuales de relajación limbal* para conocer los aspectos básicos de su tratamiento.

PRINCIPIOS DEL LÁSER DE FEMTOSEGUNDO

- La incisión realizada con el láser es **fotodisruptiva**; por lo tanto, se elimina tejido del lugar de la incisión en el momento de la creación.
- La incisión se lleva a cabo de forma **precisa** y **continua**, y el láser permite al cirujano controlar la **profundidad**, la **anchura**, la **longitud** y la **simetría exactas** de las incisiones.
- Las imágenes de tomografía de coherencia óptica miden la profundidad exacta de la córnea en tiempo real a nivel micrométrico para permitir que el láser cree la incisión de relajación limbal (IRL) al **80% de la profundidad de la córnea** y dentro de la **zona óptica de 9 mm**.

CONTRAINDICACIONES DE LA IRL DE FEMTOSEGUNDO

- Incisiones previas de queratotomía radial o queratotomía arqueada
- Ectasia corneal (queratocono)
- Opacificación de la córnea

NOMOGRAMAS

- Las lecturas de queratometría deben tomarse de las mediciones de **biometría de la lente intraocular** para introducirlas en estos nomogramas.
- Los nomogramas son de **fácil acceso en línea** y deben utilizarse **antes de la cirugía** para que la información pueda programarse en el láser. Permiten al cirujano **planificar el grado y la ubicación de las IRL**.
- Los nomogramas disponibles son:
  - www.laserarcs.com del Dr. Michael Jones.

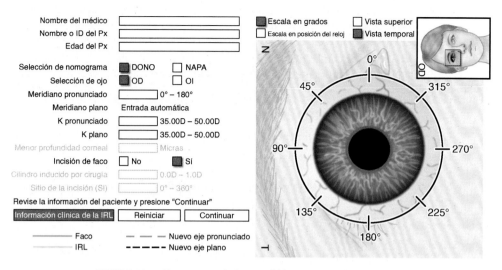

FIGURA 22-1. Nomograma de Donnenfeld en www.lricalculator.com.

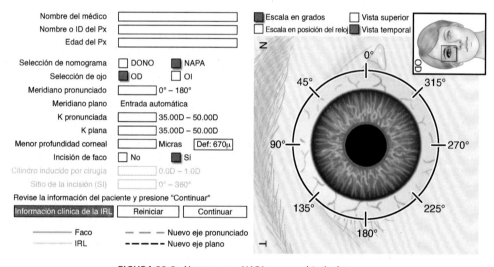

FIGURA 22-2. Nomograma NAPA en www.lricalculator.com.

- www.lricalculator.com: este sitio web no está pensado para incisiones creadas con láser de femtosegundo y se deben hacer modificaciones (*véase* más abajo) cuando se utilice el láser (figs. 22-1 y 22-2).
  - Las incisiones con la regla (WTR, *with the rule*) calculadas a partir de este sitio deben reducirse en un 30% cuando se utiliza el láser.
  - Las incisiones contra la regla (ATR, *against the rule*) calculadas a partir de este sitio deben reducirse en un 20% al usar el láser.
  - www.lricalc.com.
  - Contiene la fórmula Wortz-Gupta.

CONSEJOS QUIRÚRGICOS

- En la sala de láser, el ojo que se va a operar se marca en las posiciones 0, 180 y 270 utilizando un marcador tórico para tener en cuenta la ciclorrotación del ojo una vez que el paciente está en posición supina bajo el láser de femtosegundo.

- Asegúrese de que los cálculos para la IRL (longitud y ubicación de la incisión) estén programados correctamente en el láser; compruébelo siempre y verifique el ojo izquierdo frente al derecho. Evite crear IRL en el lugar de la incisión principal o de paracentesis.
  - Si la IRL coincide con la incisión principal, aléjela 180° (por lo general, la mayoría de los cirujanos operan en orientación temporal, así que mueva la IRL 180° hacia la ubicación nasal).
- Evite las IRL superiores a 50°, ya que las incisiones más grandes tienen un comportamiento menos predecible.
- La aberrometría intraoperatoria puede utilizarse para determinar si es necesario abrir las IRL.
- Las IRL pueden abrirse con un gancho de Sinskey de forma intraoperatoria o incluso postoperatoria.
- Se recomienda usar un antibiótico tópico como profilaxis durante 1 semana para evitar el riesgo de infección.

Colocación intraocular secundaria

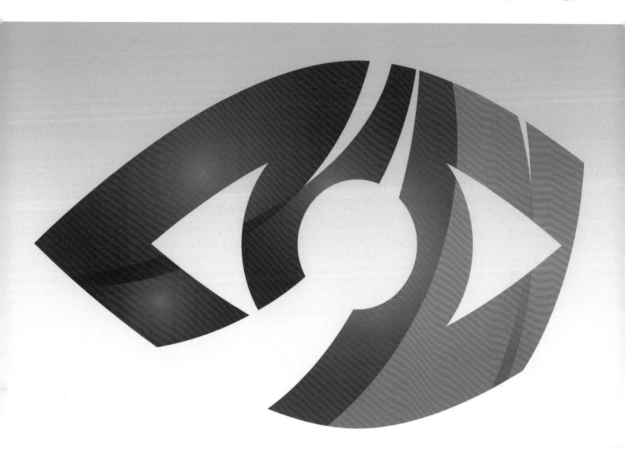

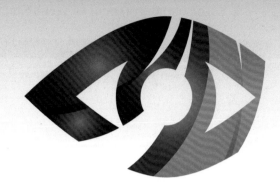

Colocación de la lente intraocular de cámara anterior

Nandini Venkateswaran, MD

CONSIDERACIONES PARA LA LENTE INTRAOCULAR DE CÁMARA ANTERIOR

Se puede utilizar una lente intraocular de cámara anterior (LIOCA) si:
- El soporte capsular posterior es inadecuado y el soporte del tejido del iris es adecuado.
- La profundidad de la cámara anterior es adecuada.

Las LIOCA deben evitarse si el paciente tiene:
- Enfermedad endotelial corneal preexistente que pueda requerir un trasplante de córnea en el futuro.
- Trasplante de córnea previo.
- Antecedentes de uveítis o glaucoma concomitantes que puedan causar la formación de sinequias anteriores periféricas que impidan la colocación de la LIOCA.

PLANIFICACIÓN QUIRÚRGICA

- Obtenga la biometría de la lente intraocular.
- Dado que las LIOCA se colocan más anteriormente que las LIO de cámara posterior, requerirán menos potencia (por lo general, ~3 D menos que la potencia de la LIO para el saco capsular).
- La constante A de la LIOCA tendrá en cuenta lo anterior en los valores biométricos del informe de la biometría cuando se calculen varias LIO.

PASOS PREOPERATORIOS

- Preste atención a la medición del diámetro corneal (WTW, *white-to-white*) en la biometría. En el quirófano, tome la medida del WTW con calibradores en el eje de colocación de la LIO (si se utiliza una incisión temporal, mida el WTW horizontal; si se usa una incisión superior, mida el WTW vertical).
- Añada 1 mm a la medición manual del WTW para determinar el tamaño de la LIOCA.
  - El WTW puede variar entre la biometría y las mediciones manuales.
  - *Véanse* en la tabla 23-1 los tamaños utilizados para las medidas de las LIOCA de la plataforma de Alcon.

TABLA 23-1. Tabla de LIOCA de Alcon		
Diámetro de la córnea (WTW)	**Diámetro de la lente (mm)**	**Designación del modelo correspondiente**
11.0-11.4	12.0	MTA2U0
11.5-11.9	12.5	MTA3U0
12.0-12.4	13.0	MTA4U0
12.5-12.9	13.5	MTA5U0
13.0-13.4	14.0	MTA6U0
13.5-13.9	14.5	MTA7U0

Guía de tamaños de lentes intraoculares de cámara anterior

Determine la ubicación de su incisión.

- En primer lugar, hay que evaluar el potencial visual del paciente y revisar la biometría de la LIO para determinar si el paciente tiene astigmatismo con o sin la regla.
- Una incisión temporal en córnea clara suele ser la más cómoda; sin embargo, la incisión corneal debe ampliarse hasta 6 mm para dar cabida a la inserción de la LIOCA, lo que puede empeorar el astigmatismo contra la regla (ATR, *against the rule*) existente. En estos casos con astigmatismo ATR, se puede crear un túnel escleral superior para evitar crear una gran herida corneal temporal.
- Si el paciente tiene astigmatismo con la regla (WTR, *with the rule*), este puede neutralizarse con una incisión en córnea clara superior de 6 mm.
- En general, las heridas situadas en la parte superior tienen la ventaja de estar cubiertas y protegidas por el párpado superior.

PASOS DE LA CIRUGÍA

- Mida el diámetro de la córnea (vertical u horizontal) y determine el tamaño de la LIOCA.
- Determine si se creará una incisión en córnea clara o un túnel escleral y dónde se hará.
- Si se produce una rotura capsular posterior o se extrae una LIO anterior, realice una vitrectomía anterior completa para garantizar la eliminación de todo el vítreo en la CA a través de dos incisiones laterales.
- Túnel escleral:
  - Cree una peritomía conjuntival de 7 mm en el lugar del túnel.
  - Utilice el electrocauterio para lograr la hemostasia.
  - Marque un túnel escleral de 6 mm con calibradores, 1 mm posterior al limbo.
  - Realice una incisión escleral de grosor parcial con un cuchillete de Crescent doblado y haga un túnel en la incisión escleral hacia la córnea hasta que esté 1-2 mm en la córnea clara.
  - Extienda los bordes del túnel lateralmente para conseguir una incisión de 6 mm de diámetro.
  - Utilice un cuchillete para entrar en la CA y extienda la incisión interna lateralmente con este.
- Incisión en córnea clara:
  - Mida la incisión corneal de 6 mm con calibradores.
  - Entre en la CA con un cuchillete y extienda los bordes laterales de la incisión hasta un diámetro de 6 mm utilizando el cuchillete.
- Inyecte Miostat® (solución intraocular de carbacol) o Miochol® (solución intraocular de acetilcolina) para lograr la miosis.

- Inyecte algún viscoelástico dispersivo para proteger el endotelio corneal y formar la CA. El viscoelástico cohesivo puede quedar retenido en el ojo y causar un pico postoperatorio de presión intraocular.

- Coloque la boca del cortador de vítreo bajo el tejido del iris periférico (normalmente en sentido inferior) para crear una iridotomía periférica. El cortador debe estar en modo IAC (irrigación-aspiración-corte) con una velocidad de corte baja (100 cpm). Las hápticas de la LIOCA deben colocarse alejadas de la iridotomía inferior, de manera que no queden encarceladas en la iridotomía. Por ejemplo, si la interfase del paciente (IP) se realiza en sentido inferior, las hápticas de la LIOCA deben situarse a las 3 y a las 9 del reloj (fig. 23-1).

- Coloque una lámina deslizante sobre el iris y la pupila. El deslizamiento de las láminas no es obligatorio, pero puede ser útil para evitar la dislocación posterior de la LIOCA.

- Asegúrese de que la LIOCA está en la orientación correcta. Observe las hápticas **proximales** y asegúrese de que no están en configuración «S» sino en configuración «S invertida» (fig. 23-2).

- Sujete la LIOCA por las hápticas de arrastre utilizando unas pinzas de McPherson o Kellman anguladas. Inserte las hápticas principales de la LIOCA a través de la incisión corneal o escleral sobre las láminas deslizantes manteniendo la óptica de la LIO y las hápticas paralelas al plano del iris.

- Retire las láminas deslizantes con cuidado y coloque el háptica proximal bajo el labio de la herida.

- Cierre el túnel escleral con suturas interrumpidas de nailon 10-0 (por lo general, dos o tres suturas).

- Cierre la herida de la córnea clara con suturas de nailon 10-0 interrumpidas (generalmente, dos o tres suturas).

- Con un gancho de Sinskey o Kuglen, manipule cuidadosamente las hápticas distales de la LIOCA para girar la LIO y posicionar las hápticas en el ángulo adecuado. Esto se hace sujetando la cara distal del háptica y tirando central y anteriormente y «avanzando» la LIOCA a lo largo del ángulo en cada lado. Asegúrese de que la LIOCA no encarcele ningún tejido del iris. Si hay algún pico en la pupila, esto puede indicar que hay vítreo residual en la CA o que el tejido del iris ha sido capturado por la LIOCA.

- Utilice el cortador de vítreo para aspirar cualquier resto de viscoelástico en la CA o para eliminar cualquier vítreo remanente.

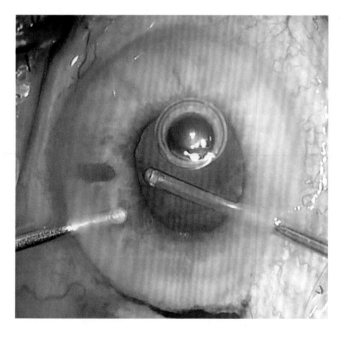

FIGURA 23-1. Creación de una iridotomía periférica inferior con un cortador de vítreo.

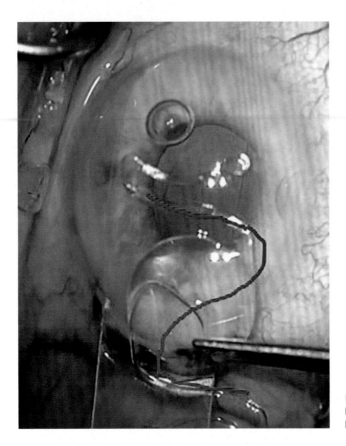

FIGURA 23-2. Orientación correcta de la LIOCA. Asegúrese de que las hápticas proximales estén en una configuración de «S invertida».

- Compruebe que todas las heridas sean herméticas y gire y entierre los nudos. Asegure una buena tensión de sutura para reducir al mínimo el astigmatismo.
- Cierre la peritomía conjuntival con sutura Vicryl® 7-0 u 8-0 si se ha creado un túnel escleral.
- Se puede inyectar una burbuja de aire al final del procedimiento sobre la LIO para mantener la óptica de la LIOCA en su posición.

Bibliografía

1. Carter PC, Oetting TA. *Anterior Chamber Intraocular Lens Placement Technique: A Tutorial.* EyeRounds.org; 2016. Consultado el 1 de septiembre de 2020. http://EyeRounds.org/tutorials/AC-IOL-Placement.htm

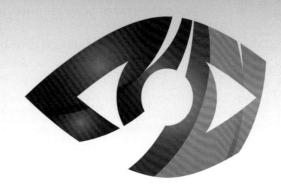

CAPÍTULO **24**

Lentes intraoculares con sutura en el iris

Nicole Fuerst, MD

CONSIDERACIONES PREOPERATORIAS

La lente intraocular (LIO) con sutura en el iris es una técnica excelente para la fijación secundaria de la LIO. Esta técnica se utiliza a menudo en los casos en los que la LIO puede colocarse en el surco ciliar, pero no hay un soporte capsular anterior adecuado para mantener la lente fija. Otros escenarios en los que también se aplica esta técnica son los casos con debilidad zonular significativa o dislocación de una LIO previamente colocada (ya sea una lente dislocada en el surco o una dislocación tardía de la LIO en el saco), así como en pacientes afáquicos sin ningún soporte capsular.

Consideraciones preoperatorias importantes

Algunos aspectos importantes a tener en cuenta en el examen ocular preoperatorio son:

- El estado del tejido del iris: hay que prestar atención a la atrofia del tejido del iris, a los defectos de transiluminación o a la iridodonesis, ya que todos estos factores pueden influir en la capacidad para suturar el tejido del iris o en la estabilidad de la LIO.
- La ubicación y el modelo de la LIO dislocada (si hay una dislocación previa).
- La presencia de vítreo en la cámara anterior (CA) que justifique una vitrectomía anterior.
- Cualquier enfermedad retiniana o glaucoma concomitantes que pudieran limitar las opciones de lentes secundarias.

Los buenos candidatos para las LIO suturadas en el iris tienen:

- Tejido del iris adecuado para el soporte de la LIO con una iridodonesis mínima.
- Una pupila capaz de contraerse menos de 6 mm (si el iris se dilata más de 6 mm, puede ser difícil lograr la captura de la óptica por parte del iris y la LIO puede dislocarse en la cámara posterior).

Ventajas de las LIO con sutura en el iris

- Incisión más pequeña en comparación con las lentes intraoculares de cámara anterior (LIOCA).
- No hay alteración de la conjuntiva (importante para los ojos con glaucoma que pueden necesitar una futura cirugía).
- Inducción mínima de astigmatismo.
- Reducción del riesgo de derrame supracoroideo o de complicaciones retinianas (en comparación con la sutura escleral de *pars plana*).

- Buena longevidad de la sutura, sin suturas exteriorizadas.
- La LIO se coloca lejos de la córnea, lo que reduce el riesgo de queratopatía bullosa seudofáquica.
- Técnica quirúrgica reproducible y relativamente fácil para los cirujanos principiantes y avanzados.

Desventajas de las LIO con sutura en el iris

- Pueden provocar la ovalización de la pupila («ojo de gato»).
- Algunos pacientes pueden desarrollar irritación en el iris y dispersión del pigmento.[1]
- Incapacidad para corregir el astigmatismo con la LIO elegida (por lo general una LIO de tres piezas).

PLANIFICACIÓN QUIRÚRGICA

- Maneje las expectativas de los pacientes sobre la dificultad de los cálculos de la LIO y la posible necesidad de utilizar gafas después de la cirugía, especialmente si hay un astigmatismo importante.
- Elección de la LIO:
  - Cualquier LIO de tres piezas puede suturarse en el iris (se trata de un uso sin autorización del implante), ya que la mayoría de las lentes modernas de tres piezas tienen una angulación posterior, que mantiene la óptica alejada del iris.
  - En Duke, la primera opción es la lente Alcon MA60AC®.
  - Los autores recomiendan utilizar una lente de 0.5-1.0 D menos de potencia que la indicada para una LIO de cámara posterior, siguiendo la tabla de conversión de saco a surco ciliar creada por el Dr. Hill.[2] Esto compensa la posición anterior de la lente tras la sutura del iris.
- Para la colocación de lentes secundarias en un paciente afáquico, no se recomienda la dilatación preoperatoria ni las gotas mióticas. La lidocaína con epinefrina es suficiente para dilatar la pupila en la cirugía. Si se sutura una lente de tres piezas existente, se puede dilatar la pupila para prolapsar la óptica anterior al iris y, a continuación, se puede usar cloruro de acetilcolina (Miochol®) o carbacol (Miostat®) para mantener la captura óptica. Si se realiza un intercambio de LIO, lo mejor es dilatar la pupila para retirar la lente existente y utilizar Miochol® o Miostat® para constreñir la pupila una vez que se ha retirado.
- Informe al equipo de quirófano que necesita estas herramientas especiales:
  - Viscoelástico dispersivo
  - Mióticos intracamerales (Miochol® o Miostat®)
  - Pinzas plegables de Seibel
  - Sutura de polipropileno 10-0 en una aguja CIF-4 (cónica/espatulada) o CTC-6 (cortante)
  - Asa de Condon de MST (si su institución no tiene un asa de Condon, puede utilizar un gancho de Kuglen o un gancho de Sinskey)
  - Acoplamiento de agujas o cánulas de 25G, 26G o 27G
  - Tijeras MST
  - Configuración de vitrector anterior

PROCEDIMIENTO QUIRÚRGICO

- Si la LIO está dislocada en el vítreo, colabore con un retinólogo para llevar la LIO a la CA.
- Si el vítreo está presente en la CA, realice una vitrectomía anterior.
- Llene la CA con un dispositivo viscoquirúrgico oftalmológico (OVD, *ophthalmic viscosurgical device*) dispersivo.
- Cree una incisión con cuchillete (se recomienda el abordaje superior) y amplíela hasta ~4 mm.
- Aplique los mióticos intracamerales indicados para constreñir la pupila adecuadamente.

- Utilice las pinzas de plegado de lentes para plegar la óptica de la LIO de tres piezas con las hápticas cruzadas y apuntando hacia abajo. Lo más fácil es tomar la óptica en las posiciones de las 12 y las 6 del reloj y cerrar lentamente las pinzas para doblar la óptica.
- Introduzca la lente en el ojo con las pinzas de plegado de lentes (fig. 24-1):
  - Gire la lente hacia un lado para introducirla en la incisión y meta el háptica de arrastre con unas pinzas para ayudar a colocar la lente en el ojo.
  - Una vez en el ojo, gire la lente en sentido contrario a las agujas del reloj para que las hápticas vuelvan a estar orientadas hacia abajo.
  - Coloque las hápticas a través de la pupila y suelte lentamente la lente para permitir que esta se despliegue con las hápticas por debajo del iris y la óptica capturada en la pupila anterior al iris.
- Haga incisiones de paracentesis frente a cada háptica periférica (puede utilizar su paracentesis original o crear dos paracentesis adicionales; no dude en crear paracentesis adicionales que maximicen la facilidad de sutura). A diferencia de la cirugía de cataratas, la paracentesis se dirige casi tangencialmente al limbo, apuntando hacia el háptica que se desea suturar.
- Corte la sutura de proleno 10-0 por la mitad.
- Mientras sujeta la aguja hacia su tercio posterior con un portaagujas, coloque la aguja a través de la paracentesis. Moverse de lado a lado puede ayudar a garantizar que está dentro de la paracentesis y que no está atrapado en la córnea.
- A continuación, se pasa la sutura de proleno 10-0 a través del tejido del iris, por debajo del háptica, y se saca a través del iris de nuevo. Utilice la punta de la aguja para atrapar la cara periférica del háptica con la menor prensión posible del tejido del iris (fig. 24-2).

> La mejor manera de evitar la ovalización de la pupila es colocar la sutura más hacia el iris periférico que hacia el margen pupilar. Con un gancho de Sinskey u otro instrumento secundario, empuje hacia arriba la óptica para ayudar a visualizar el háptica detrás del iris.

- Empuje la aguja hacia fuera a través de la córnea clara limbal (la salida no requiere una incisión). Otra opción es crear una paracentesis por la cual se saldrá con la aguja de sutura y utilizar una aguja o cánula para acoplar la aguja de sutura y sacarla de la paracentesis.
- Ahora que el háptica está fija, la sutura se puede anudar mediante diversos métodos (fig. 24-3). Las opciones incluyen un nudo de Siepser modificado o una sutura de McCannel. En Duke, se recomienda encarecidamente el uso de un nudo corredizo de Siepser modificado para evitar el deslizamiento del háptica.[3]

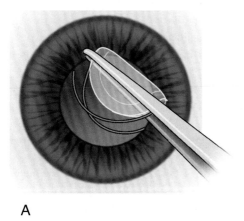
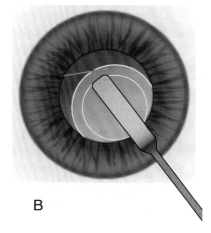

A   B

FIGURA 24-1. **A.** La LIO de tres piezas plegada se dobla con las hápticas superpuestas antes de su inserción. **B.** La óptica se estabiliza temporalmente con una espátula para iris mientras se despliega.

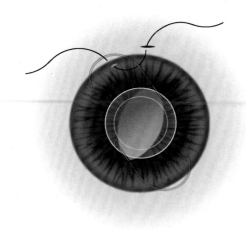

FIGURA 24-2. Se pasa una sutura de proleno 10-0 a través de la paracentesis distal, bajo el tejido del iris y el háptica, y se sale a través del iris y la paracentesis distal.

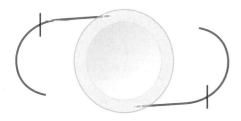

FIGURA 24-3. Diagrama de una LIO de tres piezas. Las *líneas* muestran la posición en la que deben colocarse las suturas para evitar la distorsión del iris y la pupila.

Nudo de Siepser modificado

- Utilice un gancho de Sinskey o de Kuglen o un asa de Condon, sujete el extremo distal de la sutura y tire de ella a través de la paracentesis por la que ha entrado con la aguja de sutura.
- Haga un bucle grande con la sutura distal que ha atravesado. El extremo suelto (el que **no** está unido al iris) del bucle debe estar **alejado** de usted y el extremo apretado (el que está **unido** al iris) debe estar **hacia** usted.
- Coloque la cola proximal cerca para que sea fácil de tomar.
- La sutura puede atarse con un nudo 2-1-1 en direcciones opuestas.
- En eyetube.net se puede encontrar un excelente video de demostración.[4]
- La segunda háptica se fija de la misma manera que la primera; se repiten los mismos pasos.
- Una vez fijadas ambas hápticas, la óptica se coloca detrás del iris en la cámara posterior con un gancho de Sinskey. Realice este paso con precaución para no soltar las suturas.
- Las suturas se cortan con tijeras MST para dejar una cola de 1-2 mm.
- Se utiliza la unidad de irrigación y aspiración para eliminar el OVD restante.
- Hidrate todas las incisiones con solución salina balanceada y regrese el ojo a la presión fisiológica.

CONSIDERACIONES POSTOPERATORIAS

- Es mejor evitar la dilatación de la pupila durante unos meses después de la cirugía para evitar el deslizamiento de las hápticas.
- Evalúe cualquier inflamación postoperatoria de la CA o la irritación del iris mediante la búsqueda de pigmentación, células o reacción de la CA, así como defectos de transiluminación. También hay que vigilar cuidadosamente la presión intraocular postoperatoria para asegurarse de que no haya elevaciones en el contexto de la dispersión del pigmento.

Referencias

1. Duchene M, Iscar C, Muraine M, Gueudry J. Characteristics and management of Uveitis-Glaucoma-Hyphema syndrome. Artículo en francés. *J Fr Ophtalmol.* 2020;43(3):205-210.

2. https://www.doctor-hill.com/iol-main/bag-sulcus.htm

3. Siepser SB. The closed chamber slipping suture technique for iris repair. *Ann Ophthalmol.* 1994;26(3):71-72.

4. https://eyetube.net/collection/residents-fellows/siepser-sliding-knot-demo/#

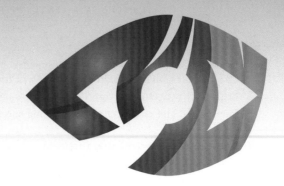

CAPÍTULO 25

Técnica de la lente intraocular pegada

Andrew Rollin Davis, MD ● Melissa B. Daluvoy, MD

CONSIDERACIONES PREOPERATORIAS

Para los casos que requieren una lente intraocular (LIO) secundaria, considere qué técnica es la mejor para su paciente. Algunos adultos mayores con un buen recuento de células endoteliales pueden obtener buenos resultados con una LIO de cámara anterior (LIOCA) directa.[1] Una lente suturada en el iris puede ser adecuada en los pacientes con un bajo riesgo de edema macular cistoide (EMC).[2] Una mejor alternativa para los pacientes más jóvenes con muchos más años para desarrollar complicaciones por una lente de CA o suturada en el iris puede ser una LIO fijada en la esclera.

Existen varias formas de fijar una LIO en la esclera.[3-8] La técnica de pegado proporciona una excelente fijación a la esclera; sin embargo, puede ser inadecuada para los individuos que necesiten una cirugía de glaucoma en el futuro o con cicatrices conjuntivales preexistentes. En estos casos, es preferible la técnica de Yamane para evitar la cicatrización conjuntival por las peritomías necesarias en la técnica de pegado.

PLANIFICACIÓN QUIRÚRGICA

- Maneje las expectativas de los pacientes.
- Determine si el paciente ha tenido una vitrectomía previa. Si no es así, considere una vitrectomía anterior en el momento de la cirugía.
- Avise al equipo quirúrgico que va a necesitar:
  - Lente Zeiss CT Lucia®, lente Alcon MA60AC® o LIO de tres piezas Johnson & Johnson ZA9003®
  - Cuchilla MVR de 23G
  - Equipo MST de 23G
  - Mantenedor de CA
- Si va a trabajar en conjunto con un cirujano de retina, explique la importancia de reducir la quemosis, que puede obstruir la visión para los pasos posteriores de la cirugía.

PROCEDIMIENTO QUIRÚRGICO: LENTE INTRAOCULAR PEGADA (FIG. 25-1)

- Los autores prefieren sentarse en sentido temporal para no limitar la maniobrabilidad sobre la ceja y la nariz; sin embargo, el cirujano también puede sentarse en sentido superior.

> El diámetro vertical de la córnea suele ser menor que el horizontal, por lo que un abordaje temporal probablemente le proporcionará más longitud háptica con la cual trabajar.

- Cree dos paracentesis a 45° de la incisión principal.
- Haga su incisión principal con un cuchillete.
- Cree otro puerto de paracentesis en el lado opuesto de la incisión principal. Coloque un mantenedor de CA, u omita este paso si el servicio de retina colocó un trocar de infusión.
- Si se sienta en sentido temporal, en las posiciones de las 6 y las 12 del reloj aproximadamente, coloque las marcas 2.5 mm por detrás del limbo (más lejos del limbo en los ojos grandes, más cerca en los ojos más cortos). Como alternativa, estas marcas pueden hacerse en las posiciones de las 3 y las 9 si se está sentado en posición superior.

> Tenga cuidado de colocar las marcas exactamente a 180° de distancia para evitar la inclinación o descentrado de la LIO. Esto puede hacerse con un marcador tórico o con una espátula de ciclodiálisis entintada en el centro de la córnea.

- Realice peritomías localizadas sobre estas zonas.
- Utilice un cuchillete de Crescent para trazar primero un colgajo escleral de grosor parcial de 2-3 mm de ancho centrado en sus marcas anteriores, comenzando 1 mm después de sus marcas y extendiéndose hasta el limbo. No incida en el lado del limbo.
- Una vez creados los contornos, use el cuchillete de Crescent para hacer un colgajo de grosor parcial.

> Para crear un colgajo escleral de grosor parcial estético, presione hacia abajo con la parte inferior del cuchillete de Crescent y muévase de lado a lado a modo de «encerado». Recuerde que el cuchillete corta con los componentes superiores y laterales y no con los inferiores. Mantenga el talón del cuchillete hacia abajo para no crear involuntariamente un colgajo de espesor total al angular el borde de la punta de corte hacia el ojo.

- Refleje sus colgajos. De nuevo, marque la esclera ~2.5 mm hacia atrás desde el limbo.
- Utilice la cuchilla MVR de 23G para crear una esclerotomía en esta marca.
- Introduzca las pinzas MST a través de las esclerotomías para confirmar que sean lo suficientemente grandes para los instrumentos. Revise las pinzas y constate que sus puntas puedan juntarse.
- Introduzca la lente a través de la incisión principal. Si el inyector es un mecanismo con tornillo, posiblemente deba pedirle a su ayudante que lo haga mientras usted estabiliza el inyector.
- Con la otra mano, introduzca las pinzas MST a través de la esclerotomía y sujete el háptica anterior al salir del inyector. Deje el háptica de arrastre fuera de la incisión principal al retirar el inyector.
- Exteriorice el háptica anterior con las pinzas MST. Nota: si se tiene un asistente, este puede fijar el háptica anterior exteriorizada para asegurarse de que no se deslice hacia el interior del ojo. El ojal de un gancho para iris también puede ser útil para fijar el háptica a la conjuntiva.
- Ahora tiene el háptica de arrastre en la incisión principal. Tome un par de pinzas MST y sujete el háptica de arrastre. Tome otro par de pinzas MST con la otra mano y colóquelas a través de un puerto de paracentesis en ese lado. «Ponga en contacto» el háptica de arrastre con la pinza MST opuesta a través de la incisión principal.

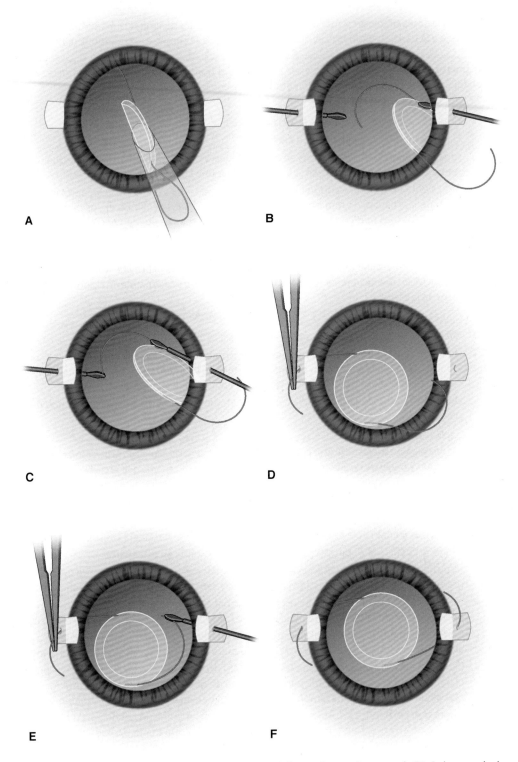

FIGURA 25-1. Pasos del procedimiento de la LIO pegada. **A.** La LIO de tres piezas se inyecta en la CA. Se han creado dos colgajos esclerales con una separación de 180° y se han realizado esclerotomías por debajo de los colgajos. **B.** Las micropinzas se pasan a través del sitio de esclerotomía opuesto mientras el segundo juego de pinzas está listo para recibir el háptica anterior. **C.** El háptica anterior se toma con las micropinzas. **D.** Un háptica está exteriorizada y el asistente la sostiene. **E.** A continuación, se toma el háptica de arrastre con el otro juego de micropinzas a través del lugar de la esclerotomía. **F.** Ambas hápticas se exteriorizan bajo los colgajos esclerales y luego se introducen en los túneles esclerales creados en los bordes de los colgajos esclerales.

- A través de la esclerotomía opuesta, coloque las pinzas MST, sujete el háptica y extráigala.
- Al sujetar el borde de las hápticas con las pinzas MST, hay que tener cuidado de no volver a tomarlo varias veces para evitar que los bordes de las hápticas se doblen o se rompan, lo que puede dificultar la tunelización de las hápticas en la esclera (descrita a continuación).
- Compruebe la posición y el centrado de la lente. Se pueden realizar pequeños ajustes inclinando las hápticas antes de tunelizarlos en la esclera. Utilice una aguja de 27G para crear un túnel escleral en sentido antihorario desde la esclerotomía. Nota: al entintar la punta de la aguja se marcará el punto de entrada, lo que puede ayudar a encontrar la abertura para alimentar el háptica.
- Meta las hápticas en los túneles.
- Cierre los colgajos y la conjuntiva con cola de fibrina.
- Hidrate todas las heridas, compruebe si hay filtraciones y considere la posibilidad de suturar la herida principal.
- Contemple la posibilidad de suturar las esclerotomías si se teme que pueda haber filtraciones.

> Como alternativa, si se quiere evitar la creación de un colgajo escleral, los autores proponen una técnica modificada que se detalla a continuación.

- Marque los puntos de esclerotomía como se ha descrito anteriormente.
- Realice una peritomía.
- Haga sus esclerotomías con una cuchilla MVR y oriente la incisión perpendicular al limbo.
- A continuación, lleve a cabo los pasos anteriores y exteriorice ambas hápticas. Después, partiendo de una posición de alrededor de 0.5-1 mm posteriores y 1-2 mm en sentido antihorario desde la extensión posterior más lejana de la esclerotomía (orientada perpendicular al limbo), utilice una aguja TSK doblada de 27G o 30G para hacer un túnel en la esclera hasta la extensión posterior más lejana de la esclerotomía, acople el háptica en la aguja TSK, tire del háptica a través de la esclera, derrita el háptica como en la técnica de Yamane y entiérrela con tapa de hongo en la esclera.
- En este punto, se puede considerar la posibilidad de suturar la esclerotomía.
- Por último, cierre la conjuntiva suprayacente. En esta técnica propuesta, la angulación de las agujas TSK puede suponer un reto, pero en comparación con la técnica tradicional y otras propuestas, se evita la creación de colgajos esclerales, se hace una peritomía más pequeña y se permite un mejor cierre de la esclerotomía, sin necesidad de ningún equipo adicional aparte de las agujas TSK fácilmente disponibles.

CONSIDERACIONES POSTOPERATORIAS

- Aumente los esteroides tópicos si se sospecha que el paciente tendrá edema corneal, y disminúyalos según la mejoría clínica.
- Considere un antiinflamatorio no esteroideo para reducir la inflamación y el EMC.
- Puede producirse una hemorragia postoperatoria si hay alguna alteración del iris o del cuerpo ciliar al crear la esclerotomía. Estas tienden a resolverse en unas pocas semanas, y deben instituirse precauciones contra la hemorragia vítrea junto con un aumento de los esteroides tópicos.
- Puede producirse una hipotonía postoperatoria si las esclerotomías tienen fugas. Por lo tanto, más vale **ser precavido** cerrando las esclerotomías con sutura si hay alguna preocupación por una posible filtración. Se puede utilizar una sutura de Vicryl® de 7-0 u 8-0 para suturar las esclerotomías.

Referencias

1. Walters RF, McGill JI, Batterbury M, Williams JD. Complications of anterior chamber lens implants and their effects on the endothelium. *Eye (Lond)*. 1989;3(6):690-695. doi:10.1038/eye.1989.106

2. Dzhaber D, Mustafa OM, Tian J, Cox JT, Daoud YJ. Outcomes and complications of iris-fixated intraocular lenses in cases with inadequate capsular support and complex ophthalmic history. *Eye (Lond)*. 2020;34(10):1875-1882. doi:10.1038/s41433-019-0759-6

3. Stem MS, Todorich B, Woodward MA, Hsu J, Wolfe JD. Scleral-fixated intraocular lenses. *J Vitreoretin Dis*. 2017;1(2):144-152. doi:10.1177/2474126417690650

4. Gabor SGB, Pavlidis MM. Sutureless intrascleral posterior chamber intraocular lens fixation. *J Cataract Refract Surg*. 2007;33(11):1851-1854. doi:10.1016/j.jcrs.2007.07.013

5. Agarwal A, Kumar DA, Jacob S, Baid C, Agarwal A, Srinivasan S. Fibrin glue-assisted sutureless posterior chamber intraocular lens implantation in eyes with deficient posterior capsules. *J Cataract Refract Surg*. 2008;34(9):1433-1438. doi:10.1016/j.jcrs.2008.04.040

6. Ganekal S, Venkataratnam S, Dorairaj S, Jhanji V. Comparative evaluation of suture-assisted and fibrin glue-assisted scleral fixated intraocular lens implantation. *J Refract Surg*. 2012;28(4):249-252. doi:10.3928/1081597X-20120221-01

7. Maggi R, Maggi C. Sutureless scleral fixation of intraocular lenses. *J Cataract Refract Surg*. 1997;23(9):1289-1294. https://journals.lww.com/jcrs

8. Nudleman E, Yonekawa Y, Prenner JL. Sutureless transscleral fixation of secondary intraocular lenses. *Curr Opin Ophthalmol*. 2018;29(3):210-216. doi:10.1097/ICU.0000000000000474

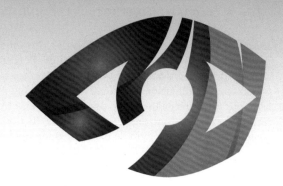

26

Técnicas de fijación de lentes intraoculares esclerales sin sutura: técnica de Yamane

Lloyd B. Williams, MD, PhD

Existen muchas técnicas para la fijación escleral de las lentes intraoculares (LIO). Una de las más recientes es la técnica de Yamane, desarrollada por Shin Yamane y publicada en 2017.[1] El autor ha comprobado que es una forma muy eficaz y rápida de fijar las lentes esclerales y ha tenido éxito considerable con esta técnica. Cuando se emplean la instrumentación y la técnica correctas, puede parecer bastante fácil, pero la curva de aprendizaje puede ser muy pronunciada y, cuando surgen dificultades, pueden ser bastante complejas, por lo que no hay que subestimar esta técnica. Dicho esto, la técnica de Yamane es el abordaje más utilizado por el autor para fijar una LIO en un paciente sin saco capsular o soporte capsular.

La técnica original de Yamane, descrita en la revista *Ophthalmology* en 2017, es la siguiente:[1]

- Se realiza una vitrectomía *pars plana* de 25G o 27G bajo anestesia retrobulbar.
- Se inserta una LIO de tres piezas (X-70® [Santen], Tecnis ZA9003® [Johnson & Johnson] o MA60AC® [Alcon]) en la cámara anterior (CA) con el háptica de arrastre dejada fuera.
- A 2 mm detrás del limbo, se realiza una esclerotomía angulada con una aguja TSK de pared fina de 30G.
- El háptica anterior se enhebra en la aguja TSK.
- Se realiza una segunda esclerotomía angulada a 180° de distancia y en dirección opuesta con una segunda aguja TSK.
- El háptica de arrastre se enhebra en esta aguja.
- Ambas agujas se retiran simultáneamente con una «técnica de doble aguja».
- Los extremos de ambas hápticas se cauterizan para hacer un reborde de 0.3 mm y luego se introducen en los túneles esclerales.

En este estudio, los resultados no mostraron ningún caso de dislocación tardía de la LIO con un seguimiento de hasta 36 meses. Las complicaciones incluyeron la captura de la LIO por parte del iris (8%), la hemorragia vítrea (5%), la elevación de la presión intraocular (3%), la hipotonía postoperatoria (2%), el edema corneal (1%) y el edema macular cistoide (EMC) (1%).

Desde su primera descripción, se han descrito muchas variaciones, entre ellas el enhebrado del háptica de arrastre en lugar del háptica de entrada primero en la aguja TSK, la exteriorización de las hápticas de una en una, la técnica a cielo abierto durante una queratoplastia penetrante y la refijación de la lente dentro del ojo.[2] Personalmente, el autor suele exteriorizar las hápticas de una en una, pero por lo demás, los otros aspectos de la descripción original de la técnica de Yamane funcionan bien. La figura 26-1 es una ilustración de cómo se hace la técnica cuando se utiliza el método de extracción con doble aguja.

Algunos de los principios clave que se han encontrado en el trabajo con esta técnica incluyen:

- Elección de la LIO: la lente Zeiss CT Lucia® tiene hápticas de fluoruro de polivinilideno, que son bastante flexibles y pueden doblarse sin que se engarcen. Además, parecen ser ligeramente más finas que las hápticas MA60AC®, que a menudo resultan difíciles de introducir en la aguja TSK, incluso cuando están perfectamente colocadas. Las hápticas del MA60AC® pueden romperse fácilmente o engarzarse de forma permanente. En general, cuando esté disponible, la lente CT Lucia® hará que la técnica de Yamane sea mucho más fácil y tenga más posibilidades de éxito.

- Elección de la aguja: use la aguja TSK o la aguja de pared fina de 30G del kit Yamane de MicroSurgical Technology (MST). La aguja TSK será necesaria si se va a utilizar una aguja de 30G. Una aguja normal de 30G no aceptará el háptica en el lumen. Si no se dispone de agujas TSK, considere la posibilidad de emplear una aguja de 27G como se ha descrito también en la bibliografía. Debido a la dificultad que ha tenido el autor para cargar las hápticas MA60AC® en la aguja TSK, recomienda emplear agujas de 27G si está usando una lente MA60AC®.

- Mantenedor de CA: aunque algunos procedimientos pueden realizarse con viscoelástico, debido a la vitrectomía, la mayoría de los casos requerirán la estabilización de la CA con un mantenedor, cuyo empleo es esencial para tener una visualización y estabilidad adecuadas. Debe mantenerse la visibilidad, y es muy difícil y desaconsejable pasar una aguja a través de la esclera en un ojo con tono bajo. Si se combina con la vitrectomía *pars plana*, puede utilizarse la infusión de la vitrectomía *pars plana* en lugar de un mantenedor de CA.

- Instrumentos intraoculares: el autor usa las pinzas MST para manipular las hápticas y la lente. Esto permite los movimientos a través de una incisión de paracentesis y una incisión principal que puede orientarse en el ángulo perfecto para cargar las hápticas en cada aguja. Existen otros instrumentos intraoculares finos y deben ser seleccionados según la preferencia del cirujano.

- Ángulo y posición adecuados de la esclerotomía con aguja: las esclerotomías deben estar a una distancia de 1.5-2.5 mm del limbo, creadas en un ángulo de 15°, orientadas tangencialmente, y las escleras deben estar a 180° de distancia entre sí. Si el paso hacia el ojo es demasiado vertical o diferente entre las dos esclerotomías, será imposible evitar la inclinación de la óptica de la LIO, ya que la posición óptica se rige por la posición de la esclerotomía. Además, si la entrada en el ojo no está muy cerca o exactamente a 180°, el centrado de la óptica puede ser imposible.

- Garantizar el centrado de la LIO: después de exteriorizar las hápticas y utilizar el cauterio para abultar los extremos, las hápticas pueden manipularse para determinar el centrado óptimo de la LIO. A veces, el centrado ideal requiere la amputación de 1-1.5 mm de una o ambas hápticas y la recauterización de los extremos. A continuación, los extremos pueden introducirse en los túneles esclerales para confirmar la posición y el centrado de la LIO.

Aunque existen otros métodos de fijación de las LIO, como las LIOCA, las LIO suturadas en el iris, las LIO suturadas en la esclera y las modificaciones de estas, la técnica de Yamane para la fijación escleral de LIO sin sutura merece ser considerada en los casos con un soporte inadecuado del saco capsular.

Véase el **video 26-1** para conocer esta técnica. En este video, se extrae un cristalino subluxado en un paciente con síndrome de Marfan y se fija una LIO CT Lucia® a la esclera con la técnica de Yamane.

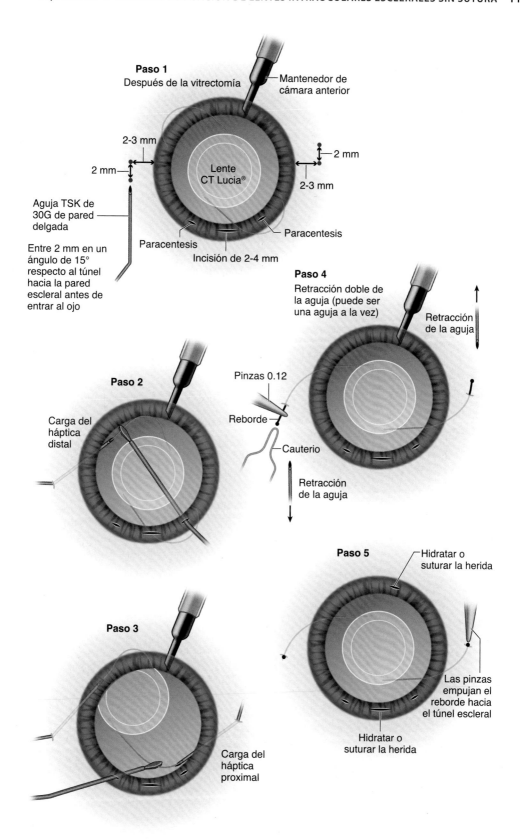

Paso 1
Después de la vitrectomía

Mantenedor de cámara anterior

2-3 mm

2 mm

2 mm

2-3 mm

Lente CT Lucia®

Aguja TSK de 30G de pared delgada

Entre 2 mm en un ángulo de 15° respecto al túnel hacia la pared escleral antes de entrar al ojo

Paracentesis

Paracentesis

Incisión de 2-4 mm

Paso 4
Retracción doble de la aguja (puede ser una aguja a la vez)

Retracción de la aguja

Pinzas 0.12

Reborde

Cauterio

Retracción de la aguja

Paso 2

Carga del háptica distal

Paso 5

Hidratar o suturar la herida

Las pinzas empujan el reborde hacia el túnel escleral

Hidratar o suturar la herida

Paso 3

Carga del háptica proximal

FIGURA 26-1. Esquema en el que se describe el método quirúrgico paso a paso de la técnica de fijación intraescleral de hápticas de Yamane.

Referencias

1. Yamane S, Sato S, Maruyama-Inoue M, Kadonosono K. Flanged intrascleral intraocular lens fixation with double-needle technique. *Ophthalmology.* 2017;124(8):1136-1142.

2. Pugazhendhi S, Ambati B, Hunter AA. Double-needle Yamane repositioning of a previous Yamane fixation. *Case Rep Ophthalmol.* 2019;10(3):431-437.

Cirugía de la córnea

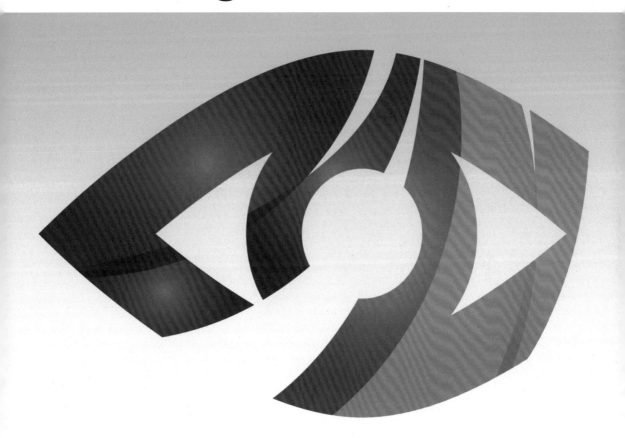

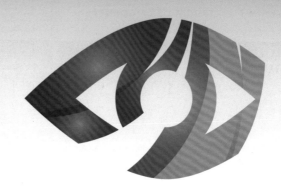

CAPÍTULO 27

Queratoplastia penetrante

Ashiyana Nariani, MD, MPH ● Sanjay V. Patel, MD, FRCOphth ● Mark A. Terry, MD

INDICACIONES DE LA QUERATOPLASTIA PENETRANTE (QPP)[1,2]

Indicaciones ópticas

- Cicatrización corneal (fig. 27-1)
- Queratocono u otras ectasias
- Distrofia corneal que se extiende a la membrana de Descemet (MD)
- Fallo endotelial con cicatrización estromal significativa
- Injerto penetrante fallido con astigmatismo alto o irregular

Indicaciones terapéuticas

- Queratitis microbiana que no responde al tratamiento médico
- Queratitis microbiana próxima al limbo o con riesgo de afectación escleral
- Infección de la interfase de la queratoplastia endotelial

Indicaciones tectónicas

- Perforación corneal o descemetocele no apto para queratoplastia lamelar

CONSIDERACIONES PREOPERATORIAS

- Descarte la posibilidad de una mejoría con tratamiento médico, lentes de contacto rígidas permeables a gas (RGP, *rigid gas permeable*) o lentes esclerales, queratoplastia lamelar anterior profunda o queratoplastia endotelial (QE) antes de optar por una QPP de grosor total.[3]
- Si la visión del segmento posterior es pobre y la prueba de Seidel es negativa, realice una ecografía en modo B para descartar afecciones del segmento posterior.
- Conozca el estado del cristalino. Si hay una catarata, considere la QPP con la extracción de la catarata y la implantación de una lente intraocular (LIO) (procedimiento triple). Utilice las mediciones biométricas del ojo contralateral (si es normal) para ayudar a calcular la potencia de la LIO. Como alternativa, utilice los valores medios de queratometría habituales de $K = 45$ o $K = 46$.

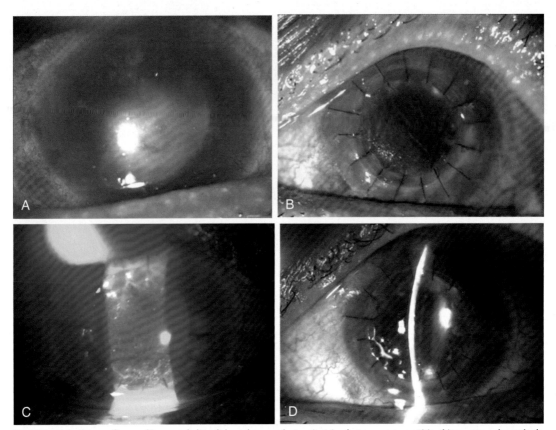

FIGURA 27-1. Fotografías con lámpara de hendidura de una córnea cicatrizada tras una queratitis vírica antes y después de una QPP óptica. **A.** Fotografía preoperatoria del ojo izquierdo con cicatriz corneal central. **B.** Dos días después de la QPP con edema estromal. **C.** Ocho semanas después de la QPP con tinción de fluoresceína que revela erosiones epiteliales puntuales. **D.** Diez semanas después de la QPP con epitelio normal y sin edema estromal.

- Mida los diámetros horizontales y verticales de la córnea con la lámpara de hendidura. Determine si la afección puede ser abarcada por determinado diámetro de trépano o si la trepanación debe ser excéntrica. Tenga a la mano varios tamaños de trépano corneal en el quirófano.
- Evalúe los factores de riesgo que influyen en la técnica de sutura.
- Realice una anamnesis detallada que incluya los factores de riesgo para aumento de la presión, como la hipertensión, las enfermedades respiratorias, la tos y el índice de masa corporal.
- Consideraciones sobre los donantes: los tejidos deben cumplir las normas de la Eye Bank Association of America (EBAA).[4-7]

PLANIFICACIÓN QUIRÚRGICA[1]

- Consideraciones sobre la anestesia: si el ojo es negativo en la prueba de Seidel, las opciones de anestesia incluyen el bloqueo retrobulbar o peribulbar con o sin sedantes intravenosos concomitantes para mayor comodidad. Considere la anestesia general para los casos de córnea perforada y evite el bloqueo retrobulbar o peribulbar por el aumento de la presión posterior y el riesgo de hemorragia supracoroidea expulsiva.
- En el preoperatorio, se aconseja el uso de antibióticos tópicos, en combinación con antibióticos orales en algunos casos. Aplique pilocarpina tópica al 1% (a menos que se combine con un procedimiento de cataratas o de lente de cámara posterior, en cuyo caso se requiere dilatación) para evitar el toque o la expulsión del cristalino.
- Obtenga un consentimiento informado detallado que incluya las posibles complicaciones (tabla 27-1), el seguimiento a largo plazo, la necesidad de retirar las suturas de forma escalonada y la posible necesidad de una lente RGP o escleral para mejorar la visión. Aborde el pronóstico visual y la duración de la recuperación, y trate de manejar las expectativas del paciente.

TABLA 27-1. Complicaciones de la queratoplastia	
Intraoperatorias	Hemorragia supracoroidea expulsiva
	Trepanación del iris o del cristalino
	Hipema
Postoperatorias tempranas	Defecto epitelial persistente
	Filtraciones de la herida
	Hipertensión ocular
	Ptosis palpebral
	Formación o empeoramiento de cataratas
	Infiltrados relacionados con la sutura (estériles o infecciosos)
	Endoftalmitis
Postoperatorias tardías	Enfermedades de la superficie ocular (película lagrimal, neurotrófica)
	Dehiscencia de la herida (espontánea, traumática)
	Infección relacionada con la sutura
	Formación o empeoramiento de cataratas
	Glaucoma
	Rechazo del injerto
	Fallo del injerto
	Astigmatismo elevado o irregular que requiere una lente RGP o escleral

- El tratamiento de la presión posterior es fundamental para evitar una hemorragia supracoroidea expulsiva. La fuente más habitual de presión posterior es que el blefaróstato presione la esclera, por lo que se debe ajustar en consecuencia. Considere el uso de manitol intravenoso antes o en el momento de la cirugía (dosis en función del peso). Planifique una posición de Trendelenburg inversa del paciente en la mesa de operaciones. Si se utiliza anestesia general, añadir medicamentos para la parálisis muscular completa evita el movimiento involuntario del paciente.

PROCEDIMIENTO QUIRÚRGICO: QUERATOPLASTIA PENETRANTE (FIG. 27-2)

- Si está perforado, considere un blefaróstato suelto. Evite el bloqueo retrobulbar o peribulbar en estos casos. Evite la presión periorbitaria causada, por ejemplo, por campos apretados o pesados.
- Marque el centro de la córnea y mida los diámetros corneales.
- Considere la colocación de un anillo de Flieringa u otro dispositivo de soporte escleral (p. ej., blefaróstato de McNeil-Goldman), especialmente en los casos afáquicos, pediátricos o combinados triples, para evitar el colapso de la pared escleral.
- Seleccione el tamaño de los trépanos del donante y del receptor. Es conveniente que el diámetro del trépano del receptor sea de 3 mm o menor que el diámetro horizontal de la córnea para reducir el riesgo de rechazo inmunitario cuando sea posible. Los trépanos del receptor y del donante pueden ser del mismo tamaño, o el del donante puede tener mayor tamaño (lo que inducirá un cambio en la miopía, así que considere usar un diámetro ligeramente mayor o utilizar el mismo tamaño para el queratocono). Contemple usar un diámetro de mayor tamaño en las córneas vascularizadas, los ojos inflamados o los ojos con riesgo de *ptisis bulbi*.
- Trepane el tejido donante con un trépano manual con el endotelio hacia arriba (o considere el láser de femtosegundo). La manipulación cuidadosa de la córnea del donante es esencial para evitar la pérdida innecesaria de células endoteliales.
- Trepanación del receptor con un trépano manual o de vacío (o considere el láser de femtosegundo). Vigile la salida de acuoso y evite la trepanación del iris y del cristalino.

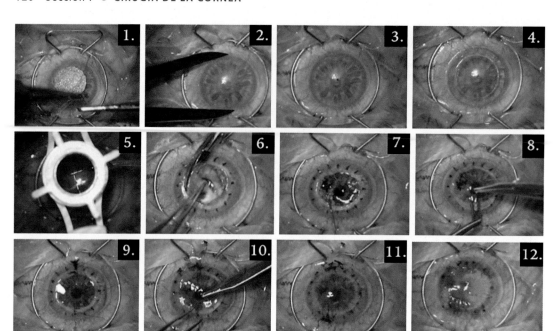

FIGURA 27-2. Técnica quirúrgica paso a paso de la QPP. **1.** Suture el anillo de Flieringa con sutura de Vicryl® 6-0 o 7-0. **2.** Mida las dimensiones horizontales y verticales de la córnea. **3.** Marque y entinte el centro de la córnea. **4.** Coloque el trépano inicial indentando la córnea del receptor y confirme el centrado. **5.** Tras la trepanación exitosa de la córnea del donante, trepane la córnea del receptor. **6.** Inyecte viscoelástico en la CA y recorte el borde de la herida del borde de la córnea del receptor 360°. **7.** Después de asegurar que haya un borde liso y de grosor completo, coloque el viscoelástico en la CA. **8.** Coloque la primera sutura cardinal a las 12:00 con sutura de nailon 10-0 u 11-0. **9.** Asegure la córnea con las cuatro suturas cardinales iniciales. **10.** Complete la QPP con la técnica de sutura de elección (fig. 27-3). **11.** Confirme el astigmatismo con el queratoscopio, ajuste las suturas y entiérrelas. **12.** Verifique que la herida sea negativa a la prueba de Seidel con presión externa.

- Inyecte viscoelástico en la cámara anterior (CA). Recorte el borde de la herida del borde de la córnea del receptor para asegurar un borde liso de espesor total de 360°.

- En el caso de un procedimiento triple de QPP, la cirugía de cataratas se realiza generalmente a través de un abordaje a cielo abierto con capsulotomía o facoemulsificación con capsulorrexis cuando hay una vista relativamente clara de la CA. Considere la posibilidad de utilizar un agente viscoadaptable o una técnica de concha suave para reducir al mínimo la extensión de la capsulorrexis. A continuación, se pueden usar mióticos intracamerales para asegurar la posición de la lente.

- Considere la posibilidad de realizar una iridectomía periférica quirúrgica, especialmente si existen factores de riesgo o indicios actuales de glaucoma.

- Coloque las primeras cuatro suturas cardinales simples utilizando nailon 10-0. A continuación, realice la sutura de forma completa mediante la técnica de su elección: únicamente puntos sueltos, combinación de puntos sueltos y sutura continua, suturas continuas simples o dobles (fig. 27-3). Evite las suturas continuas en los ojos inflamados y las córneas vascularizadas, ya que cada cuadrante puede aflojarse por separado, requiriendo el retiro de toda la sutura continua, en lugar del retiro de una sola sutura con la técnica que usa únicamente puntos sueltos.[8,9]

- Coloque viscoelástico según la necesidad para mantener la CA al colocar la sutura; evacue el viscoelástico con irrigación manual después de colocar la sutura para proteger el endotelio.

- Anude los puntos sueltos para igualar la tensión, o distribuya la tensión de las suturas continuas guiado por un queratoscopio mientras mantiene la herida sellada. Idealmente, se deben enterrar los nudos de las suturas en el borde del receptor (fig. 27-4).

- Compruebe que la herida es negativa a la prueba de Seidel aplicando presión externa.

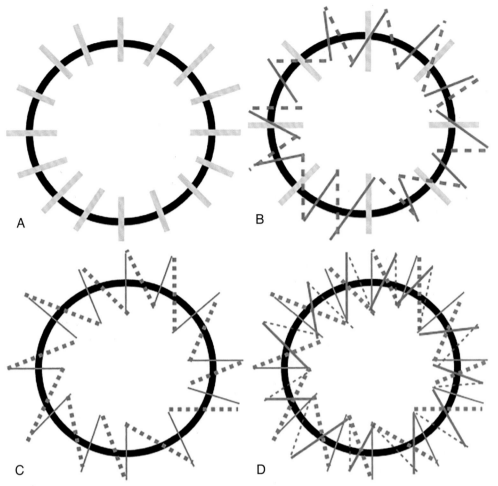

FIGURA 27-3. Técnicas de sutura para QPP de uso más frecuente. **A.** Dieciséis puntos sueltos. **B.** Combinación de puntos sueltos y sutura continua. **C.** Una sola continua. **D.** Doble continua.

- Inyecte antibióticos subconjuntivales y esteroides de acción corta a menos que estén contraindicados. Otra posibilidad es colocar un escudo de colágeno soluble empapado en antibióticos y esteroides para suministrar estos fármacos al ojo durante las 18 h siguientes con el parche.
- Ponga un parche en el ojo.

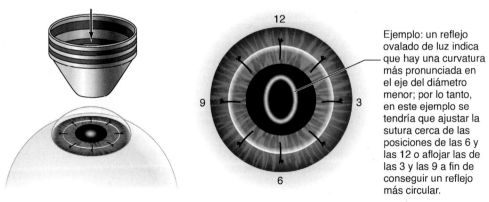

Ejemplo: un reflejo ovalado de luz indica que hay una curvatura más pronunciada en el eje del diámetro menor; por lo tanto, en este ejemplo se tendría que ajustar la sutura cerca de las posiciones de las 6 y las 12 o aflojar las de las 3 y las 9 a fin de conseguir un reflejo más circular.

FIGURA 27-4. Se puede utilizar un anillo de Maloney para evaluar el astigmatismo durante la QPP. Al observar el reflejo de la luz en la córnea, se puede ajustar la tensión de la sutura para reducir el astigmatismo inducido.

CONSIDERACIONES POSTOPERATORIAS[10,11]

- Use antibióticos tópicos hasta que el injerto esté epitelizado. Administre corticoesteroides tópicos (a menos que estén contraindicados) para tratar la inflamación postoperatoria, con una disminución gradual con el paso de los meses.[12] Aumente los corticoesteroides tópicos si se desarrollan infiltrados estériles relacionados con la sutura (por lo general, a las 2 o 4 semanas del postoperatorio). Considere el empleo de antibióticos orales o esteroides si está indicado.

- Controle regularmente la presión intraocular (PIO). Empiece con reductores de la PIO tópicos u orales cuando sea necesario.[13,14]

- Las suturas sueltas o rotas deben retirarse inmediatamente para evitar la infección y el adelgazamiento de la córnea; esto podría requerir una nueva sutura de la herida si se trata de un postoperatorio temprano. Considere la posibilidad de retirar las suturas asociadas con el crecimiento de neovasos sanguíneos.

- El régimen de retiro de suturas variará en función de la técnica de sutura y de las preferencias del cirujano.

Referencias

1. Brightbill FS. *Corneal surgery: theory, technique and tissue.* In: *Section 3: Penetrating Keratoplasty.* 4th ed. Elsevier; 2008:365-553.

2. Krachmer JH, Mannish MJ, Holland EJ. *Cornea: Fundamentals, Diagnosis and Management.* Vol 1. 3rd ed. Elsevier; 2011:1330-1351.

3. Henein C, Nanavaty MA. Systematic review comparing penetrating keratoplasty and deep anterior lamellar keratoplasty for management of keratoconus. *Cont Lens Anterior Eye.* 2017;40(1):3-14.

4. Eye Bank Association of America Medical Standards. https://restoresight.org/what-we-do/publications/medical-standards-procedures-manual/

5. Patel SV, Diehl NN, Hodge DO, Bourne WM. Donor risk factors for graft failure in a 20-year study of penetrating keratoplasty. *Arch Ophthalmol.* 2010;128(4):418-425.

6. Cornea Donor Study Investigator Group; Gal RL, Dontchev M, Beck RW, et al. The effect of donor age on corneal transplantation outcome results of the cornea donor study. *Ophthalmology.* 2008;115(4):620-626.e6.

7. Dunn SP, Stark WJ, Stulting RD, et al; Cornea Donor Study Investigator Group. The effect of ABO blood incompatibility on corneal transplant failure in conditions with low-risk of graft rejection. *Am J Ophthalmol.* 2009;147(3):432-438.e3.

8. Lee RM, Lam FC, Georgiou T, et al. Suturing techniques and postoperative management in penetrating keratoplasty in the United Kingdom. *Clin Ophthalmol.* 2012;6:1335-1340.

9. Kim SJ, Wee WR, Lee JH, Kim MK. The effect of different suturing techniques on astigmatism after penetrating keratoplasty. *J Korean Med Sci.* 2008;23(6):1015-1019.

10. Patel SV, Hodge DO, Bourne WM. Corneal endothelium and postoperative outcomes 15 years after penetrating keratoplasty. *Am J Ophthalmol.* 2005;139:311-319.

11. Alqudah AA, Terry MA, Straiko MD, Greiner MA, Davis-Boozer D. Immediate endothelial cell loss after penetrating keratoplasty. *Cornea.* 2013;32(12):1587-1590. doi:10.1097/ICO.0b013e3182a73822

12. Shimmura-Tomita M, Shimmura S, Satake Y, et al. Keratoplasty postoperative treatment update. *Cornea.* 2013;32(suppl 1):S60-S64.

13. Zemba M, Stamate A. Glaucoma after penetrating keratoplasty. *Ophthalmol.* 2017;61(3):159-165.

14. Maier AB, Gundlach E, Gonnermann J, et al. Anterior segment analysis and intraocular pressure elevation after penetrating keratoplasty and posterior lamellar endothelial keratoplasty. *Ophthalmic Res.* 2015;53(1):36-47.

28

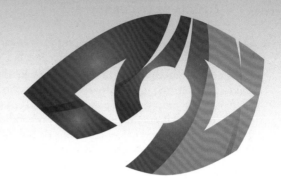

Queratoplastia endotelial automatizada con desprendimiento de la membrana de Descemet

Mark Frank Goerlitz-Jessen, MD ● Víctor L. Pérez, MD

CONSIDERACIONES PREOPERATORIAS

En los ojos que requieren un trasplante de córnea, es importante tener en cuenta qué capa o capas de la córnea están enfermas, el tipo de afección, el estado del cristalino (fáquico, seudofáquico o afáquico), el estado y la anatomía de la cámara anterior (CA) (p. ej., la presencia de material de CA) y qué técnica de trasplante se va a emplear.

La queratoplastia endotelial automatizada con desprendimiento de la membrana de Descemet (DSAEK, *Descemet stripping automated endothelial keratoplasy*) es un tipo de queratoplastia endotelial (QE) en la que se trasplantan el endotelio, la membrana de Descemet (MD) y parte del estroma posterior. El injerto es más grueso que en la queratoplastia endotelial de la MD (DMEK, *Descemet membrane endothelial keratoplasy*) en la que solo se trasplantan el endotelio y la MD.

Córnea

- La capa de la córnea que está enferma determina si debe realizarse la queratoplastia penetrante (QPP) o la QE.
- El tipo de enfermedad corneal también establece el tipo de trasplante.
  - La ectasia y la afección de la capa de Bowman o del estroma anterior requieren una queratoplastia lamelar anterior profunda o una QPP.
  - La enfermedad endotelial y otras afecciones estromales posteriores pueden tratarse con QE.
  - La enfermedad corneal crónica puede ser inadecuada para la QE debido a la extensa cicatrización del estroma.

Cristalino

- La DSAEK puede realizarse sola o junto con la extracción de cataratas con facoemulsificación. Si se combinan, la facoemulsificación debe realizarse primero.
- Se prefiere la DSAEK en lugar de la DMEK en los casos de afaquia o en presencia de una lente intraocular de cámara anterior.

Cámara anterior e iris

- Las cirugías previas de glaucoma, como un dispositivo de drenaje o una trabeculectomía, pueden influir en el despliegue del injerto, su colocación y el manejo de las burbujas de aire. Estos ojos son más adecuados para la DSAEK que para la DMEK.

- Conozca la profundidad de la CA antes de la cirugía. Las cámaras más profundas pueden hacer más difícil la inserción del injerto para la DMEK.
- Las sinequias anteriores periféricas (SAP) y los defectos del iris (iridectomías previas) pueden requerir un tratamiento simultáneo o previo. Las SAP deberán ser liberadas utilizando viscoelástico o una espátula para ciclodiálisis antes de la inserción del injerto para la QE. La presencia de SAP puede aumentar las probabilidades de rechazo del injerto. Los defectos del iris pueden impedir que la burbuja de aire permanezca en la CA para proporcionar un taponamiento adecuado para el injerto de QE. Estos defectos pueden cubrirse con un viscoelástico cohesivo o suturarse antes de introducir aire.
- La DSAEK requiere de una iridotomía periférica (IP) inferior o de una cicloplejía para evitar el bloqueo pupilar de la burbuja de aire. La IP puede crearse de manera intraoperatoria con el vitrector anterior. Las gotas ciclopléjicas pueden administrarse en el preoperatorio o en el intraoperatorio tras la colocación del injerto. En los casos que requieran de una lente intraocular (LIO) de cámara posterior con cápsula abierta o una LIO fijada al iris o a la esclera, los autores recomiendan la dilatación después de que se despliegue el injerto en lugar de hacerlo en el preoperatorio con el fin de evitar el prolapso vítreo durante el procedimiento.

PROCEDIMIENTO QUIRÚRGICO

- Existen diversas técnicas para la inserción del injerto endotelial.
- Algunas técnicas de uso frecuente son (las primeras tres se describen en este capítulo):
  - Deslizador de lamelas (*sheets glide*)
  - Endoserter®
  - Sutura de paso (*pull-through*)
  - Plegado de tejido con pinzas
  - Espátula deslizante de Busin
  - Tan EndoGlide®
- Para el procedimiento se puede utilizar un bloqueo retrobulbar o anestesia tópica.

Técnica

- Marque el epitelio corneal con un trépano. Utilice el mismo tamaño de trépano que cortará el tejido del injerto. Considere la posibilidad de teñir el trépano con un marcador quirúrgico antes de marcar el epitelio para mejorar la visualización.
- Realice dos incisiones laterales de 1 mm separadas aproximadamente 90° (una inferotemporal y otra supratemporal si está sentado en dirección temporal). Se pueden realizar incisiones laterales adicionales según la preferencia del cirujano.
- Rellene la CA con un viscoelástico cohesivo.
- Siguiendo la marca corneal realizada previamente, marque el endotelio y la MD 360° con una aguja doblada de 25G o un gancho de Sinskey inverso. El uso de las dos incisiones laterales facilita el marcado de los 360° o este puede realizarse a través de la incisión principal.
- Haga la incisión principal con un cuchillete.
- Pele la MD con un gancho de Sinskey inverso, un pelador de Gorovoy u otro instrumento de disección y retire todo el tejido en una sola maniobra.
- Extraiga todo el viscoelástico con irrigación/aspiración e inyecte una burbuja de aire en la CA para examinar si hay marcas residuales de la MD. Utilice la irrigación/aspiración para eliminar la burbuja de aire y cualquier remanente.
- Trepane el injerto al tamaño deseado.

- Amplíe la incisión principal hasta un diámetro de entre 4 y 5 mm con un cuchillete.
- Continúe el procedimiento con una de las técnicas mencionadas. A continuación, se incluyen los pasos subsiguientes para el uso de un deslizador de lamelas, el Endoserter® y la técnica de sutura de paso.

> **Una de las claves del éxito de la DSAEK es la salud de las células endoteliales del injerto. Independientemente de la técnica quirúrgica empleada, siempre se debe tener un cuidado extremo para reducir al mínimo el traumatismo de estas células.**

Deslizador de lamelas (video 28-1)

- Amplíe la incisión principal a 5 mm con un cuchillete.
- Inserte el deslizador de lamelas a través de la CA y coloque viscoelástico cohesivo en la parte que queda fuera del ojo.
- Lleve el tejido cortado al campo quirúrgico con una espátula. Libere el injerto endotelial del contenedor con una cánula. Coloque una pequeña cantidad de viscoelástico cohesivo sobre el endotelio.
- Doble el injerto endotelial con un sobrepliegue 60/40, revisando que el endotelio esté plegado hacia adentro.
- Empuje el injerto en la CA con una aguja de 30G, y luego retire el deslizador de lamelas mientras mantiene el injerto en su lugar. El borde de la aguja de 30G puede doblarse ligeramente hacia abajo con una pinza o un portaagujas para mejorar la tracción del estroma al empujar el injerto.
- El injerto también puede colocarse en el deslizador lamelar sin un sobrepliegue 60/40 y empujarse en la CA.
- Cierre la herida con múltiples suturas de nailon 10-0 u otro sellador de heridas.
- Despliegue el injerto inyectando solución salina balanceada (SSB) con una cánula.
- Asegúrese de que el injerto esté correctamente orientado con el sello en la configuración «S». Centre el injerto endotelial sobre el lecho estromal marcado.
- Aplique una burbuja de aire bajo el lado endotelial del injerto y llene la CA. Deje la cámara llena de aire durante 10 min.
- Disminuya la burbuja hasta aproximadamente el 80% de llenado.
- Asegúrese de que todas las heridas sean herméticas al agua y al aire.

Endoserter® (video 28-2)

- Amplíe la incisión principal a 4.1 mm.
- Lleve el tejido cortado para la DSAEK al campo quirúrgico. Libere el injerto endotelial del contenedor con una cánula.
- Cargue el injerto en el Endoserter® con el endotelio hacia arriba y alinee el tejido dentro de los orificios de alineación. Los injertos más grandes colgarán ligeramente sobre el borde del portador hacia un lado. Tenga en cuenta que el diámetro del injerto no puede superar los 8.5 mm con esta técnica.
- Retire el exceso de líquido del portador con una esponja absorbente Weck-Cel®.
- Coloque una pequeña cantidad de viscoelástico cohesivo sobre el endotelio.
- Gire el tornillo azul en la dirección de la flecha. A medida que el portador se retrae, meta el borde que sobresale por debajo del borde opuesto mediante unas pinzas o una cánula. Continúe girando el tornillo hasta que el tejido esté completamente retraído y el tornillo gire libremente.

- Gire el dispositivo 180° para que las ruedas negras de despliegue queden hacia arriba.
- Mantenga las ruedas de despliegue firmemente en su posición y retire el protector negro de bloqueo.
- Inicie la irrigación al introducir el dispositivo en la CA y siga sujetando las ruedas de despliegue con firmeza. Mueva el dispositivo hacia el lado distal del lecho estromal desprendido.
- Haga rodar las ruedas de despliegue hacia delante mientras mantiene el dispositivo en su sitio. Continúe desplegando mientras mantiene el dispositivo firme hasta que el injerto esté completamente descubierto del soporte.
- Retire el dispositivo y cierre la herida con suturas de nailon 10-0 u otro sellador.
- Asegúrese de que el injerto esté correctamente orientado con el sello en la configuración «S». Centre el injerto endotelial sobre el lecho estromal marcado.
- Aplique una burbuja de aire bajo el lado endotelial del injerto y llene la CA. Deje la cámara llena de aire durante 10 min.
- Disminuya la burbuja hasta aproximadamente el 80% de llenado.
- Asegúrese de que todas las heridas sean herméticas al agua y al aire.

> La técnica de sutura de paso es especialmente útil en los ojos afáquicos. En estos casos, el cirujano no quiere que el injerto caiga en la parte posterior del ojo, lo que se evita tanto en el intra- como en el postoperatorio con la sutura. La técnica de deslizador de lamelas también puede utilizarse en ojos afáquicos para proporcionar una barrera al segmento posterior durante la inserción del injerto para DSAEK.

Sutura de paso (video 28-3)

- Amplíe la incisión principal a 4.1 mm.
- Lleve el tejido cortado para la DSAEK al campo quirúrgico. Libere el injerto endotelial del contenedor con una cánula.
- Coloque una pequeña cantidad de viscoelástico cohesivo sobre el endotelio.
- Doble el injerto endotelial con un sobrepliegue 60/40 con el endotelio hacia el interior del pliegue.
- Pase una sutura de polipropileno 10-0 de doble brazo en una aguja CIF-4 a través del injerto endotelial en el borde anterior (fig. 28-1).
- Pase la aguja procedente del lado del estroma del injerto a través de la incisión principal, a través de la CA, y exteriorice la aguja justo después del lecho estromal marcado.
- Pase la aguja procedente del lado endotelial del injerto a través de la incisión principal, a través de la CA, y exteriorice la aguja 1 mm posterior a donde se exteriorizó la primera aguja.
- Aproxime el botón corneal de la espátula a la incisión corneal principal. Considere la posibilidad de colocar algún viscoelástico en la superficie conjuntival para proteger también el injerto. Utilizando los extremos exteriorizados de la sutura, extraiga el injerto del contenedor corneal, a través de la incisión, y dentro de la CA.
- Cierre la herida con suturas de nailon 10-0 u otro sellador de heridas
- Despliegue el injerto inyectando SSB en su interior con una cánula.
- Asegúrese de tener la orientación correcta del injerto con el sello en la configuración «S». Centre el injerto endotelial sobre el lecho estromal marcado.
- Aplique una burbuja de aire bajo el lado endotelial del injerto y llene la CA.
- Ate los extremos externalizados de la sutura de polipropileno 10-0 para fijar el injerto endotelial en su lugar. Deje la CA llena de aire durante 10 min.
- Disminuya la burbuja hasta aproximadamente el 80% de llenado.
- Asegúrese de que todas las heridas sean herméticas al agua y el aire.

Véase el **video 28-1** para conocer la técnica de las pinzas plegables.

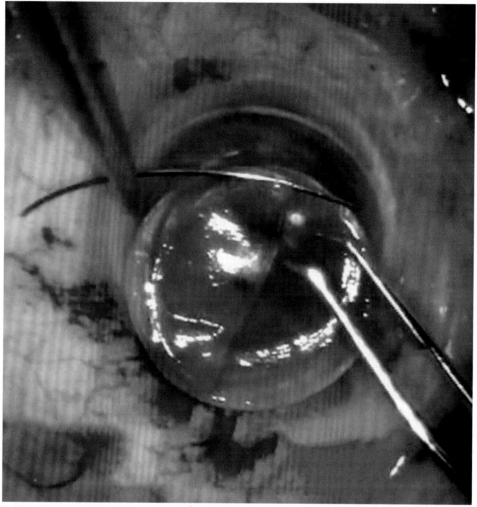

FIGURA 28-1. Se pasa una sutura de polipropileno 10-0 en una aguja CIF-4 a través del borde anterior del injerto plegado.

CONSIDERACIONES POSTOPERATORIAS

En la zona de recuperación

- El paciente debe permanecer en posición supina durante 60 min.
- Después, examine el injerto para asegurarse de su aposición al lecho estromal y su buen centrado.
- Revise que la burbuja salga del margen pupilar (o IP) y evalúe la PIO. Si la PIO > 30, considere reducir la burbuja de aire en la lámpara de hendidura a través de una de las paracentesis.
- Coloque una lente de contacto a manera de vendaje si el epitelio se eliminó en el momento de la DSAEK para mejorar la visión en la CA.

Manejo de las burbujas de aire

- El paciente debe pasar el mayor tiempo posible en posición supina mientras permanezca la burbuja de aire (especialmente durante las primeras 24-48 h), para asegurar la aposición del injerto al lecho estromal (al menos 45-50 min de cada hora).
- En caso de desprendimiento del injerto, puede colocar una nueva burbuja debajo del injerto. A veces pueden observarse pequeños desprendimientos periféricos.
- Si se disloca un injerto, puede recolocarse con una aguja doblada de 27G con una nueva aplicación de aire. Esto puede hacerse en la sala de procedimientos menores, si es necesario.
- La sutura de polipropileno 10-0 puede retirarse en la primera semana postoperatoria o más tarde. No retire el injerto en el primer día postoperatorio, pues corre el riesgo de dislocación.

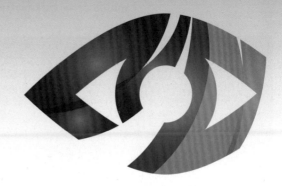

CAPÍTULO 29

Queratoplastia endotelial de la membrana de Descemet

Christopher S. Boelkhe, MD

CONSIDERACIONES CLÍNICAS

Las indicaciones de la queratoplastia endotelial de la membrana de Descemet (DMEK, *Descemet membrane endothelial keratoplasy*) incluyen la insuficiencia o disfunción endotelial o la córnea *guttata* que afecte la visión.

CONTRAINDICACIONES RELATIVAS

Las contraindicaciones incluyen la afaquia, las lentes intraoculares de cámara anterior, los antecedentes de vitrectomía *pars plana* (la técnica avanzada implica la infusión de la *pars plana* para mitigar esta situación) y la presencia de dispositivos de drenaje para glaucoma u otros materiales o malformaciones de la cámara anterior (CA).

CONSIDERACIONES PREOPERATORIAS

Este procedimiento necesita una iridotomía periférica (IP) inferior permeable para evitar el bloqueo pupilar relacionado con la burbuja de gas; es más viable en el preoperatorio con un láser Nd:YAG (3-5 mJ) o puede hacerse en el intraoperatorio con un vitrector anterior o con un estiramiento simultáneo del tejido del iris con una aguja doblada (colocada bajo el iris) y un gancho de Sinskey (colocado por encima del iris).

Provoque la miosis con pilocarpina o con mióticos intraoperatorios (p. ej., Miochol® o Miostat®).

CONSIDERACIONES QUIRÚRGICAS

Solicite el tejido del injerto al banco de ojos: se recomienda el uso de tejido pretrepanado (indicar el diámetro, por lo general se utiliza el de 8 mm), predisecado, preteñido con azul tripano y precargado en la cánula de inserción.

Considere la edad del donante mayor de 60 años para evitar que el tejido quede demasiado enrollado.

Bloqueo retrobulbar frente a tópico (puede usarse o no lidocaína intracameral).

Si la DMEK se realiza junto con la cirugía de cataratas, inicialmente se necesitarán midriáticos intracamerales, después de lo cual se deberán utilizar mióticos para provocar la miosis durante la operación.

PASOS DE LA CIRUGÍA

- Utilice un abordaje temporal.
- Demarque la córnea con un marcador circular de 8 mm de diámetro.
- Cree dos paracentesis periféricas (superotemporal/inferotemporal). Mantenga los túneles cortos y dirigidos hacia atrás para evitar entrar en el círculo de 8 mm (no se recomienda que el tejido del injerto se superponga a las aberturas de la paracentesis).
- Rellene la CA con viscoelástico cohesivo.
- Realice una incisión temporal en la córnea clara de 2.2-2.8 mm.
- Use un gancho de Sinskey inverso a través de la paracentesis superotemporal (posterior al iris) y un gancho de Sinskey recto a través de la incisión de la córnea temporal (anterior al iris) para estirar la IP inferior prefabricada y garantizar la permeabilidad.
- Si la IP se realiza de forma intraoperatoria, hay que tener cuidado de no provocar una hemorragia en la CA, ya que esto puede dificultar el desenrollado del injerto.
- Prepare el tejido del injerto. Los pasos exactos dependerán de la preparación particular del banco de ojos, pero generalmente implica una simple dilución de la solución de almacenamiento desde la cánula de inserción. En ocasiones puede ser necesaria una tinción adicional con azul tripano para mejorar la visualización intraoperatoria. Disponga de una cánula de inserción de reserva con tubo en el quirófano para recargar el tejido en caso de que la cánula de inserción original se dañe o el injerto se salga de la cánula de inserción durante la preparación del tejido o la inserción en el ojo.
- Pele un círculo de 8 mm de membrana de Descemet (MD) con un gancho de Sinskey inverso o con una aguja corta de 25G doblada y con el bisel hacia abajo, en una cánula con un borde ligeramente rugoso. En primer lugar, haga un movimiento circunferencial completo para marcar el perímetro deseado y, a continuación, pele con cuidado el círculo de 8 mm, teniendo cuidado de no afectar el estroma posterior ni provocar marcas estromales. Considere la posibilidad de usar un pelador o pinzas para DMEK para completar el desprendimiento.
- Si no hay una buena visualización debido a una queratopatía bullosa avanzada o a una inflamación epitelial, considere la posibilidad de realizar una queratectomía superficial o de utilizar azul tripano en la CA para teñir la MD del receptor.
- Envíe el tejido de la MD a anatomopatología para su evaluación.
- Utilice la irrigación/aspiración para eliminar todo el viscoelástico de la CA.
- Considere colocar una burbuja de aire en la CA para visualizar el área de la MD desprendida y garantizar que no queden residuos de MD (que inhibirán la adherencia del injerto); luego, retire todo el aire o gas y llene parcialmente la CA con solución salina balanceada (SSB) (evite presionar demasiado la CA y mantenga el globo ocular suave, ya que se recomienda que el gradiente de presión favorezca la inserción del injerto).
- Afloje el blefaróstato para reducir la presión posterior e introducir el injerto.
- Examine el tejido del injerto en la cánula de inserción bajo el microscopio para determinar su orientación (se prefiere un enrollado hacia arriba si es posible).
- Coloque la cánula de inserción en la abertura de la incisión temporal de la córnea y, con una ráfaga rápida de SSB, inyecte el tejido del injerto en la CA. Considere utilizar una cánula de SSB para ejercer una presión descendente proximal a la incisión principal al retirar la cánula de inserción, para evitar que el injerto se deslice fuera del ojo (fig. 29-1).
- Inspeccione la orientación del tejido e intente verificar el enrollamiento hacia arriba o abajo; si es esto último, inyecte pequeñas ráfagas de SSB para invertir el injerto.

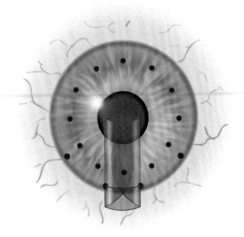

FIGURA 29-1. Orientación del injerto en la cánula de inserción mientras se inyecta a través de la incisión temporal de la córnea clara.

- Con las cánulas de 27G en los mangos, ejerza una presión posterior en ambas paracentesis de forma simultánea hasta la CA superficial y utilice golpecitos rápidos para ubicar el tejido del injerto en el centro de la córnea del receptor.
- Utilice las maniobras de manipulación del tejido para desenrollar y centrar el injerto dentro de un área de 8 mm de la MD desprendida.

> Consulte www.patientready.org para ver soluciones útiles para las configuraciones de los tejidos, generalmente utilizando la disminución progresiva de la CA para «atrapar» el tejido en su lugar (ocasionalmente es necesario ejercer presión manual sobre el ecuador del globo para aplanar la CA). Se puede lograr una mayor disminución de la CA provocando la salida de líquido suavemente la incisión principal. Tenga en cuenta que un golpeteo agresivo o prolongado puede provocar la formación de fibrina en la CA. Si esto ocurre, hay que tratar de eliminar la fibrina con SSB para evitar que se adhiera al injerto, lo que puede inhibir el desenrollado del injerto.

- Cuando el tejido esté desenrollado, orientado (verifique la alineación de la «S» estromal u otras marcas de orientación colocadas por el banco de ojos) y centrado, inserte una cánula de 30G en el centro de la pupila y del injerto e inyecte lentamente gas de hexafluoruro de azufre (SF6) al 20% (mezcle 10 mL de SF6 al 100% con 50 mL de aire filtrado) o aire para taponar el tejido del donante a la córnea del receptor. Se trata de lograr un llenado completo de la CA con una presión intraocular (PIO) de 40-50 mm Hg. Asegúrese de estar completamente debajo del injerto antes de inyectar gas o aire para evitar la rotación o el desplazamiento del injerto. Si el injerto se desplaza o voltea, es necesario retirar el gas o el aire y reiniciar la inyección de SSB con golpecitos para reorientar y recentrar el injerto (fig. 29-2).
- Utilice SSB en una cánula de 30G para hidratar las incisiones de córnea clara. Si hay alguna duda sobre la capacidad autosellante de la incisión corneal, considere la posibilidad de colocar un punto de nailon 10-0 o utilizar el sellador Resure® para sellar la herida.
- Considere un llenado completo de la CA con gas o aire durante 3-5 min (evite tener múltiples burbujas; el objetivo es tener una sola burbuja grande).
- Reduzca el tamaño de la burbuja y reemplácela con SSB con el objetivo de dejar la PIO en un nivel fisiológico con una burbuja de 8-9 mm, pero debe estar absolutamente seguro de que el borde inferior de la burbuja permite una iridotomía permeable para evitar el bloqueo pupilar.

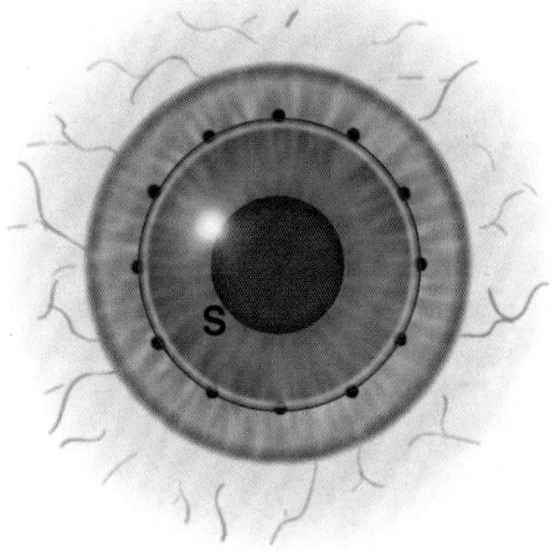

FIGURA 29-2. Injerto de DMEK desenrollado con el sello «S» en la orientación correcta.

- Mantenga al paciente en posición supina en el área de recuperación durante 1 h, y fomente la posición supina en casa durante aproximadamente 7 días o hasta que desaparezca la burbuja de gas (considere la posibilidad de utilizar gafas de prisma para cama para poder leer o ver la televisión en posición supina).
- Advierta al paciente que la visión será deficiente durante varios días debido a la presencia de la burbuja de aire o gas en la CA (**video 29-1**).

CONSIDERACIONES POSTOPERATORIAS

Cubra con antibióticos, esteroides y antiinflamatorios no esteroideos (el edema macular cistoide no es infrecuente, especialmente si se realiza junto con la cirugía de cataratas).

Día postoperatorio 1. Verifique la adhesión y la orientación del injerto, la PIO y la burbuja que abre el paso a la iridotomía. Si se ha realizado una queratectomía superficial o se ha desepitelizado durante las maniobras de golpeteo, considere la posibilidad de utilizar una lente de contacto a manera de vendaje durante 1 semana.

Semana postoperatoria 1 o 2. Evalúe la visión y la PIO y examine el injerto para ver si se adhiere (considere una tomografía de coherencia óptica del segmento anterior si no se puede visualizar el injerto). Si hay un desprendimiento de más de un tercio del injerto o el injerto central está desprendido, considere colocar una segunda burbuja en la lámpara de hendidura o bajo un microscopio. Se pueden observar pequeños desprendimientos periféricos si la porción central del injerto está adherida y transparente.

Mes postoperatorio 1. Mida la nueva refracción manifiesta, reduzca los esteroides a dos veces al día y, con el tiempo, considere una nueva disminución de los esteroides a una vez al día o menos.

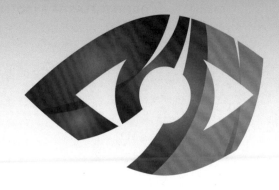

CAPÍTULO 30

Combinación de queratoplastia y cirugía de cataratas

Narae Ko, MD

El momento de la intervención de cataratas en relación con la queratoplastia depende de varios factores. La cirugía de cataratas por sí sola puede mejorar la visión de forma significativa en los pacientes con enfermedad corneal leve en los que se puede aplazar la queratoplastia. En individuos más jóvenes con una catarata mínima pero con una enfermedad corneal progresiva, se puede realizar primero la queratoplastia. En estos casos se puede preservar la acomodación del cristalino y la realización de una queratoplastia antes de la extracción de la catarata puede permitir al cirujano obtener cálculos de la lente intraocular (LIO) más precisos. Sin embargo, existe una tasa acelerada de formación de cataratas después de la queratoplastia por el traumatismo quirúrgico y el uso postoperatorio de esteroides, junto con el riesgo de fracaso del injerto por la cirugía intraocular posterior. Debido al riesgo y al costo de una intervención adicional, la queratoplastia y la cirugía de cataratas suelen hacerse combinadas en los candidatos quirúrgicos adecuados.

CONSIDERACIONES PREOPERATORIAS

Combinación de queratoplastia endotelial (QE) y cirugía de cataratas

- Ajuste el objetivo refractivo teniendo en cuenta el desplazamiento hipermetrópico previsto al elegir la lente intraocular (LIO):
  - Alrededor de −0.5 D para la queratoplastia endotelial de la membrana de Descemet (DMEK, *Descemet membrane endothelial keratoplasy*) y de +1.25 a +1.50 D para la queratoplastia endotelial automatizada con desprendimiento de membrana de Descemet ultra fina.
- Considere la posibilidad de usar menos fármacos adrenérgicos y cicloplejicos en el preoperatorio debido a la necesidad de lograr una miosis rápida antes de realizar la DMEK.
- Algunos cirujanos no emplean dilatadores preoperatorios y solo utilizan el retractor de pupila durante la parte de la cirugía de cataratas.

> **Asegúrese de que no hay epinefrina en la solución de irrigación, ya que se necesita una miosis rápida para la parte de la DMEK.**

- Hable con el paciente sobre el riesgo de experimentar un episodio de sorpresa refractiva y la necesidad de usar gafas en el postoperatorio.

Combinación de queratoplastia penetrante (QPP) y cirugía de cataratas

- Reduzca la presión intraocular (PIO) posterior.
  - Tras administrar un bloqueo retrobulbar, considere la posibilidad de utilizar un balón de Honan durante 5 min.
  - Puede administrar manitol intravenoso antes de la operación.
  - Si el paciente está bajo anestesia general, se prefiere el tubo endotraqueal con un fármaco paralizante a la mascarilla laríngea, en especial para la extracción de cataratas a cielo abierto.
  - Utilice un blefaróstato que aplique la menor presión posible al globo, como el de Jaffe o Maumenee. Evite los blefaróstatos de alambre.
- Calcule la potencia de la LIO necesaria mediante la curvatura corneal postoperatoria prevista.
  - Se suele utilizar un valor de 44.5 o 45.0 D. Use un valor queratométrico postoperatorio personalizado de ser posible.
  - Considere emplear un objetivo miópico para evitar una sorpresa hipermetrópica dada la limitación de utilizar una curvatura corneal postoperatoria estimada para el cálculo de la LIO. Por lo general, apunte a estar entre -1.00 y -2.00 D.
  - Puede usar un modelo de LIO de tres piezas (Alcon MA60AC®) como lente de elección.
- Evalúe la visión a través de la córnea comprometida; si presenta problemas, considere la extracción extracapsular de catarata a cielo abierto.
- Hable con el paciente sobre la necesidad de usar gafas o lentes de contacto en el postoperatorio para corregir el astigmatismo y las sorpresas refractivas.

PROCEDIMIENTO QUIRÚRGICO

Combinación de QE y cirugía de cataratas

- Considere hacer una queratectomía superficial si la visión está comprometida.
- Cree un túnel más corto para las incisiones de la córnea en comparación con el de la cirugía rutinaria de cataratas para evitar la superposición del injerto sobre las incisiones.
- Dirija las paracentesis en un ángulo más agudo de 45° en lugar de paralelo al plano del iris para evitar tocar el injerto con la entrada del instrumento o la cánula.
- Utilice un viscoelástico cohesivo para mantener la CA, aplanar la cápsula anterior durante la capsulorrexis y realizar la disección de la membrana de Descemet.
- Evite en la medida de lo posible el uso de retractores pupilares
  - Si se utilizan menos fármacos adrenérgicos y ciclopléjicos en el preoperatorio de la DMEK, es más probable que se produzca una mala dilatación pupilar y un iris flácido durante la facoemulsificación.
- El azul tripano puede facilitar la visualización de la cápsula anterior a través de una córnea en proceso de opacificación.
  - Hay que tener en cuenta que un endotelio anómalo también absorberá el colorante y comprometerá la claridad de la córnea. Utilice la cantidad mínima de colorante necesaria y considere la posibilidad de inyectarlo bajo un viscoelástico cohesivo.
- Cree una capsulorrexis más pequeña para evitar el prolapso de la LIO durante la DMEK, por lo general de 4.5 a 5.0 mm. Evite hacer un desgarro capsular, ya que puede radializarse durante el despliegue y la colocación del injerto para la QE.
- Realice la miosis utilizando un agonista colinérgico antes de proceder a la DMEK. Haga una iridotomía inferior con un vitrector anterior o un gancho de Sinskey y una aguja. La iridotomía también puede llevarse a cabo de forma preoperatoria con un láser Nd:YAG.
- En los casos de prolapso vítreo inesperado, considere posponer la QE.
  - La manipulación mecánica para desplegar y centrar el injerto puede empeorar el prolapso vítreo, lo que aumenta el riesgo de desprendimiento de retina.

Combinación de QPP y extracción extracapsular a cielo abierto

- Evalúe si es posible la visión de los componentes intraoculares a través de la córnea comprometida para determinar si se puede realizar algún paso de la cirugía de cataratas en cámara cerrada.

Si es posible, realice la capsulorrexis antes de pasar a cielo abierto, ya que la capsulorrexis suele estar mejor controlada en una CA cerrada.

- Tras la retirada del botón corneal del receptor, se tiñe la cápsula anterior aplicando directamente gotas de azul tripano. Irrigue el exceso de tripano.
  - No es raro encontrar una pupila mal dilatada con sinequia posterior en los casos con antecedentes de queratitis infecciosa o inflamación crónica. Realice la sinequiólisis con una espátula para ciclodiálisis o una cánula viscoelástica. Utilice un retractor de pupila si es necesario para la dilatación pupilar.
- Comience la capsulorrexis circular continua (CCC) con un cistitomo y complétela con las pinzas de Utrata.
  - Debido a la presión posterior, la capsulorrexis tiende a extenderse periféricamente. Convierta a la técnica de corcholata (chapa) si es necesario.
- Extraiga la catarata.
  - Realice una hidrodisección suave para lograr el prolapso parcial de la catarata, seguida de la extracción con un asa para cristalino. Si la catarata tiende a retroceder hacia el saco capsular, coloque viscoelástico detrás de ella. En el caso de una catarata densa, se puede utilizar una punta de aguja afilada como el cistitomo para empalar el centro del núcleo y sacarlo del saco capsular. La sonda de facoemulsificación también puede utilizarse para empalar el núcleo y levantarlo.
  - Busque cualquier signo de desgarro capsular anterior, especialmente cuando no se haya realizado una CCC.
- Retire el córtex.
  - Utilice la pieza de mano de irrigación/aspiración a un flujo bajo. Tenga en cuenta el riesgo de aspiración de la cápsula anterior y posterior y la diálisis zonular.
  - Considere usar un sistema de irrigación/aspiración manual como la cánula de Simcoe.
  - Se prefiere una extracción completa del córtex para reducir al mínimo la inflamación postoperatoria.
- Evalúe la integridad de la bolsa capsular. Si se observa una pérdida de vítreo, realice una vitrectomía anterior completa. Limpie la pupila y el iris con una esponja de celulosa para confirmar la ausencia de vítreo en la cámara anterior (CA). Si se observa algo de vítreo con la esponja, córtelo en la base con tijeras de Westcott.
- Si el saco capsular está intacto, llénelo con viscoelástico y coloque la LIO en él con pinzas.
  - Si hay desgarro capsular anterior, se debe ampliar el surco ciliar (sulcus) con viscoelástico y colocar una LIO de tres piezas.
  - Se puede utilizar un segundo instrumento romo para empujar suavemente hacia abajo en la óptica mientras se inserta la LIO con pinzas para superar cualquier presión posterior.
  - En los casos de mal soporte capsular anterior o zonulopatía difusa para la colocación de la LIO en el surco, considere dejar al paciente afáquico. La colocación de la LIO secundaria, como una LIO intraescleral con fijación háptica o suturada, puede considerarse como una cirugía por etapas.
- Complete la QPP de manera estándar.

CONSIDERACIONES POSTOPERATORIAS

El tratamiento tras una queratoplastia combinada con la cirugía de cataratas es similar al de la queratoplastia sola. En caso de pérdida del vítreo, se debe buscar la presencia de este último en la CA, como el encarcelamiento de vítreo en las incisiones corneales y la unión injerto-receptor.

Bibliografía

1. Steinert R. *Cataract Surgery*. Saunders; 2010.
2. Mannis M, Holland E. *Cornea*. Elsevier; 2017.

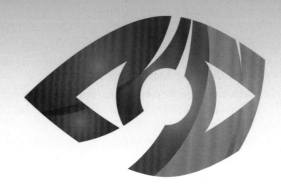

CAPÍTULO **31**

Queratoplastia lamelar anterior profunda

Melissa B. Daluvoy, MD

CONSIDERACIONES PREOPERATORIAS

- La queratoplastia lamelar anterior profunda (DALK, *deep anterior lamellar keratoplasty*) elimina las capas anteriores de la córnea dejando intactas la membrana de Descemet (MD) y el endotelio.

- Esto ofrece la ventaja de operar en un sistema cerrado y reducir el riesgo de rechazo inmunitario del tejido donante en comparación con la queratoplastia penetrante (QPP) de grosor completo.

- Al evaluar a un paciente para hacer una DALK, el criterio más importante es la salud de la MD y del endotelio.

- La DALK se aplica mejor cuando las capas internas de la córnea están sanas, sin roturas previas en la MD y con un buen recuento de células endoteliales, como en los pacientes jóvenes con queratocono, cicatrices del estroma anterior por traumatismos o infecciones, o la mayoría de las distrofias corneales (excluida la distrofia macular).

- Las pruebas de microscopia especular pueden ser útiles para analizar el recuento y la morfología de las células endoteliales en los pacientes con antecedentes de inflamación intraocular o en los de edad avanzada.

- Los desgarros previos de la MD, como en los pacientes que tuvieron hidropesía, no son una contraindicación absoluta para la DALK, pero pueden ser un reto y no se puede utilizar la técnica de la gran burbuja.

PROCEDIMIENTO QUIRÚRGICO

Se han dedicado libros enteros a las distintas técnicas para realizar la DALK. Cubrir todas las opciones va más allá del alcance y propósito de este capítulo. La mayoría de los cirujanos de Duke emplean la «técnica de la gran burbuja». Por lo tanto, aquí se describirán los puntos quirúrgicos clave y las principales variaciones de esta técnica.

- La autora pide el tejido para QPP tradicional del banco de ojos y retira el endotelio una vez que la DALK ha tenido éxito. En el caso de un desgarro irrecuperable en la MD, se dispone entonces de tejido de grosor completo. Cuando intente realizar una DALK, no corte el tejido del donante con antelación.

- Si lo desea, puede colocar un anillo de Flieringa.
- Marque el centro de la córnea y elija el tamaño de la trepanación del receptor como lo haría para un injerto de grosor total.
- Haga una pequeña paracentesis para descomprimir la cámara anterior (CA) e inyecte unas burbujas pequeñas de aire; esto ayudará a la visualización de la CA y a determinar si la gran burbuja tuvo éxito.
- Mediante el uso de un trépano de succión del tamaño deseado, corte la córnea a una profundidad de ~60-80% (en función de la paquimetría periférica preoperatoria). *No entre en la CA durante la trepanación.*
- Con una aguja de 27G doblada unida a una jeringa de 3 mL llena de aire, introduzca la punta de la aguja con el bisel hacia abajo en la profundidad del surco y haga un túnel hacia adelante ~3-4 mm desde el surco apuntando ligeramente fuera del centro (para evitar la zona más delgada), teniendo cuidado de no perforar la MD y entrar en la CA.
  - Marcar la punta de la aguja puede ayudar a identificar el punto de entrada si se utiliza una cánula para inyectar aire (*véase* el paso 7).
  - Se puede inyectar aire a la fuerza en este punto mediante la aguja, como lo prefiere la autora, o retirar la aguja y proceder al paso 7.
- Retire la aguja y, utilizando el mismo tracto, introduzca una cánula para DALK apuntando gradualmente hacia el centro de la córnea e inyecte aire con fuerza.
  - El enfisema corneal es frecuente en esta etapa.
- Si se consigue separar la MD del estroma suprayacente, se observará que las pequeñas burbujas de aire que se han colocado en la CA se extenderán en la periferia, ya que la MD invertida las ha empujado hacia el ángulo.
- A continuación, retire manualmente la tapa del estroma con un cuchillete angular de Crescent.
  - Si la gran burbuja no tuvo éxito, puede intentar los pasos 6 y 7 de nuevo en este punto.
- Una vez conseguida la gran burbuja y eliminada la tapa del estroma, tendrá que realizar el «corte valiente».
- En este paso se hace una abertura en las capas estromales restantes y la gran burbuja se escapará, por lo que hay que tener cuidado de no golpear con la cuchilla la MD que se aproxima.
  - La autora realiza este corte con una cuchilla extremadamente afilada mediante una técnica de raspado; también se puede hacer con un cuchillete.
  - La autora cubre la zona con un viscoelástico denso para intentar frenar el escape de aire y rasca suavemente a través de las capas del estroma anterior hasta que se filtra el aire.
- Una vez que hay una abertura en las capas del estroma, se puede inyectar algún viscoelástico para separar de nuevo el estroma de la MD.
- En este punto se puede utilizar una espátula especializada para DALK (p. ej., la espátula de Anwar) para asegurarse de que la MD se separa del estroma periférico más allá de la línea de trepanación original.
- Con unas tijeras para DALK (cuyo borde anterior es redondeado y romo) se realizan cuatro cortes radiales que dividen las porciones anteriores del estroma en cuatro cuadrantes. A continuación, retire con cuidado cada cuadrante.
- En este punto debería tener una MD limpia e intacta del tamaño de su trepanación original con el tejido circundante del receptor.
  - Si en algún momento se rompe la MD, se puede convertir en una QPP de grosor completo.
  - Los pequeños desgarros en la MD pueden tratarse con la aplicación de las burbujas de aire al final del procedimiento (*véase* el paso 19).
- La atención se dirige ahora al tejido donante. Retire la MD y el endotelio del tejido del donante (si no lo ha hecho ya el banco de ojos).
  - El método preferido por la autora es teñir con azul tripano; luego, bajo una solución salina balanceada, marcar la periferia lejana usando un gancho de Sinskey, levantar un borde de MD y endotelio, y luego hacer la disección con pinzas finas (similar a la preparación del tejido para la queratoplastia endotelial de la MD).

- Trepane el tejido del donante del mismo tamaño que el de su receptor.
- Asegure el injerto en su lugar con 16 puntos sueltos de nailon 10-0 al 90% de la profundidad, teniendo cuidado de no perforar la MD en este sitio.
  - Asegúrese de lavar a fondo la MD, ya que cualquier viscoelástico retenido puede producir una opacificación de la interfase.
- Se puede instilar una burbuja de aire moderada en la CA para ayudar a la adherencia de la MD al nuevo tejido del injerto. Asegúrese de dilatar la pupila o mantener la burbuja lo suficientemente pequeña para evitar el bloqueo pupilar.

CONSIDERACIONES POSTOPERATORIAS

- El primer día postoperatorio es similar al de la QPP (controlar la presión intraocular, los defectos epiteliales, etc.), con especial atención a identificar una CA doble, que se produce cuando la MD del receptor no se adhiere al estroma posterior del donante creando una falsa CA. Esto es más frecuente cuando se ha producido una perforación o un desgarro en la MD durante la cirugía.
- Las CA dobles deben tratarse con la instilación de aire adicional en la CA para taponar la MD desprendida al tejido injertado.
- El régimen de colirios postoperatorios de la autora es el mismo que el de una QPP: esteroides tópicos a alta frecuencia durante 1 semana con una disminución mensual. Hay pruebas que sugieren que es posible una reducción más rápida de los medicamentos con la DALK. Los antibióticos tópicos se utilizan durante una semana o hasta que todos los defectos epiteliales se hayan cerrado.
- La autora comienza a retirar las suturas en función de la topografía a los 6 meses del postoperatorio. En la DALK, las suturas pueden retirarse antes si es necesario respecto a la QPP.
- Aunque la DALK elimina el riesgo de rechazo endotelial, todavía puede producirse un rechazo estromal y epitelial. En caso de rechazo, deben utilizarse esteroides de forma intensiva para intentar recuperar el trasplante mediante técnicas similares a las empleadas para la QPP.

Bibliografía

1. Anwar M, Teichmann KD. Big-bubble technique to bare Descemet's membrane in anterior lamellar keratoplasty. *J Cataract Refract Surg.* 2002;28(3):398-403.

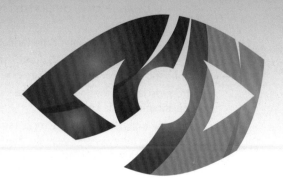

CAPÍTULO 32

Tratamiento de la deficiencia de células madre del limbo

Christine Shieh, MD ● Sayan Basu, MBBS, MS ● Clara C. Chan, MD, FRCSC, FACS

CONSIDERACIONES PREOPERATORIAS

Selección de pacientes

Del International Limbal Stem Cell Deficiency Working Group[2]

La *deficiencia de células madre del limbo* (DCML) es una disfunción en la homeostasis del epitelio corneal. Esto da lugar a la conjuntivalización, donde el epitelio conjuntival sustituye al epitelio corneal. Dado que la conjuntiva tiene uniones intercelulares más sueltas, es significativamente más permeable a la fluoresceína. Por lo tanto, en la DCML lo suficientemente grave como para que se considere la posibilidad de realizar un trasplante de células madre del limbo (TCML) se observa una tinción tardía con fluoresceína en la periferia de la córnea en un patrón de remolino y el eje visual central suele estar afectado; el paciente también puede presentar un dolor importante. Por lo general, no es necesario hacer un TCML si el eje visual central de 5 mm es transparente, ya que estas afecciones pueden tratarse a menudo con lentes de contacto esclerales o queratectomía superficial con injerto de membrana amniótica (tablas 32-1 y 32-2).

La conjuntivalización puede verse junto con otros signos de disfunción epitelial, como:

- Defectos epiteliales persistentes o recurrentes con o sin neovascularización
- Inflamación de la superficie ocular
- Cicatrización de la córnea

La DCML puede presentarse sola o junto con otras anomalías concomitantes de la superficie ocular, sobre todo en la conjuntiva (conjuntivitis cicatrizante) o en los nervios de la córnea (córnea neurotrófica).

El International Limbal Stem Cell Deficiency Working Group alienta a los oftalmólogos a realizar pruebas de diagnóstico confirmatorias (además del examen clínico con lámpara de hendidura) siempre que sea posible. Esto puede incluir opciones como la obtención de imágenes *in vivo* (microscopia confocal o tomografía de coherencia óptica [OCT, *optical coherence tomography*] del segmento anterior [SA]) o el muestreo de células de la córnea para detectar células conjuntivales. Esto último suele hacerse con la citología de impresión, que consiste en un papel de filtro de nitrocelulosa que posteriormente se tiñe con ácido peryódico de Schiff y hematoxilina-eosina. Aunque se ha informado de la realización de una biopsia por escisión de la córnea para evaluar la presencia de células caliciformes desde el punto de vista histológico,

TABLA 32-1.   Estadificación de la enfermedad de células madre limbales (en función de la presentación clínica)[2]

Estadio	A	B	C
Estadio I			
Epitelio corneal normal en los 5 mm centrales de la córnea	< 50% de afectación limbal	≥ 50% pero < 100% de afectación limbal	100% de afectación limbal
Estadio II			
Los 5 mm centrales de la córnea están afectados	< 50% de afectación limbal	≥ 50% pero < 100% de afectación limbal	
Estadio III			
Toda la superficie de la córnea está afectada			

este procedimiento es bastante invasivo. La queratectomía superficial es una alternativa menos invasiva a la biopsia por escisión: el cirujano puede retirar el paño (*pannus*) conjuntivalizado que recubre la superficie corneal y enviar la muestra a anatomopatología para confirmar el diagnóstico. Es importante dejar la membrana de Bowman intacta, ya que ha habido algunos informes de detección de neoplasia escamosa de la superficie ocular (NESO) en el contexto de la DCML. La NESO puede invadir el interior del ojo si se rompe la membrana de Bowman.

TABLA 32-2.   Resumen de procedimientos quirúrgicos

Procedimiento quirúrgico	Fuente del ojo donante	Resumen del procedimiento
Trasplante epitelial limbal simple (SLET, *simple limbal epithelial transplantation*)[a]	Una de las siguientes opciones: • Ojo contralateral sano (autólogo) • Parientes vivos (alógeno) • Donante fallecido (alógeno)	• Una pequeña «biopsia» de tejido queratolimbal se divide en trozos más pequeños y se distribuye en la córnea media periférica de forma circunferencial • Cosecha opcional de la conjuntiva
Aloinjerto queratolimbal (KLAL, *keratolimbal allograft*)[a]	Donante fallecido (alógeno)	• Segmentos queratolimbales (de 1.5 ojos de donante) colocados circunferencialmente alrededor del limbo del receptor • Sin cosecha conjuntival
Aloinjerto de limbo conjuntival (CLAL, *conjunctival limbal allograft*)	Ojo contralateral sano (autólogo)	Células madre limbales en tejido portador conjuntival colocado superior e inferiormente
Aloinjerto de limbo conjuntival de familiar vivo (Lr-CLAL, *living related-CLAL*)[a]	Parientes vivos (alógeno)	Segmentos queratolimbales frescos + faldón de conjuntiva colocados superior e inferiormente

[a]*Se requiere inmunosupresión sistémica siempre que la fuente donante sea alógena.[3]*
El cirujano también puede combinar los procedimientos mencionados en la tabla. Por ejemplo:
• *«Procedimiento de Cincinnati» – Lr-CLAL + KLAL **(limbo y conjuntiva de donante vivo familiar + segmentos queratolimbales de donante fallecido).***
  O
• *«Procedimiento de Cincinnati modificado» (solo para la enfermedad unilateral, NO para la enfermedad bilateral ni para los pacientes que no quieren que se toque su ojo bueno): autoinjerto limbal conjuntival y KLAL **(limbo y conjuntiva del ojo contralateral + segmentos queratolimbales de donante fallecido): **permite disminuir la carga antigénica.[1]*

Los autores recomiendan la compatibilidad por tipo de sangre para las fuentes alógenas de donación. Si es posible, la compatibilidad HLA parcial o completa también es ideal, ya que permitirá reducir la presencia de anticuerpos HLA circulantes específicos del donante en el receptor.

Anestesia

Para los niños, la anestesia general se considera obligatoria. En el caso de los adultos, la biopsia del limbo puede obtenerse del ojo del donante bajo anestesia tópica, pero los cirujanos principiantes pueden preferir un bloqueo peribulbar o subtenoniano. El ojo afectado en los adultos requiere un bloqueo peribulbar o retrobulbar.

Colirios preoperatorios

Para reducir la hemorragia intraoperatoria, algunos cirujanos prefieren utilizar dos o tres aplicaciones preoperatorias de tartrato de brimonidina al 0.15% y colirios de fenilefrina al 5% (alternativamente) durante 5-10 min antes de llevar al paciente al quirófano.

Indicaciones y contraindicaciones para todos los procedimientos de TCML

Indicaciones para el ojo del receptor

Por lo general, el TCML se reserva para la DCML en estadio IIb, IIc y III (según la tabla 32-1).

Ojo del receptor: contraindicaciones absolutas

- Superficie ocular seca (definida como una puntuación de Schirmer I repetida con anestesia de menos de 10 mm o queratinización corneal o conjuntival bulbar).
- Glaucoma no controlado: debe ser controlado antes de la cirugía.
- Presencia de alteraciones anexiales no corregidas (lagoftalmos, ectropión, entropión, triquiasis y dacriocistitis): se recomienda que se corrijan antes de cualquier TCML, y como procedimiento escalonado por separado. El paciente debe tener una aposición razonable de los párpados sin exposición de la córnea. Si no es posible hacer la corrección del párpado por separado, el paciente debe someterse a una tarsorrafia concomitante durante el TCML.
- Ojo ciego sin potencial para ver.
- Ojo con segmento anterior desorganizado (que probablemente no mejorará la visión con el trasplante).

Ojo del donante: indicaciones y contraindicaciones

- Ojo del donante ideal: ojo contralateral sano sin antecedentes de DCML ni uso de lentes de contacto.
- Contraindicaciones:
  - Cualquier signo de DCML en el ojo del donante (tinción tardía de fluoresceína que indique DCML).
  - Ojo del donante:
    - Compromiso durante la lesión inicial
    - Uso previo de lentes de contacto o cirugía de la superficie ocular
  - Si la fuente del donante es alógena (donante vivo emparentado), es necesario realizar pruebas serológicas para descartar el VIH I/II, así como los virus de la hepatitis B y C.

Contraindicación para la inmunosupresión sistémica

Precaución: cualquier fuente alógena o de donante fallecido de los ojos requerirá inmunosupresión sistémica (IS) para que los injertos sobrevivan a largo plazo.

A continuación se mencionan las contraindicaciones de la IS:
- Antecedentes de neoplasia maligna en los últimos 5 años
- Falta de cumplimiento del seguimiento clínico o del laboratorio o de la medicación
- Presencia de comorbilidades significativas, a saber:
  - Diabetes no controlada
  - Hipertensión no controlada
  - Insuficiencia renal
  - Insuficiencia cardíaca congestiva
  - Fallo de otros órganos
  - Edad avanzada (se sugiere no incluir a pacientes de más de 80 años)

CONSIDERACIONES POSTOPERATORIAS

Seguimiento y control postoperatorio recomendado

- A menos que se indique lo contrario, la mayoría de los cirujanos examinan a los pacientes en el primer día y en la primera semana del postoperatorio, seguidos de visitas al primer y tercer mes después de la cirugía (y luego a intervalos de 2-3 meses).
- La mayoría de los cirujanos utilizan gotas de antibiótico de amplio espectro al menos cuatro veces al día durante la primera semana o mientras la lente de contacto esté colocada. Los colirios de esteroides tópicos varían, pero generalmente se usan de cuatro a seis veces al día, y luego se disminuye la frecuencia por una gota cada 1 o 2 semanas.
- En cada visita, el cirujano debe vigilar los signos de:
  - Retraso en la cicatrización o defecto epitelial
  - Queratitis microbiana
  - Hipertensión ocular o glaucoma
- Si se trata de un TCML con injerto alogénico, el cirujano también debe vigilar los signos de:
  - Rechazo del injerto mediado por el sistema inmunitario[4]
  - Efectos secundarios o adversos de la IS

Inmunosupresión sistémica

- Los detalles de los regímenes de IS pueden variar y están fuera del alcance de este capítulo. Los autores siguen en gran medida las publicaciones recientes del Dr. Edward Holland[5] o de este artículo de revisión internacional de 2020.[6]
- Los autores desean señalar que alrededor de un tercio de los pacientes con TCML alogénico sufren un rechazo inmunitario y que el riesgo persiste a largo plazo.[4]
  - Los pacientes más jóvenes (menores de 10 años) y los que se someten al aloinjerto queratolimbal (KLAL) exclusivamente tienen un mayor riesgo de rechazo y deben recibir una inmunosupresión más intensiva.[4]
- Numerosos cirujanos colaboran con un nefrólogo o un reumatólogo para ayudar a controlar la IS.

TRASPLANTE EPITELIAL LIMBAL SIMPLE[7]

Contraindicaciones específicas del trasplante epitelial limbal simple

Contraindicaciones del ojo del receptor

Dada la pequeña cantidad de tejido cosechado que se necesita para el trasplante epitelial limbal simple (SLET, *simple limbal epithelial transplantation*) (en comparación con otros TCML), el cirujano principiante puede verse tentado a intentar hacer el SLET como panacea de primera línea para todas las DCML. Sin embargo, los autores han comprobado que existen limitaciones. A continuación, se indican las contraindicaciones relativas al SLET:
- Aumento de la gravedad del simbléfaron (que se correlaciona con un peor resultado)
- Córneas neurotróficas (con sensibilidad < 2 mm por estesiometría)
- Queratopatía por radiación
- Mala posición del párpado (lagoftalmos, ectropión/entropión)

Contraindicaciones del ojo del donante

Ojo del donante con DCML o antecedentes de uso de lentes de contacto.
- Aunque teóricamente es posible extraer el tejido para el SLET de un ojo del donante con solo una DCML parcial, los autores han descubierto que un ojo del donante con menos del 50% de células limbales sanas respecto a las manecillas del reloj enfermará de forma significativa si se extrae de su parte sana. Esto es cierto incluso si el cirujano intenta realizar el SLET en el ojo del donante. Primero no hacer daño.

Solicitudes al banco de ojos: ojo alogénico (de donante fallecido) para SLET

El tejido debe:
- Ser fresco (< 48 h desde el momento de la cosecha).
- Tener palizadas limbales visiblemente intactas.
- Carecer de descamación epitelial.
- Ser de un donante ≤ 60 años.

▶ Técnica quirúrgica del SLET (video 32-1; fig. 32-1)

Ojo de donante vivo (autólogo o alogénico): preparación del tejido del donante

- Se mide una hora de reloj o aproximadamente 3.5-4 mm con un calibrador, y el **marcado se realiza ligeramente por detrás del limbo** en la conjuntiva. Es mejor si la porción superior está disponible, ya que allí hay más palizadas de Vogt.
- Cree una hemorragia conjuntival utilizando una aguja de 30G en una jeringa llena de solución salina balanceada (SSB). **Paso clave para la decisión:** ¿se necesita la conjuntiva del donante para reparar el simbléfaron en el ojo del receptor?
  - Si no se necesita la conjuntiva del donante, se debe poner una burbuja con líquido justo detrás de la zona seleccionada para la biopsia (~1 mm periférico al limbo). Comience la disección subconjuntival 1 mm periférico al limbo (con tijeras de Vannas) para disecar un colgajo de conjuntiva. Continúe la disección hasta alcanzar el limbo.
  - Si se necesita una conjuntiva del donante, se debe modificar la técnica para tomar una zona más grande de conjuntiva periférica al limbo. Esto se puede hacer para injertar la esclera bulbar cuando el simbléfaron se libera de la superficie bulbar.
- Levante el colgajo conjuntival hasta la inserción de la cápsula de Tenon en el limbo: realice la disección subconjuntival en 1 mm de la córnea clara. Utilice una cuchilla del número 15 (o una cuchillete de Crescent, pero la cuchilla más afilada del número 15 permite al cirujano asegurar una profundidad adecuada) para resecar y extirpar el tejido limbal.
- Coloque el tejido del donante en SSB: **no** deje que se seque.

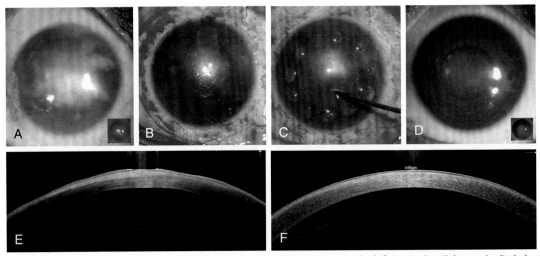

FIGURA 32-1. Resultado postoperatorio típico después del SLET autólogo para la deficiencia de células madre limbales (DCML) unilateral inducida por quemaduras químicas. **A.** Aspecto preoperatorio donde se observa la vascularización superficial de la córnea y la cicatrización con defecto epitelial central (*detalle:* fotografía con tinción de fluoresceína). **B.** Imagen intraoperatoria tras la eliminación del paño fibrótico conjuntivalizado de la superficie corneal. **C.** Imagen intraoperatoria en la que se aprecia la distribución circunferencial de las piezas de trasplante limbal que se fijan al injerto de hAM con adhesivo tisular. **D.** A los 6 meses del postoperatorio, la superficie corneal es estable, avascular y epitelizada (*detalle:* fotografía con tinción de fluoresceína). **E.** Imagen de OCT-SA preoperatoria donde se observa un epitelio conjuntival irregular altamente reflectante con opacificación superficial del estroma y defecto epitelial central. **F.** Imagen de OCT-SA postoperatoria en la que se ve un epitelio corneal transparente y regular poco reflectante con reducción del estroma opacificado.

Ojo de donante cadavérico: preparación del tejido del donante

La técnica que se presenta a continuación supone hacer un faldón mínimo de conjuntiva en el borde corneoescleral: lleve a cabo una biopsia por recorte en la que se pellizca el tejido limbal con una pinza de Lim; se recorta una hora de reloj con unas tijeras de Vannas o de Wescott.

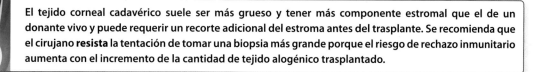

El tejido corneal cadavérico suele ser más grueso y tener más componente estromal que el de un donante vivo y puede requerir un recorte adicional del estroma antes del trasplante. Se recomienda que el cirujano **resista** la tentación de tomar una biopsia más grande porque el riesgo de rechazo inmunitario aumenta con el incremento de la cantidad de tejido alogénico trasplantado.

Ojo del receptor

- Suelte el simbléfaron que impida la inserción del blefaróstato y deje que se retraiga.
- Comience de 2 a 3 mm periférico al limbo estimado y realice una peritomía de 360°. Con unas tijeras, diseque hacia el limbo. Retire el paño cicatrizado sobre la córnea, pero tenga cuidado de dejar intacto cualquier epitelio corneal sano, y no intente eliminar manualmente la cicatrización de la córnea. Utilice una cauterización suave para controlar cualquier sangrado.
- Use las tijeras de tenotomía para retraer y liberar la conjuntiva periférica mediante una disección roma.
- Cubra la córnea del receptor con el epitelio de la membrana amniótica humana (hAM, *human amniotic membrane*) viendo hacia arriba.
- Fíjela a la superficie de la hAM con adhesivo tisular. La hAM debe tener un tamaño suficiente para cubrir la córnea y la esclera hasta la extensión de la peritomía, y es fundamental asegurarse de que todos los bordes estén metidos bajo la conjuntiva.

Colocación del tejido del donante

- Corte el injerto limbal en aproximadamente seis a diez piezas, con pinzas no dentadas y de Vannas (no se recomienda utilizar una cuchilla quirúrgica en un bloque de corte, ya que puede dañar el tejido).
- Los fragmentos cortados del trasplante se colocan entonces en la superficie de la membrana amniótica. Suele realizarse justo en el interior del limbo; se distribuye uniformemente por toda la circunferencia, evitando el eje visual. Si se prevé una futura queratoplastia, resulta de beneficio distribuir los fragmentos fuera de la posible zona de queratoplastia.
- Intente orientar las piezas con el lado del epitelio hacia arriba.

En el caso de las muestras para el SLET, el lado del epitelio tendrá pigmentación y una superficie lisa frente al lado del estroma, que tendrá filamentos fibrosos blancos. Intente evitar cortar la muestra en demasiados trozos pequeños, ya que puede dificultar la visibilidad del lado del epitelio.

- Se aplica una cantidad muy pequeña de adhesivo tisular (preferiblemente Tisseel®, Baxter International Inc.) sobre cada pieza de injerto de forma individual. Debe esperar al menos 1 min para asegurarse de que el adhesivo tisular se ha polimerizado antes de proceder al siguiente paso.
- Coloque una lente de contacto a manera de vendaje de 14 mm después de 1 min cuando el pegamento haya polimerizado.
- En los niños muy pequeños, se recomienda realizar una tarsorrafia con sutura durante las dos primeras semanas para evitar la pérdida prematura de las lentes de contacto o los trasplantes, debido al riesgo de que los niños se froten los ojos inadvertidamente.

> Aunque se han publicado buenos resultados con una segunda capa de membrana amniótica (encima del tejido de SLET), los autores no han visto que esto afecte los resultados. Si se teme que la lente de contacto utilizada como vendaje se desprenda, los autores recomiendan una tarsorrafia con sutura.

Consideraciones postoperatorias únicas del SLET

- La mayoría de los pacientes comienzan a tomar un antibiótico postoperatorio de amplio espectro (como el moxifloxacino cuatro veces al día) hasta que se retira la lente de contacto o se cura el ojo del donante.
- La lente de contacto se retira a los 7 o 14 días. Si el epitelio no ha cicatrizado en ese momento, se sustituye por una lente de contacto a manera de vendaje hasta que el epitelio haya crecido completamente.
- En el postoperatorio, se administran gotas tópicas de acetato de prednisolona al 1% seis veces al día durante 1 semana y luego se reducen cada semana durante las siguientes 6 semanas tanto en el ojo del receptor como en el del donante. Los corticoesteroides tópicos a largo plazo no son necesarios para los trasplantes autólogos.
- Si se coloca una tarsorrafia temporal con sutura en el ojo del receptor, se prescriben esteroides orales (para reducir el edema del tejido periocular) y pomadas tópicas con antibióticos y esteroides (en lugar de los colirios) hasta que se libere la tarsorrafia, normalmente durante la visita de una a dos semanas.

AUTOINJERTO DE LIMBO CONJUNTIVAL (CLAU, *CONJUNCTIVAL LIMBAL AUTOGRAFT*), KLAL Y LR-CLAL: PUNTOS EN COMÚN

Colirios preoperatorios

Para reducir la hemorragia intraoperatoria, algunos cirujanos prefieren utilizar dos o tres aplicaciones preoperatorias de tartrato de brimonidina al 0.15% y colirios de fenilefrina al 5% (alternativamente) durante 5-10 min antes de llevar al paciente al quirófano.

Técnica quirúrgica

Preparación del ojo del receptor

- Se realiza una peritomía conjuntival de 360°, que incluye la liberación de los simbléfaron presentes en el limbo.
- En el receptor, suele haber mucha más hemorragia: se necesita un cauterio de campo húmedo o fenilefrina (al 2.5% o 10%) en una esponja de celulosa para lograr la hemostasia.
- Se deja que la conjuntiva se retraiga 2-3 mm del limbo, lo que suele ocurrir de forma natural (secundario a la liberación de la tensión conjuntival).
- Debido a la inflamación crónica, la cápsula de Tenon suele estar extremadamente engrosada en estos ojos: la cápsula puede ser extirpada generosamente (teniendo cuidado de preservar la conjuntiva subyacente). En caso de que haya un exceso de conjuntiva, se puede recortar una cantidad conservadora.

> El microscopio quirúrgico puede afectar el sentido de la escala del cirujano principiante, y las cicatrices extensas pueden ocultar las inserciones del músculo recto. Es importante evitar la desinserción accidental de los músculos rectos al disecar la cápsula de Tenon. Al cirujano le puede resultar útil revisar periódicamente con calibradores (para verificar dónde se situaría normalmente la inserción del músculo) o considerar el uso de ganchos musculares para verificar la localización del músculo recto.

- La epinefrina tópica (dilución 1:10 000) y el cauterio de campo húmedo se utilizan para mantener la hemostasia y permitir una mejor visualización del campo quirúrgico.
- A continuación, el epitelio corneal anómalo y el paño fibrovascular se eliminan mediante una queratectomía superficial utilizando una cuchilla de Beaver del 64 (o un cuchillete de Crescent equivalente), teniendo cuidado de evitar pases profundos en el estroma corneal.

Colocación del tejido del donante en el ojo del receptor

- Durante la sutura, el tejido del donante debe protegerse de los traumatismos con un revestimiento viscoelástico (esto es válido para todos los tejidos de donante para TCML).
- Al final de la operación, se inyectan esteroides subconjuntivales y cefazolina en el ojo del receptor. Se puede colocar una lente de contacto blanda de gran diámetro, como una Kontour®, y se pega un parche y un protector.

> Si el cirujano opta por colocar la membrana amniótica al final del procedimiento, los autores recomiendan poner el lado estromal adhesivo hacia arriba y el lado epitelial no adhesivo hacia abajo; de lo contrario, si el lado adhesivo está hacia abajo, a veces el estroma se incorpora a la córnea y provoca opacificación postoperatoria y reduce la mejor agudeza visual corregida final.

Cuidados postoperatorios

Ojo del donante

- Corticoesteroide tópico (difluprednato al 0.05% o acetato de prednisolona al 1%) cuatro veces al día.
- Fluoroquinolona tópica (moxifloxacino al 0.5% o levofloxacino al 0.5%) cuatro veces al día.
- Una vez que la conjuntiva se ha reepitelizado (por lo general en el plazo de una semana), se suspenden el vendaje con lente de contacto y la fluoroquinolona, mientras que el corticoesteroide se reduce en el transcurso de un mes.

Ojo del receptor

- Difluprednato cuatro veces al día (se continúa con tres o cuatro veces al día a menos que haya una respuesta de la presión intraocular [PIO] inducida por corticoesteroides).
  - Si hay una respuesta de la PIO, se disminuye la potencia del corticoesteroide a acetato de prednisolona al 1% o etabonato de loteprednol al 0.5%.
- Fluoroquinolona de cuarta generación cuatro veces al día (mientras se tenga colocada la lente de contacto). Muchos pacientes con enfermedad grave del margen del párpado y márgenes del párpado queratinizados (como en el síndrome de Stevens-Johnson) pueden requerir el uso de lentes de contacto como vendaje a largo plazo para evitar el traumatismo del párpado en la superficie corneal.
- Lifitegrast tópico al 5% o ciclosporina al 0.05% dos veces al día (mientras dure el seguimiento del paciente).
  - El lifitegrast y la ciclosporina tópicos se utilizan sin autorización para esta indicación por sus propiedades inmunosupresoras para disminuir el rechazo del trasplante.
- Uso frecuente de lágrimas artificiales sin conservantes.

AUTOINJERTO LIMBAL CONJUNTIVAL

Indicaciones y contraindicaciones específicas del CLAU

Ojo del receptor

- Indicaciones: insuficiencia unilateral grave de la superficie ocular total (enfermedad en estadios IIb, IIc y III).
- Contraindicado en la enfermedad bilateral.

Ojo del donante

Lo mismo que para el SLET.

▶ Técnica quirúrgica del CLAU (video 32-2)

Ojo de donante vivo (autólogo): preparación del tejido del donante

- El ojo del donante seleccionado se marca en las posiciones de las 12 y las 6 con un rotulador de violeta de genciana para delinear las porciones conjuntivales de los injertos (aproximadamente a las 2 horas del reloj en la circunferencia limbal o a ~6-6.25 mm). El cirujano debe evitar marcar directamente sobre el limbo con el rotulador debido a su posible toxicidad.

- Se utilizan calibradores para garantizar que la extensión del tejido que se va a cosechar sea siempre inferior a **la mitad de la circunferencia** (es decir, ~6 horas del reloj).
- La conjuntiva se eleva desde la cápsula de Tenon con SSB en una jeringa de insulina.
- La disección del injerto se realiza con una incisión a lo largo de los bordes laterales y disecando con unas tijeras de Westcott romas para cortar las adherencias de la conjuntiva a la córnea.
- Se lleva a cabo la disección conjuntival posterior y se corta el borde conjuntival periférico:
  - El borde distal de la conjuntiva superior (el segmento de las 12 horas) está a 8 mm del limbo.
  - El borde inferior de la conjuntiva (el segmento de las 6) está a 5 mm del limbo.
- La conjuntiva se posiciona anteriormente sobre la córnea, y la disección roma se continúa hasta un punto 1 mm anterior más allá del limbo (en la córnea) y la vasculatura corneal periférica para asegurar la inclusión de las células madre. Una vez que el tejido está libre, se transfiere en SSB para evitar la disección.
- Tras la extracción de ambos segmentos de tejido del donante, el defecto conjuntival se cierra 1 mm posterior al limbo. Aunque el cierre con pegamento tisular es el más cómodo, también se han descrito dos suturas de Vicryl® 10-0 o suturas de nailon 10-0.
- Se coloca una lente de contacto a manera de vendaje (como una lente de contacto Kontur®, Co, Richmond, CA) en el ojo del donante.

Ojo del receptor
Véase la sección anterior.

Colocación del tejido del donante. El tejido de CLAU cosechado se sutura en la posición de las 12 en punto del borde limbal mediante dos suturas de nailon 10-0 cortadas. Esto se repite en la posición de las 6 del reloj. Se aplica pegamento tisular para fijar la base de los segmentos de tejido de CLAU a la esclera del receptor.

Consideraciones postoperatorias. Debido a la exposición del borde de las 3 y las 9 horas, una limitación frecuente de la técnica de CLAU es que la neovascularización y la conjuntivalización volverán a aparecer después de la operación en estos lugares.

ALOINJERTO QUERATOLIMBAL

Indicaciones y contraindicaciones específicas para los receptores del KLAL

Indicaciones
- Es mejor para las alteraciones que afectan principalmente al limbo y que tienen una mínima o nula afectación conjuntival (como la aniridia o las lesiones químicas limitadas).

Contraindicaciones
- El éxito del KLAL está inversamente correlacionado con la inflamación o queratinización conjuntival activa (mejores resultados con el Lr-CLAL).
- Contraindicado en los pacientes que no pueden recibir IS (*véanse* las directrices de secciones anteriores).

Solicitudes al banco de ojos: ojo alogénico (de donante fallecido) para KLAL
- Borde escleral de 4 mm.
- Ningún tipo de cáncer.

- Cuanto más joven mejor; no más de 50 años.
- Cuanto más fresco mejor; no más de 5-6 días desde la fecha de la muerte.
- Tiempo de ventilación inferior a 72 h.
- Se necesitan dos córneas para los receptores de KLAL, ya que se necesitan 1.5 ojos de donante para generar los segmentos queratolimbales necesarios.

▶ Técnica quirúrgica del KLAL (video 32-3)

Ojo de donante fallecido: preparación del tejido del donante

- La córnea central del borde corneoescleral se extirpa con un trépano de 7.5 mm (más pequeño si se trata de un paciente pediátrico).
- El reborde corneoescleral restante se corta en mitades iguales, y se utilizan tijeras para resecar el exceso de tejido escleral periférico.
- Ponga el viscoelástico en la parte queratolimbal para evitar la desecación. La mitad o dos tercios posteriores de cada hemisección deben ser eliminados mediante una disección lamelar con un cuchillete de Crescent.

> La disección lamelar del borde corneoescleral es necesaria porque, si el injerto es demasiado grueso, la reepitelización se verá afectada por la fricción del párpado y por el desnivel entre la córnea del receptor y el injerto del donante. Si existe la preocupación de permanecer en el mismo plano a lo largo de la disección de! donante, el cirujano podría utilizar una cuchilla protegida con una profundidad preestablecida para establecer el plano antes de usar el cuchillete de Crescent.

- Esto puede realizarse de dos maneras:
  - Técnica 1 (mano libre con asistente):
    - Utilice las tijeras de Westcott para disecar el exceso de tejido escleral periférico, dejando 1 mm de borde escleral adyacente al limbo.
    - Ahora, bajo el microscopio, pida a su asistente que le ayude a estabilizar el tejido con unas pinzas.
    - Con un cuchillete de Crescent nuevo, retire la mitad posterior a dos tercios de cada mitad resecada: realice la disección lamelar para retirar la esclera posterior y la córnea posterior (membrana de Descemet y endotelio).
  - Técnica 2 (con bloque y pegamento de cianoacrilato):
    - Utilice las tijeras de Westcott para disecar el exceso de tejido escleral periférico, dejando 1 mm de borde escleral adyacente al limbo.
    - Ponga el pegamento de cianoacrilato sobre una superficie lisa estéril (superficie de plástico o bloque de corte quirúrgico), y luego coloque anteriormente una capa de viscoelástico.
    - Coloque la mitad de la media luna del donante con el lado del epitelio hacia arriba (de modo que la capa endotelial esté contra el viscoelástico y alejada del cirujano): la parte de la esclera debe descansar sobre el pegamento de cianoacrilato y la parte de la córnea sobre el viscoelástico.
    - Con un cuchillete de Crescent nuevo, retire la mitad posterior a dos tercios de cada mitad resecada (realice la disección lamelar para retirar la esclera posterior y la córnea posterior [MD y endotelio]).
- A continuación, las dos piezas se introducen en un medio de almacenamiento hasta que se coloquen en el ojo más adelante en la operación.

Ojo del receptor

Similar a la sección anterior del CLAU, pero es necesario que haya un espacio suficiente de ~4-5 mm desde el limbo para que se pueda exponer suficiente esclera denudada para colocar el KLAL. Esto puede hacer que el cirujano tenga que resecar la conjuntiva enferma o cicatrizada o la cápsula de Tenon.

Colocación del tejido del donante en el ojo del receptor

- Los segmentos de KLAL se colocan justo detrás del limbo corneal, asegurando que no haya espacios donde la conjuntiva pueda crecer entre ellos (permite la colocación completa de tres segmentos de KLAL, provenientes de 1.5 ojos de donante).
- Fije con pegamento tisular (algunos cirujanos lo combinan con nailon 10-0).

Consideraciones postoperatorias únicas del KLAL

- Se ha constatado que el KLAL solo, en comparación con el Lr-CLAL solo, tiene un mayor riesgo de rechazo. Esto se ha atribuido al aumento de la carga antigénica, ya que normalmente no se analiza la compatibilidad por tipo de sangre y HLA. En Ontario, donde uno de los autores ha estado utilizando el tejido de los donantes de órganos para seleccionar a los donantes de KLAL que son del tipo sanguíneo O únicamente, se ha observado una correlación con la reducción de las tasas de rechazo.
- A menos que se use un donante muy fresco, por lo general cualquier KLAL de conjuntiva no permanece viable.

ALOINJERTO DE LIMBO CONJUNTIVAL DE FAMILIAR VIVO

Indicaciones y contraindicaciones específicas para los receptores de Lr-CLAL

Indicaciones
- Para los pacientes con afectación conjuntival, el Lr-CLAL tiene mejores resultados que el KLAL.

Contraindicaciones
- El éxito se correlacionó inversamente con la inflamación conjuntival activa o la queratinización conjuntival.
- Contraindicado en los pacientes que no pueden recibir IS (*véanse* las directrices de secciones anteriores).

Selección específica de donantes de Lr-CLAL (resumen)

- Los pacientes también necesitan un donante vivo emparentado disponible, idealmente uno con compatibilidad HLA.
  - Los hermanos tienen el potencial de ser compatibles de forma idéntica por HLA.
  - Los padres y los hijos a menudo son al menos haploidénticos (50% idénticos) por HLA.
- Si el donante vivo familiar y el paciente son compatibles por grupo sanguíneo ABO, se realizan las pruebas de tipificación HLA, anticuerpos específicos del donante y pruebas cruzadas virtuales.
- Los detalles adicionales quedan fuera del alcance de este capítulo, pero se sigue utilizando la IS incluso si hay una coincidencia por HLA.

Solicitudes al banco de ojos

Lo mismo que para el KLAL, pero además del borde escleral de 4 mm, hay un faldón conjuntival (se trata de un procedimiento de recuperación especial para la mayoría de los bancos de ojos, ya que dejar la conjuntiva dificulta la preparación del tejido para la queratoplastia endotelial).

Técnica quirúrgica del Lr-CLAL

Ojo de donante vivo: preparación del tejido del donante

Véase la sección sobre el CLAU (misma técnica quirúrgica, pero realizada en un donante alogénico en lugar de un ojo autólogo).

Ojo de donante fallecido: preparación del tejido del donante

Véase la sección sobre KLAL (misma técnica quirúrgica), con la excepción de que se conserva el tejido conjuntival. Quizá el cirujano prefiera inflar la conjuntiva con líquido para disminuir la posibilidad de que se produzca un ojal en la conjuntiva.

Ojo del receptor

Lo mismo que para el CLAU o el KLAL.

Colocación del tejido del donante en el ojo del receptor

Lo mismo que para el CLAU, pero a continuación se presentan algunas notas adicionales específicas para el Lr-CLAL.

* Suture el tejido vivo cosechado en los meridianos de las 12 y las 6 horas con nailon 10-0; primero suture la parte queratolimbal hacia abajo: muchos cirujanos no entierran estos nudos, ya que sirven como un futuro marcador de la ubicación del injerto.
* A continuación, suture los segmentos de KLAL del donante fallecido hacia abajo, empezando por la parte queratolimbal de la posición de las 3 y 9 horas.
* Algunos cirujanos también suturan la conjuntiva periférica del donante al borde de la conjuntiva del ojo del receptor con suturas de Vicryl® o nailon 10-0.
* Se aplica adhesivo tisular para fijar la base de los segmentos de tejido de CLAU a la esclera del receptor.
* Algunos cirujanos también cubren y fijan una membrana amniótica sobre la zona previamente cicatrizada.
* Al final de la operación, se inyectan esteroides y antibióticos subconjuntivales en el ojo del receptor. Se coloca una lente de contacto suave de gran diámetro (como Kontour®) y se pega un parche y un protector.

Consideraciones postoperatorias únicas del Lr-CLAL

Similares a las del KLAL.

Referencias

1. Chan CC, Biber JM, Holland EJ. The modified Cincinnati procedure: combined conjunctival limbal autografts and keratolimbal allografts for severe unilateral ocular surface failure. *Cornea*. 2012;31(11):1264-1272.
2. Deng SX, Borderie V, Chan CC, et al. Global consensus on definition, classification, diagnosis, and staging of limbal stem cell deficiency. *Cornea*. 2019;38(3):364-375.
3. Cheung AY, Sarnicola E, Kurji KH, et al. Cincinnati protocol for preoperative screening and donor selection for ocular surface stem cell transplantation. *Cornea*. 2018;37(9):1192-1197.
4. Ang AY, Chan CC, Biber JM, Holland EJ. Ocular surface stem cell transplantation rejection: incidence, characteristics, and outcomes. *Cornea*. 2013;32(3):229-236.
5. Holland EJ, Mogilishetty G, Skeens HM, et al. Systemic immunosuppression in ocular surface stem cell transplantation: results of a 10-year experience. *Cornea*. 2012;31(6):655-661.
6. Serna-Ojeda JC, Basu S, Vazirani J, Garfias Y, Sangwan VS. Systemic immunosuppression for limbal allograft and allogenic limbal epithelial cell transplantation. *Med Hypothesis Discov Innov Ophthalmol*. 2020;9(1):23-32.
7. Shanbhag SS, Patel CN, Goyal R, Donthineni PR, Singh V, Basu S. Simple limbal epithelial transplantation (SLET): review of indications, surgical technique, mechanism, outcomes, limitations, and impact. *Indian J Ophthalmol*. 2019;67(8):1265-1277.

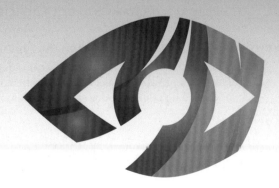

33

Biopsia de córnea

Nandini Venkateswaran, MD

La biopsia de córnea es una herramienta eficaz para ayudar a determinar la causa de una úlcera corneal cuando otros métodos no han resultado concluyentes.

INDICACIONES PARA UNA BIOPSIA DE CÓRNEA

- Úlcera corneal para la que se han realizado múltiples cultivos con resultados negativos.
- Úlcera corneal que se ha extendido profundamente en el estroma corneal y que no puede cultivarse adecuadamente con el raspado corneal.
- Úlcera corneal que no responde a un tratamiento antimicrobiano intensivo.
- Úlcera corneal que se sospecha es causada por microorganismos difíciles de cultivar en medios destinados a este propósito, como hongos o *Acanthamoeba* (fig. 33-1).

TÉCNICA

- Este procedimiento puede realizarse en la sala de procedimientos menores o en el quirófano, en función de la comodidad del paciente y del médico.
- Prepare el ojo afectado con solución tópica de povidona yodada y coloque campos estériles para los párpados.
- Coloque un blefaróstato en el ojo afectado.
- Identifique la zona donde se puede realizar la biopsia con seguridad. Lo ideal es evitar las zonas con un marcado adelgazamiento de la córnea. Las biopsias pueden tomarse en el centro del infiltrado o en la frontera entre el infiltrado y el tejido corneal sano.
- Obtenga un trépano dermatológico estéril de un solo uso, por lo general de 2 o 3 mm de diámetro.
- Utilice con cuidado el trépano dermatológico para disecar la córnea. El trépano debe usarse a manera de trépano corneal manual. Mantenga el trépano perpendicular a la superficie de la córnea y gírelo con la punta de los dedos para evitar ejercer una presión excesiva sobre el ojo. Se pueden utilizar pinzas para mantener el globo en posición mientras se lleva a cabo este procedimiento.
- La profundidad de la disección de la córnea debe ser aproximadamente del 30-40% del estroma para obtener una muestra considerable. Compruebe con frecuencia la profundidad de la biopsia para evitar la perforación de la córnea, especialmente en los ojos con un marcado adelgazamiento corneal.

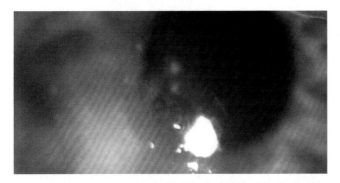

FIGURA 33-1. Un paciente de 59 años de edad presentó un defecto epitelial con altibajos que no cicatrizaba y desarrolló nuevas zonas de opacificación adyacente con patrón espiculado y ramificado del estroma y debajo de este defecto. Los cultivos de córnea fueron negativos. La fluoroquinolona tópica y el tratamiento antiviral oral no mejoraron el aspecto de este infiltrado. El diagnóstico diferencial incluyó queratitis herpética, queratopatía cristalina o queratitis micótica. Esta imagen muestra el aspecto del infiltrado corneal.

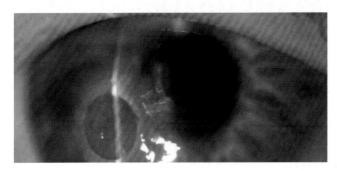

FIGURA 33-2. Se realizó una biopsia de córnea debido a la naturaleza recalcitrante de esta infección corneal. La biopsia mostró hifas septadas ramificadas. Posteriormente, se inició un tratamiento antimicótico tópico y el paciente continúa en el seguimiento. Esta imagen muestra la ubicación y el aspecto del lugar de la biopsia corneal.

- Emplee unas pinzas de 0.12 y un cuchillete de Crescent estéril para disecar cuidadosamente el lentículo para la biopsia.
- La pieza para biopsia puede seccionarse con tijeras de Westcott y colocarse en un medio de cultivo y también enviarse para su análisis histopatológico.

PRÓXIMOS PASOS

- Reanude el tratamiento antimicrobiano tópico del paciente y adapte el tratamiento en función de los resultados de la biopsia.
- Asegúrese de que la zona de la biopsia se epiteliza y no desarrolla un nuevo adelgazamiento o un nuevo infiltrado (fig. 33-2).
- Instruya al paciente minuciosamente sobre las precauciones necesarias ante la perforación corneal después de la biopsia.

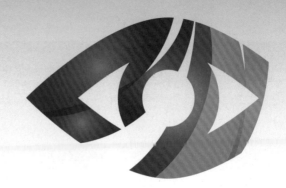

34

Tratamiento del rechazo de injertos

Michelle J. Kim, MD

CONSIDERACIONES PREOPERATORIAS

Tratamiento médico

- Los corticoesteroides tópicos de uso frecuente (acetato de prednisolona al 1%, diflupred-nato al 0.05%, dexametasona al 0.1% en dosis de cada 6 h o cada hora) son el pilar del tratamiento para los episodios de rechazo de injerto leves a moderados.
- En el caso de los pacientes poco cumplidores, puede ser útil la inyección subconjuntival o subtenoniana de esteroides (triamcinolona, dexametasona o betametasona).
- En casos de rechazo grave, pueden ser necesarios esteroides intravenosos (metilprednisolona 500 mg) u orales (1 mg/kg).
- Si no hay respuesta después de 1 mes de tratamiento, debe considerarse la posibilidad de repetir el trasplante.

PLANIFICACIÓN QUIRÚRGICA

- Si hay una neovascularización corneal importante, pueden utilizarse fármacos anti-VEGF (administrados por vía subconjuntival o intraestromal) para reducir el riesgo de rechazo posterior. Pueden ser necesarias múltiples inyecciones para lograr una regresión adecuada de la neovascularización.
- Considere la profilaxis del virus del herpes antes y después de la operación para reducir el riesgo de rechazo si el paciente tiene antecedentes de queratitis herpética.
- Solicite tejidos al banco de ojos. Evalúe la compatibilidad por grupo sanguíneo ABO si ha habido múltiples episodios de rechazo.
- En caso de haber fracasado múltiples injertos de grosor total, considere la posibilidad de utilizar queratoprótesis.

PROCEDIMIENTO QUIRÚRGICO

Queratoplastia endotelial automatizada con desprendimiento de la membrana de Descemet (DSAEK)/queratoplastia endotelial de la MD (DMEK) de repetición

- Coloque dos paracentesis y rellene la cámara anterior con viscoelástico cohesivo.
- Realice la incisión principal.

- Utilice un gancho de Sinskey o un pelador endotelial para desprender el injerto original y sacarlo a través de la incisión principal.
- Proceda a la DSAEK/DMEK según la técnica habitual.

 Hay que tener cuidado al retirar el injerto antiguo en caso de que haya adherencias al iris o a la membrana de Descemet circundante del receptor.

Queratoplastia penetrante (QPP) de repetición

- Si forma parte de su técnica habitual, coloque el anillo de Flieringa y las marcas corneales.
- Prepare el injerto donante según la técnica habitual. Compruebe las notas operatorias antiguas para confirmar el tamaño del injerto anterior, pero el injerto debe volver a medirse con calibradores durante la operación. El injerto de repetición debe ser, por lo general, 0.25-0.5 mm más grande que el injerto original, especialmente si le preocupa que los bordes de la unión del injerto con el receptor se rompan de forma importante al retirar el injerto antiguo.
- Si el injerto es relativamente reciente, utilice pinzas dentadas (0.12 o 0.3 mm) para tomar el borde del donante, y utilice otra pinza dentada para sujetar el borde del receptor. Separe los dos hasta que se cree una pequeña abertura de grosor completo.
- Inyecte viscoelástico cohesivo en la cámara anterior a través de la pequeña abertura.
- Continúe separando la unión injerto-receptor a lo largo de la córnea, volviéndolo a tomar según la necesidad. También se pueden utilizar tijeras para córnea a fin de ayudar a cortar el injerto original.
- Proceda con la QPP según la técnica habitual.

 Si el injerto y el receptor no pueden separarse fácilmente con pinzas sin causar traumatismo en el tejido receptor, debe realizarse una trepanación en su lugar.

CONSIDERACIONES POSTOPERATORIAS

Será necesario un tratamiento médico intensivo para prevenir los episodios de rechazo recurrentes. Debe aplicarse un tratamiento tópico de esteroides más frecuente y prolongado. Si el paciente no tolera los corticoesteroides tópicos, puede considerar utilizar ciclosporina o tacrólimus tópicos. Los corticoesteroides tópicos pueden usarse junto con la ciclosporina tópica al 2% o el tacrólimus al 0.03% o al 0.06% para prevenir el rechazo, así como para revertirlo en los injertos de alto riesgo. Si el tratamiento tópico es insuficiente, pueden emplearse esteroides sistémicos, ciclosporina, tacrólimus o micofenolato de mofetilo. Estos fármacos sistémicos pueden iniciarse con la ayuda de un reumatólogo, teniendo cuidado de vigilar los efectos secundarios sistémicos.

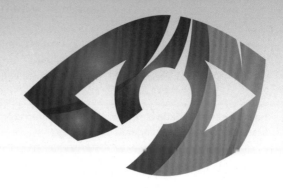

CAPÍTULO 35

Selección y evaluación del tejido corneal del donante para trasplante

Colaboración con el banco de ojos para obtener resultados óptimos

Terry M. Semchyshyn, MD

ESTABLECER UNA RELACIÓN CON SU BANCO DE OJOS LOCAL

- Reúnase con el director ejecutivo y el director de servicios clínicos al establecer la práctica clínica.
- Discuta las necesidades y preocupaciones específicas de los distintos procedimientos de trasplante (edad del receptor, otros factores médicos y oculares, antecedentes de trasplantes, etc.).

REVISAR LOS CRITERIOS DE LOS DONANTES

- Recuento de células endoteliales > 2 500 células/mm^2.
- Un tiempo de preservación de la córnea < 7 días es habitual. El *Cornea Preservation Time Study* respalda la seguridad y la eficacia del tejido hasta 11 días.[1]
- Un mayor tiempo de preservación de tejido muerto (DTP, *death to preservation time*) puede estar relacionado con la descamación epitelial, que se relaciona con defectos epiteliales en el primer día postoperatorio, pero el impacto a largo plazo no está claro; los cirujanos pueden considerar un DTP más corto (4-10 h) para los pacientes con sequedad de la superficie ocular, enfermedad ocular inflamatoria o riesgo de queratopatía por exposición.[2]
- Considere recurrir a donantes mayores y no diabéticos (> 60 años) para los casos iniciales de queratoplastia endotelial de la membrana de Descemet (DMEK, *Descemet membrane endothelial keratoplasty*): el tejido es más fácil de desplegar.
- Todas las pruebas de tejidos deben ser negativas para los virus de inmunodeficiencia humana 1 y 2, el antígeno de superficie del virus de la hepatitis B, la hepatitis C y la sífilis.

- Los tejidos de donantes mayores pueden seguir siendo excelentes si se observan buenos recuentos celulares, tal y como se ha comprobado en el *Collaborative Donor Study*.[3]

CONSIDERAR EL TEJIDO LAMELAR (DMEK Y DSAEK) PREPARADO POR EL BANCO DE OJOS

- El tejido preparado para la queratoplastia endotelial (DMEK y DSAEK) se asocia con resultados excelentes. Las salas de procesamiento certificadas cumplen las normas de esterilidad de clase 5 de la Organización Internacional de Normalización (similares a las de los quirófanos).
- Reduce al mínimo la posibilidad de que el tejido no sea trasplantable debido a los daños causados por la preparación del cirujano.
- Ahorra tiempo de preparación intraoperatoria (alrededor de 10-15 min para el tejido de DMEK).
- Disponga de un tubo de Straiko-Jones modificado #80000 de repuesto (Gunther Weiss 503-644-4056) si va a realizar una DMEK en caso de que el tubo suministrado con el tejido preparado esté agrietado o astillado.

BANCOS DE OJOS SIN FINES DE LUCRO FRENTE A SERVICIOS DE TEJIDO CON FINES DE LUCRO (CORNEAGEN)

¿Es el lucro el camino correcto?[4]

- Se percibe una preocupación pública por la utilidad que se obtiene de los tejidos donados gratuitamente.
- Impacto en la cooperación y el intercambio de técnicas actuales y futuras de preparación de tejidos: cabe destacar que la preparación lamelar de tejidos de donantes se estableció sin ningún tipo de apoyo de capital con fines de lucro o de riesgo.
- Impacto potencial en la disposición del público a donar.
- La mayoría de los bancos de ojos locales pueden preparar tejido localmente para la queratoplastia lamelar.
- El tejido puede ser obtenido por un banco de ojos local sin ánimo de lucro y luego enviado a un banco de ojos regional sin ánimo de lucro con experiencia en la preparación de tejido lamelar, como Miracles in Sight (www.miraclesinsight.org; 336-765-0932), y luego entregado al cirujano.

Referencias

1. Rosenwasser GO, Szczotka-Flynn LB, Ayala AR, et al. Effect of Cornea preservation time on success of descemet's stripping automated endothelial keratoplasty – a randomized clinical trial. *JAMA Ophthalmol.* 2017;135(12):1401-1409.
2. Van Meter W, Katz DG, White H, Gayheart R. Effect of death to preservation time on donor corneal epithelium. *Trans Am Ophthalmol Soc.* 2005;103:209-224.
3. Mannis MJ, Holland EJ, Gal RL, et al. The effect of donor age on penetrating keratoplasty for endothelial disease – graft survival after 10 years in the cornea donor study. *Ophthalmology.* 2013;120:2419-2427.
4. Mannis MJ, Sugar A. Is this the future of eye banking? *Cornea.* 2018;37(7):811-812.

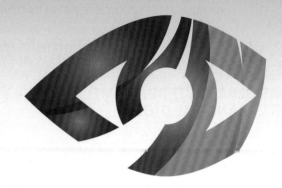

CAPÍTULO 36

Biopsia y resección de la sospecha de neoplasia escamosa de la superficie ocular

Ashiyana Nariani, MD, MPH ● Gargi K. Vora, MD ● Melissa B. Daluvoy, MD ● Carol L. Karp, MD

DEFINICIÓN DE NEOPLASIA ESCAMOSA DE LA SUPERFICIE OCULAR

La neoplasia escamosa de la superficie ocular (NESO) hace referencia a un espectro de entidades patológicas de la conjuntiva y la córnea, que van desde la displasia y el carcinoma *in situ* hasta el carcinoma escamoso invasivo del epitelio de la superficie ocular, la conjuntiva y la córnea.[1,2]

CONSIDERACIONES PREOPERATORIAS

- Documente una anamnesis detallada que incluya los factores de riesgo (exposición al sol, inflamación crónica, hábito tabáquico) y los antecedentes médicos personales (xerodermia pigmentosa, virus del papiloma humano, virus de inmunodeficiencia adquirida, antecedentes de cáncer de piel u otros cánceres).[2]

- Lleve a cabo un examen con lámpara de hendidura, gonioscopia, fotografía con lámpara de hendidura y biomicroscopia ultrasónica. Revise siempre los ganglios preauriculares y submandibulares y evierta los párpados para evaluar la conjuntiva palpebral.[2]

- Obtenga una «biopsia óptica» con imágenes de tomografía de coherencia óptica (OCT, *optical coherence tomography*) del segmento anterior (SA) para diferenciar la NESO de otras lesiones y degeneraciones de la superficie ocular, particularmente si hay múltiples enfermedades concomitantes de la superficie ocular (fig. 36-1).

  - La OCT de alta resolución (OCT-AR) y la OCT de ultra AR (OCT-UAR), en particular, proporcionan una excelente resolución para visualizar las características sutiles de las lesiones.[3-5]

  - Las características clásicas de la NESO en la «biopsia óptica» incluyen:

    - Engrosamiento de la capa epitelial con hiperreflectividad y una transición abrupta entre el tejido normal y el anómalo.[6]

    - En los casos de enfermedad intraepitelial, puede observarse con claridad un plano de separación entre el epitelio engrosado y el tejido subyacente.

    - Una lesión gruesa, de más de 400 µm, o una lesión queratinizada, puede causar sombras y obstaculizar la visión del tejido subyacente.[7]

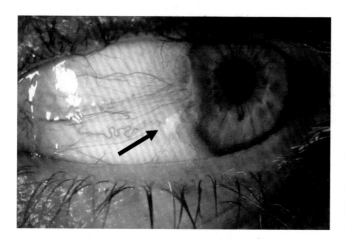

FIGURA 36-1. Fotografía con lámpara de hendidura de un hombre blanco de 49 años de edad con antecedentes de trasplante renal por enfermedad de Berger y exposición solar prolongada en la que se observa una neoplasia escamosa de la superficie ocular leucopláquica (*flecha negra*) dentro de un pterigión.

- No todas las lesiones sospechosas de NESO requieren una resección quirúrgica. En los casos no invasivos, el tratamiento médico con quimioterapia tópica sola ha mostrado un gran éxito sin necesidad de hacer una resección quirúrgica. La perspicacia clínica combinada con los hallazgos clásicos de la OCT-AR tiene una alta sensibilidad y especificidad para la NESO (figs. 36-2 y 36-3).[7] Cuando se trata médicamente, se puede realizar una biopsia incisional en la lámpara de hendidura y se aconseja en cualquier caso en el que el diagnóstico sea dudoso. El tratamiento médico es especialmente útil en los casos de tumores recurrentes, enfermedad extensa o lesiones anulares en las que la resección quirúrgica provocaría una deficiencia de células madre. La decisión de tratar al paciente médica o quirúrgicamente, o en combinación, se sustenta en múltiples factores, como el tumor, el cumplimiento del paciente y el costo.

- Cuando se requiera una resección quirúrgica, discuta el caso con un patólogo antes del procedimiento, y asegúrese de orientar el tejido en un papel con los márgenes marcados. Si están en papel, las marcas de tinta quirúrgica de la ubicación (temporal, nasal, superior) deben volver a trazarse con lápiz antes de la colocación en formol, ya que la tinta quirúrgica se disuelve.

- También deben revisarse los ganglios linfáticos regionales. Debe buscarse cualquier afectación sistémica y el paciente debe ser evaluado por un oncólogo.

PROCEDIMIENTO QUIRÚRGICO

Instrumentos quirúrgicos

Se necesitan los siguientes instrumentos: calibradores, rotulador, tijeras conjuntivales, pinzas no dentadas, papel de filtro o cartón, aplicadores con punta de espuma, cauterio, crioterapia, membrana amniótica, sutura de Vicryl® o pegamento de fibrina, mitomicina C (MMC) al 0.02% o al 0.04% y alcohol absoluto.

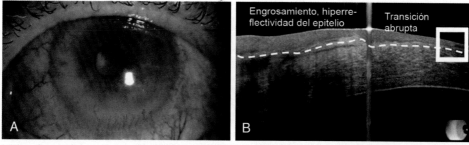

FIGURA 36-2. Fotografía con lámpara de hendidura y OCT-AR de una NESO. **A.** Fotografía con lámpara de hendidura de un hombre hispano de 69 años con 360° de neovascularización limbal y opacificación corneal. **B.** En la OCT-AR se observa un engrosamiento e hiperreflectividad del epitelio con una transición abrupta entre el epitelio normal y el anómalo (*rectángulo*), compatible con la NESO. La *línea discontinua* es la base del epitelio.

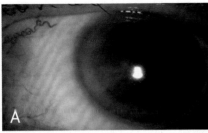
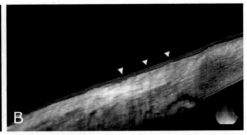

FIGURA 36-3. Fotografía con lámpara de hendidura y OCT-AR después del tratamiento médico con 5-FU. **A.** Fotografía con lámpara de hendidura después de cuatro ciclos de 5-FU al 1% utilizados cuatro veces al día durante una semana con tratamiento activo y tres semanas de reposo. Obsérvese la resolución clínica de la NESO. **B.** En la OCT-AR se confirma la resolución con la presencia de un epitelio normal hiporreflectante y fino (*cabezas de flecha*) después del tratamiento.

Técnica quirúrgica paso a paso de una biopsia por resección para lesiones sospechosas de NESO (fig. 36-4 y video 36-1)

- Marque márgenes amplios (3-4 mm) alrededor de la lesión con calibradores.
- Extirpe la lesión completamente con márgenes amplios, utilizando una técnica seca y sin contacto.[8] Los bordes de la lesión deben tocarse con los instrumentos sin interrumpir ni manipular la lesión en sí. Cauterice la base una vez extirpada la lesión.
- Oriente la muestra en papel rígido estéril marcando cuidadosamente los márgenes del tumor en el papel. Asegúrese de trazar la tinta quirúrgica (en el campo) con lápiz (fuera del campo) antes de colocarla en el formol. Las lesiones finas se adhieren bien al cartón y deben probarse antes de colocarlas en la botella. Algunos cirujanos prefieren marcar los márgenes con suturas, y esto es especialmente necesario en los tumores más gruesos y voluminosos que no se adhieren al cartón.
- Aplique alcohol absoluto en la córnea durante 60 s. Enjuague con Tissue-sol®.
- Raspe la lesión corneal y envíela para su evaluación histopatológica, colocando también las células en un trozo de cartón. Estas células no se orientan. No invada la capa de Bowman para no permitir la siembra intraocular de células tumorales.
- En los casos de tumor adherente e invasivo, puede ser necesario realizar una esclerectomía, junto con la aplicación de MMC al 0.02% o al 0.04% en la base del tumor durante 30 s.
- Cambie los instrumentos y los guantes antes de llevar a cabo la crioterapia. Esto se hace para evitar la contaminación del tejido sano con posibles células tumorales malignas. Lo anterior se realiza en un ciclo de doble congelación y descongelación lenta hasta el limbo.

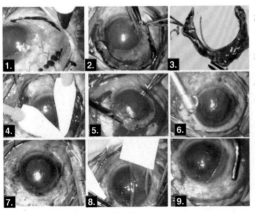

1. Márgenes amplios (3-4 mm) marcados alrededor de la lesión con tinta morada.
2. Reseque la lesión en su totalidad con márgenes amplios mediante una técnica sin contacto. Cauterice la base una vez que se haya eliminado.
3. Oriente la muestra en el cartón estéril y márquela con tinta (una vez fuera del campo).
4. Aplique alcohol absoluto a la córnea.
5. Raspe las lesiones corneales y envíelas a evaluación por histopatología sobre el papel (no se pueden orientar).
6. Lleve a cabo la crioterapia con un ciclo doble de congelamiento y descongelamiento en el limbo.
7. Realice la crioterapia con un ciclo doble de congelamiento y descongelamiento en los bordes conjuntivales.
8. Trasplante la membrana amniótica para cerrar la córnea y esclerótica desnudas.
9. Coloque la membrana amniótica y fíjela con pegamento de fibrina.

FIGURA 36-4. Técnica quirúrgica paso a paso de una biopsia excisional para una lesión sospechosa de NESO.

TABLA 36-1. Dosificación y régimen de quimioterápicos tópicos para la NESO		
Mitomicina C (MMC)	**5-Fluorouracilo (5-FU)**	**Interferón (IFN) 2b**
MMC al 0.02-0.04%, 4 veces al día. 1 semana de tratamiento activo, 2-3 semanas de reposo hasta que el ojo esté blanco y sin alteraciones. Repita hasta que se resuelva. Por lo general, se necesitan 3-4 ciclos. Utilice tapones lagrimales, lágrimas y esteroides tópicos según la necesidad	5-FU al 5% tópico, 4 veces al día. Siete días con tratamiento activo, 21 días de reposo. Por lo general, se necesitan entre 4 y 6 ciclos. No se requiere tapón lagrimal. Lágrimas y esteroides tópicos según la necesidad	Tópico: IFN-2b, 1 000 000 UI/mL. Cuatro veces al día, hasta que se resuelva la lesión. Por lo general, tarda 4-6 meses. No se necesita el tapón lagrimal; lágrimas y esteroides tópicos según la necesidad
		Subconjuntival: 3 000 000 UI/ 0.5 mL. 0.5 mL semanales

- Realice la crioterapia en un ciclo de doble congelación y descongelación lenta en los bordes conjuntivales.
- Trasplante de membrana amniótica para el cierre de la córnea y la esclera desnuda con pegamento de fibrina o sutura de Vicryl® (tamaño: 6-0 o 7-0).
- Considere la colocación de un anillo de simbléfaron en los casos de cirugías extensas para evitar la cicatrización de los fórnices.

CONSIDERACIONES POSTOPERATORIAS

- Evalúe los márgenes patológicos a partir del informe histopatológico. Los márgenes conjuntivales positivos deben abordarse con una nueva resección o quimioterapia tópica. Trate los márgenes profundos positivos con terapia de placa.
- Adapte el fármaco quimioterápico de elección al paciente (tabla 36-1). Los quimioterápicos tópicos incluyen MMC, 5-fluorouracilo (5-FU) e interferón (IFN) 2b.
- Seguimiento estrecho con fotografías seriadas con lámpara de hendidura y otras modalidades de imagen para controlar la progresión o la recidiva.
- En los casos de NESO recurrente tras una resección quirúrgica, las autoras recomiendan participar en un ensayo de tratamiento médico.

Consejos clínicos

- Utilice la «biopsia óptica» con imágenes de OCT-AR del segmento anterior para diferenciar la NESO de otras lesiones de la superficie ocular.
- La NESO puede tratarse médica o quirúrgicamente.
- Los agentes de quimio- o inmunoterapia pueden utilizarse como tratamiento primario, o como terapia adyuvante intraoperatoria cuando el tumor está adherido a la esclerótica.
- Decida la quimioterapia de elección en su paciente.
- En los casos de lesiones de NESO recidivantes, grandes o anulares, se prefiere el tratamiento médico a la intervención quirúrgica.
- Durante el tratamiento médico, utilice la OCT-AR para supervisar la evolución.
- Cuando se realice la resección quirúrgica, use la crioterapia intraoperatoria, rotule la muestra y comuníquese con el patólogo.

Referencias

1. Lee GA, Hirst LW. Ocular surface squamous neoplasia. *Surv Ophthalmol.* 1995;39(6):429-450.
2. Jacobs S. Ocular surface squamous neoplasia offers physicians unique challenges. *Ocular Surgery News India Edition.* August 1, 2008.
3. Atallah M, Joag M, Galor A, et al. Role of high resolution optical coherence tomography in diagnosing ocular surface squamous neoplasia with coexisting ocular surface diseases. *Ocul Surf.* 2017;15(4):688-695.

4. Thomas BJ, Galor A, Nanji AA, et al. Ultra high-resolution anterior segment optical coherence tomography in the diagnosis and management of ocular surface squamous neoplasia. *Ocul Surf*. 2014;12(1):46-58.

5. Davila JR, Mrithyunjaya P. Updates in imaging in ocular oncology. *F1000Res*. 2019;8. doi:10.12688/f1000research.19979.1

6. Singh S, Mittal R, Ghosh A, et al. High-resolution anterior segment optical coherence tomography in intraepithelial versus invasive ocular surface squamous neoplasia. *Cornea*. 2018;37(10):1292-1298.

7. Tran AQ, Venkateswaran N, Galor A, Karp CL. Utility of high-resolution anterior segment optical coherence tomography in the diagnosis and management of sub-clinical ocular surface squamous neoplasia. *Eye Vis (Lond)*. 2019;6:27. doi:10.1186/s40662-019-0152-3

8. Shields CL, Chien JL, Surakiatchanukul T, Sioufi K, Lally SE, Shields JA. Conjunctival tumors: review of clinical features, risks, biomarkers, and outcomes – the 2017 J. Donald M. Gass Lecture. *Asia Pac J Ophthalmol (Phila)*. 2017;6(2):109-120.

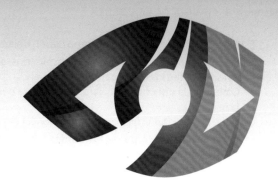

37

Técnicas de resección del pterigión

Karen E. Grove, MD

CONSIDERACIONES PREOPERATORIAS

Posibles indicaciones quirúrgicas

- Amenaza al eje visual
- Inducción de un astigmatismo irregular o regular significativo
- Inflamación resistente al tratamiento médico
- Restricción de la movilidad

PROCEDIMIENTO QUIRÚRGICO

Pterigión primario

- Coloque una sutura de anclaje superior para aumentar la exposición del pterigión con una sutura de Vicryl® 7-0.
- Delinee la lesión con un marcador quirúrgico.
  - Consejo: a pesar de la anestesia con bloqueo retrobulbar, infiltre lidocaína con epinefrina debajo de la lesión para facilitar la disección de la esclera y la hemostasia.
- Utilice tijeras romas (se recomiendan las micro-Westcott) para incidir a lo largo del perímetro marcado y paulatinamente incidir en toda la zona hasta la esclera mediante disección roma.
  - Consejo: tenga siempre presente la ubicación de las inserciones del músculo recto. En la extirpación de un pterigión primario, si se trabaja la disección roma de anterior a posterior, es poco probable que el cirujano necesite un gancho muscular para aislar y evitar el músculo, pero este es un paso útil en la resección de un pterigión recurrente, que a menudo puede implicar al músculo.
- La porción corneal de la lesión puede ser extirpada mediante varias técnicas. Se puede utilizar un cuchillete romo como el de Tooke o un cuchillete afilado como el de Crescent con movimientos rápidos y de barrido, comenzando justo en el centro de la cabeza del pterigión para desplazar un poco de epitelio normal y encontrar un plano entre el tejido normal y el anómalo. Esto puede ser realizado con cualquiera de estos instrumentos. Como alternativa, la porción conjuntival previamente extirpada puede ser tomada y traccionada hacia la porción corneal mientras se crea cierta fuerza para pelar la cabeza corneal.

- El lecho de la lesión corneal y el limbo deben dejarse lo más lisos posible.
  - Oriente uno de los cuchilletes mencionados perpendicularmente a la superficie corneal y raspe y retire los residuos limbales teniendo cuidado de no cortar el tejido.
  - Considere la disección lamelar conservadora o una serie de fresas para regularizar la superficie corneal.
- Coloque la pieza quirúrgica en formol y envíela para su evaluación patológica.
- Se debe incidir a lo largo de los bordes conjuntivales para resecar de forma roma tanto la conjuntiva de la cápsula de Tenon subyacente como esta última de la esclera. Retire circunferencialmente una cantidad significativa de cápsula de Tenon evitando el músculo y la grasa orbitaria.
- Mantenga la hemostasia durante todo el procedimiento con el mínimo de cauterización en campo húmedo. No cree un lecho escleral avascular.
- Mida el defecto con calibradores.
- Cree un injerto conjuntival libre.
  - Use la sutura de anclaje para exponer la conjuntiva superior y marcar una zona con las dimensiones del defecto.
  - Infiltre con lidocaína con epinefrina.
  - Utilice tijeras romas y pinzas finas no dentadas, como las usadas para el tejido conjuntival, para hacer una incisión en los bordes y disecar la conjuntiva de la cápsula de Tenon sin ojales o de grosor variable.
- Reoriente el globo ocular con la sutura de anclaje.
- Utilice dos pinzas no dentadas para girar el injerto al lecho del pterigión.
- Use un adhesivo tisular para adherir los bordes de la conjuntiva a la esclera sin una tensión significativa.
- Emplee el adhesivo tisular para permitir que el injerto libre se adhiera dentro del defecto con cuidado de aproximar los bordes al limbo y a la conjuntiva.
  - Consejo: se pueden utilizar pinzas de ángulo cerrado o ganchos musculares para exprimir el exceso de pegamento y aplanar el injerto. Además, el exceso de injerto puede recortarse con tijeras o una cuchilla.
- Si se prefiere, el cirujano puede colocar suturas interrumpidas de Vicryl® 8-0 para asegurar aún más el injerto en lugar de pegamento de fibrina.

 Aunque el injerto de membrana amniótica es superior a la esclera desnuda, la tasa de recidiva es mayor que con los autoinjertos conjuntivales o limbales.

PTERIGIÓN RECIDIVANTE

- Comience con la disección de la cabeza del pterigión fuera de la córnea y continúe con cuidado la disección del tejido cicatrizado fuera del limbo y luego posteriormente para exponer la esclera desnuda.
  - Consejo: aunque hay que extirpar algo de cicatriz, la eliminación de tejido debe ser muy conservadora.
- Aísle el músculo recto en un gancho muscular y reseque toda la cicatriz del músculo.
- Uso de mitomicina C al 0.02% o al 0.04% durante 3-5 min:
  - Debe considerarse en caso de pterigiones recidivantes.
  - Se asocia con algunas complicaciones graves como la necrosis escleral y el retraso en la cicatrización.
  - Consejo: cree un bolsillo para la compresita empapada entre la conjuntiva y la cápsula de Tenon restante para disminuir la exposición directa a la esclera subyacente e irrigue copiosamente una vez retirada.
- Se debe utilizar un autoinjerto conjuntival para cubrir el defecto. Si el defecto es mayor que el injerto cosechado y maximizado, use injerto de membrana amniótica para cubrir la

superficie escleral restante. Se debe emplear una combinación de fibrina y sellador y suturas interrumpidas para fijar la combinación de injertos.

- La movilidad debe ser completa con la liberación del simbléfaron y la nueva formación del fórnix conjuntival y la carúncula.

CONSIDERACIONES POSTOPERATORIAS

- Controle intensivamente la inflamación postoperatoria para disminuir las cicatrices y las recidivas. Considere la posibilidad de una disminución lenta de los esteroides a lo largo de 1 o 2 meses para reducir el riesgo de recidiva y cicatrización.

Bibliografía

1. Kaufman SC, Jacobs DS, Lee WB, Deng SX, Rosenblatt MI, Shtein RM. Options and adjuvants in surgery for pterygium: a report by the American Academy of Ophthalmology. *Ophthalmology*. 2013;120(1):201-208.

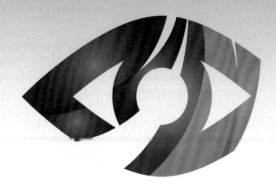

CAPÍTULO 38

Técnicas de tratamiento del melanoma conjuntival

Mona L. Camacci, MD ● Gargi K. Vora, MD

CONSIDERACIONES PREOPERATORIAS

En un ojo con una lesión conjuntival pigmentada preocupante por un posible melanoma conjuntival, es necesario tener en cuenta las siguientes consideraciones:

- Los antecedentes del paciente deben incluir la exposición al sol en el pasado, la medicación sistémica y cualquier antecedente personal o familiar de malignidad (especialmente cáncer de piel).
- Si es posible, revise fotografías antiguas para determinar desde cuándo está presente la lesión.
- La exploración externa debe incluir la palpación de los ganglios linfáticos.
- En la exploración con lámpara de hendidura debe prestarse especial atención a los párpados, la conjuntiva (incluida la doble eversión y la evaluación de la conjuntiva palpebral), la gonioscopia y el examen del fondo de ojo con dilatación.

Estudios clínicos

- Obtenga fotografías con lámpara de hendidura y disponga de un esquema clínico detallado para documentar la localización y el tamaño de la lesión.
- Utilice la gonioscopia y la biomicroscopia ultrasónica para determinar la extensión de la lesión conjuntival si se encuentra cerca del limbo.
- Cuando se confirme el melanoma con el estudio histopatológico, derive al paciente al servicio de oncología para iniciar un estudio sistémico. Puede estar justificado hacer más pruebas de laboratorio e imagen del cerebro, los pulmones, el hígado y el abdomen con tomografía computarizada, resonancia magnética, ecografía o tomografía por emisión de positrones.

Planificación quirúrgica

- Si existe la preocupación de una micrometástasis en los ganglios linfáticos, se debe recurrir a un abordaje multidisciplinario con especialistas en otorrinolaringología y medicina nuclear para considerar una biopsia del ganglio linfático centinela.
- Antes del día de la cirugía, colabore con el anatomopatólogo quirúrgico para determinar los protocolos adecuados en relación con la manipulación de las muestras y los tejidos.

- Es fundamental comunicar al personal del quirófano la importancia de la orientación de los tejidos y de su cuidadosa manipulación.
- El personal del quirófano debe estar preparado con dos juegos de instrumentos para permitir un protocolo «sin contacto».

PROCEDIMIENTO QUIRÚRGICO: RESECCIÓN DEL MELANOMA CONJUNTIVAL

- Delimite cuidadosamente la zona de tejido que se va a extirpar (asegurando márgenes de 4-7 mm) con un rotulador.
- Si hay afectación corneal en relación con la lesión, debe realizarse una epiteliectomía corneal superficial localizada. Se puede aplicar alcohol absoluto al epitelio corneal y llevar a cabo la epiteliectomía. Hay que tener cuidado de no alterar la membrana de Bowman, ya que esto puede favorecer la invasión intraocular. Intente retirar la parte corneal en una sola pieza (junto con la parte conjuntival).
- Extirpe la porción conjuntival del tumor. Utilice la técnica «sin contacto», en la que solo se toman los márgenes de la conjuntiva y se deja el tumor sin tocar.
- En el caso de las lesiones superficiales, debe extirparse la cápsula de Tenon subyacente con la conjuntiva para la evaluación histopatológica de los márgenes profundos.
- Si el tumor es más profundo, de manera que hay adherencia o pigmentación escleral, debe realizarse una disección lamelar de la esclera.
- Marque y oriente cuidadosamente la muestra, prestando especial atención a los márgenes para que el patólogo comprenda la orientación y las estructuras cercanas. Es útil marcar un borde limbal superior o inferior con una sutura cuando se empieza a extirpar. A menudo se envía un esquema con la muestra para ayudar al anatomopatólogo.
- El tejido debe aplanarse cuidadosamente sobre un trozo de papel de filtro con un esquema de su orientación y ubicación en el globo ocular. Desenrolle los bordes de la muestra tanto como sea posible, ya que es primordial evaluar la presencia de células tumorales en el margen.
- Una vez expuesta la esclera, se puede tratar la base expuesta con alcohol absoluto y se puede realizar un nuevo raspado de la esclera con una cuchilla. En este paso, algunos cirujanos también aplican mitomicina C a la esclera desnuda.

> Debe mantenerse un campo quirúrgico seco para evitar la siembra de células tumorales durante el procedimiento (no hay irrigación con solución salina balanceada durante todo el procedimiento). Se puede utilizar el cauterio de campo húmedo según la necesidad para lograr la hemostasia.

- En este punto del procedimiento, el personal de quirófano debe ser consciente de que se requiere que todo el instrumental sea nuevo.
- La crioterapia de doble congelación y descongelación es fundamental y debe utilizarse en los márgenes conjuntivales (y en el limbo corneal, si procede) del tumor en todos los casos.
- Para los defectos pequeños, se puede realizar una reconstrucción conjuntival disecando la conjuntiva y la cápsula de Tenon de forma roma con un juego de instrumentos limpio. Este colgajo conjuntival puede utilizarse para el cierre adecuado del defecto.
- Si se ha completado una resección grande, se coloca un injerto de membrana amniótica sobre la esclera desnuda para lograr una cobertura adecuada. La membrana amniótica se corta al tamaño adecuado. El tejido y el posible injerto amniótico se suturan en las cuatro esquinas, anclando las dos primeras suturas absorbibles a la epiesclerótica. En lugar de suturas, también puede utilizarse adhesivo tisular.

CONSIDERACIONES POSTOPERATORIAS

- Si los márgenes se interpretan como positivos para las células tumorales en el borde de la resección, se recomienda una nueva resección de 2-3 mm de margen conjuntival con la repetición de la crioterapia de doble congelación y descongelación.

- Si los márgenes se interpretan como positivos para la melanosis primaria adquirida con atipia, entonces se puede considerar la quimioterapia tópica (por lo general, mitomicina C y, rara vez, interferón α-2b o 5-fluorouracilo).

- Si hay preocupación por una posible afectación de la esclera, se podría considerar adicionalmente el uso de la radioterapia en placa.

- En el postoperatorio, deben administrarse esteroides y antibióticos para reducir la inflamación y prevenir la infección.

- El seguimiento a largo plazo es necesario para asegurar la vigilancia de las recidivas o las metástasis. Después del período postoperatorio agudo, los pacientes deben presentarse a un examen oftalmológico exhaustivo repetido a intervalos crecientes y a un control sistémico según las indicaciones del servicio de oncología.

Cirugía refractiva de la córnea

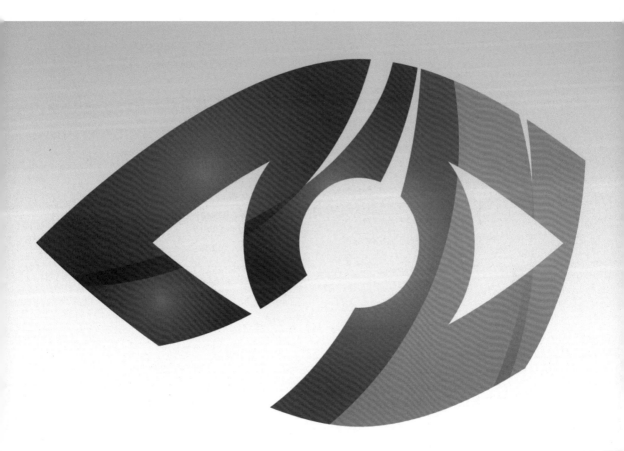

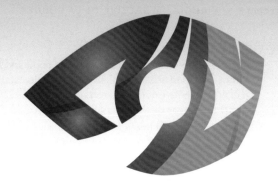

39

Queratectomía fotorrefractiva

Garett S. Frank, MD

CONSIDERACIONES PREOPERATORIAS

La *queratectomía fotorrefractiva* (PRK, *photorefractive keratectomy*) es un procedimiento que remodela la superficie anterior de la córnea para corregir la miopía, la hipermetropía y el astigmatismo. Como alternativa al LASIK, la PRK altera menos el tejido corneal al evitar la creación de un colgajo corneal.

Ventajas de la queratectomía fotorrefractiva

- Permite tener un lecho estromal residual más grueso, lo que puede ser importante en los pacientes con córneas finas. Esto también proporciona un margen de seguridad adicional en las córneas con topografías o tomografías ligeramente atípicas.
- Una menor alteración de los nervios corneales disminuye la aparición del síndrome de ojo seco postoperatorio.
- Puede realizarse en córneas con cantidades leves de distrofia de la membrana basal anterior. Cuando esta última induce un astigmatismo irregular significativo, debe tratarse antes de hacer la PRK.
- En los pacientes con alto riesgo de traumatismo ocular, la PRK evita la creación de colgajos que, en raras ocasiones, pueden desprenderse con un traumatismo directo.

Desventajas de la queratectomía fotorrefractiva

- La recuperación es más larga en comparación con el LASIK, tanto en comodidad como en función visual. Las molestias leves o moderadas suelen durar 2-3 días. La visión suele mejorar en 7-10 días, pero en raras ocasiones puede cambiar 3-6 meses después de la operación.
- Se pueden observar complicaciones postoperatorias relacionadas con las lentes de contacto. Esto incluye queratitis infecciosas e infiltrados estériles.
- Puede haber opacificación corneal (*haze*). Es habitual que se produzcan cantidades leves de opacificación, pero es raro que esta sea visualmente significativa si se usan compuestos antimetabolitos durante la cirugía y esteroides postoperatorios. El riesgo de opacificación aumenta con los perfiles de ablación más altos.
- Si los resultados postoperatorios son desfavorables, suele tratarse nuevamente con LASIK levantando el colgajo. En la PRK, es necesario repetir todo el procedimiento, pero generalmente se aconseja esperar 6 meses para asegurar la estabilidad.

Indicaciones y planificación quirúrgica

- Este procedimiento fue aprobado por la Food and Drug Administration (FDA) de los Estados Unidos para personas de 18 años o más, y la estabilidad ha sido demostrada por un cambio en el equivalente esférico de refracción manifiesta (MRSE, *manifest refraction spherical equivalent*) no mayor de 0.5 D en el último año.

- Las indicaciones incluyen la miopía inferior a −12.0 D con o sin astigmatismo hasta −6.0 D y la hipermetropía hasta +5.0 D con o sin astigmatismo hasta +3.0 D. También se puede tratar el astigmatismo mixto hasta +6.0 D. La aprobación de la FDA varía según la máquina y el tipo de ablación.

- Es necesario realizar una evaluación topográfica y tomográfica para valorar cualquier posible astigmatismo irregular o queratocono subclínico (*forme fruste*). Debe prestarse especial atención si hay una elevación corneal posterior significativa o una puntuación D de Belin-Ambrosio mayor de 2 en la Pentacam®.

- Una puntuación del *Ectasia Risk Score System* (ERSS) de 3 indica un riesgo moderado de inducción de ectasia y una de 4 representa un riesgo alto. El porcentaje de tejido alterado (PTA) debe ser inferior al 45% para evitar complicaciones. Todos los índices tienen que considerar la edad de los pacientes, el análisis tomográfico y el error refractivo preoperatorio.

- La FDA considera que un lecho estromal residual (LER) inferior a 250 μm es una contraindicación. La mayoría de los expertos desaconsejan bajar de 300 μm. El LER puede calcularse con la fórmula de Munnerlyn y la paquimetría. Esto es más problemático en los pacientes que reciben LASIK o en aquellos con córneas muy finas o con un elevado error de refracción.

PROCEDIMIENTO QUIRÚRGICO: QUERATECTOMÍA FOTORREFRACTIVA

- El primer paso de la PRK es anestesiar el ojo. Esto suele hacerse de forma tópica con proparacaína o tetracaína.

- La mayoría de los cirujanos aplican después etanol a la superficie ocular. La aplicación de etanol al 20% durante 30 s con un pozo de 8.0-9.0 mm es útil para delaminar la membrana basal epitelial. Esto ayuda a eliminar el epitelio antes de la ablación.

- El siguiente paso es la eliminación del epitelio corneal. Se han utilizado con éxito varias técnicas, como el desbridamiento romo, el desbridamiento mecánico con cepillo giratorio y la ablación transepitelial con láser de excímeros. La mayoría de los cirujanos se inclinan por el desbridamiento romo después de la deslaminación con alcohol.

- A continuación, se aplica la ablación con láser de excímeros a la córnea anterior para cambiar el estado refractivo del ojo. Puede basarse en la refracción del ojo (optimizado por frente de onda), en el frente de onda (guiado por frente de onda) o en la topografía.

- Los compuestos antimetabolitos, como la mitomicina C (MMC), se aplican de forma subsecuente a la superficie ocular cuando procede. Algunos cirujanos la utilizan solo para ablaciones más altas, como las miopías > 5 D o los astigmatismos > 1.5 D, o para los tratamientos repetidos. Otros la usan para todas las ablaciones. La dosis habitual es de 0.02% en una esponja corneal de 8.0 mm durante 12-120 s en función de los factores de riesgo de desarrollo de opacificación. El autor suele aplicarla durante 20 s en todas las ablaciones.

- Después de una abundante irrigación con MMC, se coloca una lente de contacto a manera de vendaje para mayor comodidad. Por lo general se trata de una lente con alta permeabilidad al oxígeno, ya que se llevará de forma continua mientras se cura el epitelio.

CONSIDERACIONES POSTOPERATORIAS

- Los regímenes típicos de colirios postoperatorios incluyen una gota de antibiótico durante 1 semana hasta que se observe una curación epitelial completa y se retire la lente de contacto. Se puede utilizar una dosis de corticoesteroides tópicos de forma decreciente entre 1 y 4 meses. Algunos cirujanos indican colirios de antiinflamatorio no esteroideo por razón necesaria durante los primeros días para las molestias.

- Como se ha dicho anteriormente, las molestias leves o moderadas suelen durar entre 2 y 3 días. La disminución visual puede ocurrir 4-5 días después de la cirugía, ya que la «cresta epitelial» de la cicatrización entra en el eje visual. La visión suele mejorar en 7-10 días, pero puede cambiar 3-6 meses después de la operación.

- La lente de contacto suele retirarse entre 4 y 7 días después de la cirugía, una vez que el epitelio ha cicatrizado.

- Aunque rara, puede haber opacificación. Se puede tratar con el uso prolongado de esteroides tópicos, queratectomía superficial con MMC, queratectomía fototerapéutica con MMC o, en algunas raras ocasiones, queratoplastia lamelar.

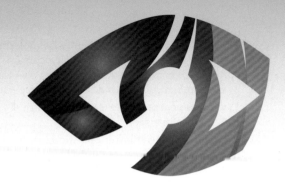

40

Queratomileusis *in situ* asistida con láser

Paramjit K. Bhullar, MD ● Nandini Venkateswaran, MD ● Terry Kim, MD

CONSIDERACIONES PREOPERATORIAS

Comprender los parámetros de los tratamientos aprobados por la Food and Drug Administration (FDA) para la queratomileusis *in situ* asistida con láser (LASIK)

- La mayoría de los médicos realizan el LASIK en pacientes con errores de refracción de:
  - Rango esférico: −10.00 a +4.00 D.
  - Rango de cilindros: hasta 6.00 D.

Seleccionar a los pacientes adecuados

Los pacientes deben cumplir los siguientes criterios de inclusión:

- Tener expectativas razonables. Entender que el objetivo del procedimiento es reducir, no eliminar, la dependencia de las gafas y comprender que el LASIK no evitará la formación de cataratas ni la presbicia en el futuro.
- Estar dispuesto a hacerse pruebas preoperatorias exhaustivas que incluyen refracción manifiesta, refracción cicloplejica, paquimetría corneal, topografía y tomografía corneal, análisis de frente de onda, evaluación del ojo seco, evaluación de la anatomía orbitaria y examen completo con lámpara de hendidura con dilatación.
- Si los pacientes están en la cúspide de la presbicia, se debe discutir la monovisión. Los pacientes interesados en la monovisión primero deberán hacer una prueba de lentes de contacto.
- Reconocer que las mediciones preoperatorias pueden necesitar varias repeticiones para asegurar tener estabilidad refractiva y planes de tratamiento precisos.
- Tener un error refractivo estable durante 1 o 2 años.
- No tener ninguna comorbilidad ocular importante.
- Tener las córneas libres de deformación por las lentes de contacto.
  - Las lentes de contacto blandas deben dejarse de usar entre 3 días y 2 semanas antes de las mediciones.
  - Las lentes de contacto rígidas permeables al gas y las duras deben dejar de utilizarse durante más tiempo. Una buena regla general es dejar de usar estas lentes 1 mes por cada década de uso antes de las mediciones (p. ej., si un paciente ha usado lentes de contacto

rígidas durante 4 décadas, debería dejar de usarlas durante 4 meses antes de las mediciones; sin embargo, esto puede ser poco práctico para ciertos pacientes).

- Tener un lecho estromal residual de más de 250-300 µm.
- Comprender el riesgo de sequedad ocular postoperatoria, especialmente durante los primeros 6 meses después del LASIK.
- Estar dispuesto a aceptar los riesgos de pérdida de visión, deslumbramiento y halos postoperatorios, queratitis lamelar difusa y la posible necesidad de retoques a futuro.

Fórmulas clave que hay que conocer:

- **Lecho estromal residual (µm)** = grosor de la córnea central (µm) − grosor del colgajo de LASIK (µm) + profundidad de la ablación (µm)
- **Fórmula de Munnerlyn: profundidad de ablación (µm)** = [corrección refractiva prevista en dioptrías (equivalente esférico) (D) × (diámetro de la zona óptica)^2 (mm)]/3
- **Porcentaje de tejido alterado (PTA)** = [espesor del colgajo (µm) + profundidad de ablación (µm)]/ espesor corneal central preoperatorio (lo ideal es que sea < 40% para reducir el riesgo de ectasia)

Buenas reglas generales:

- Según cálculos aproximados, por cada dioptría de corrección se ablacionan entre 15 y 17 µm de estroma corneal.
- Se estima que la queratometría se aplana entre 0.8 y 1.0 D por cada dioptría de corrección de miopía y se pronuncia 1 D por cada dioptría de corrección de hipermetropía.
- Asegúrese de que los valores de K de la córnea después del tratamiento no sean inferiores a 35 o 36 D ni superiores a 49 D para evitar la disminución de la calidad visual postoperatoria debido a la inducción de aberraciones de alto orden.

Los pacientes no deben tener las siguientes contraindicaciones oculares y sistémicas relativas:

- Enfermedades ectásicas de la córnea (p. ej., queratocono, queratocono subclínico o degeneración marginal pelúcida)
- Distrofias del estroma corneal
- Trastornos oculares inflamatorios graves
- Situaciones de orden sistémico que podrían afectar la cicatrización de la herida (p. ej., embarazo, diabetes no controlada, trastornos vasculares del colágeno o del tejido conjuntivo, inmunosupresión, ojo seco grave, córneas neurotróficas)
- Antecedentes de uso crónico de amiodarona o isotretinoína
- Pacientes monoculares
- Antecedentes de queratitis por herpes simple o zóster

Reunir y preparar el material adecuado

- Colirios anestésicos (p. ej., proparacaína al 0.5%)
- Ansiolítico oral (p. ej., diazepam 5 mg)
- Rotulador estéril
- Oclusor para el ojo no operado (si procede)
- Blefaróstato de alambre para párpados
- Temporizador
- Jeringa de 5 mL

- Solución salina balanceada
- Elevador de colgajo de LASIK
- Cánula de irrigación
- Cánula desechable
- Esponjas de celulosa
- Espátula de Maloney
- Paquímetro ultrasónico
- Antibiótico tópico (p. ej., moxifloxacino al 0.5%)
- Antiinflamatorio no esteroideo (AINE) tópico (p. ej., ketorolaco al 0.5%)
- Esteroide tópico (p. ej., acetato de prednisolona al 1%)

Los cirujanos deben completar su formación y certificación antes de utilizar cualquier láser. Además, deben asegurarse de que los láseres han sido calibrados correctamente antes de su uso y deben volver a comprobar que el tratamiento deseado ha sido programado con precisión en el sistema, incluso después de que el técnico haya introducido estos datos. Los cirujanos suelen crear nomogramas después de revisar retrospectivamente sus datos de resultados de cirugía refractiva y programar sus nomogramas en sus láseres de excímeros.

PROCEDIMIENTO QUIRÚRGICO

- Repita la refracción manifiesta y los estudios preoperatorios de imagen el día de la intervención. Planifique el tratamiento con láser de excímeros y asegúrese de que sus técnicos han introducido la información correcta en los equipos de láser.
- Marque los 0° y 180° con un rotulador en la lámpara de hendidura, con el paciente sentado en posición vertical, si este tiene más de 1 D de astigmatismo. Esto permite una alineación precisa del eje de astigmatismo durante el tratamiento de ablación en la configuración de ciclotorsión una vez que el paciente está en posición supina.
- El ojo no operado debe ser ocluido.
- Instile un anestésico tópico en la córnea del ojo a tratar (nota: el anestésico tópico se utiliza con moderación, ya que un exceso puede provocar la descamación del epitelio). Las esponjas de celulosa pueden ser útiles para distribuir el anestésico tópico por toda la superficie corneal y conjuntival.
- Prepare y cubra al paciente de forma estéril. Los párpados deben limpiarse con una solución de povidona yodada al 5%; no debe instilarse povidona al 10% en la superficie corneal.
- Coloque un blefaróstato en el párpado y tenga cuidado de que no haya pestañas expuestas.
- Posicione la cabeza de manera que la córnea esté centrada bajo el visor del láser.
- Coloque una marca de tinta en el centro de la córnea para ayudar a centrar el colgajo. También se pueden hacer marcas en la córnea periférica para ayudar a la realineación del colgajo más adelante en el procedimiento.
- Cree el colgajo de LASIK utilizando la plataforma láser disponible en su centro. Advierta al paciente que puede sentir presión y que su visión puede oscurecerse temporalmente durante el procedimiento, y que esto es normal. En la institución de los autores se utiliza el láser de femtosegundo avanzado iFS Intralase® (Johnson & Johnson Vision) para la creación de colgajos.

El láser de femtosegundo, a diferencia de los microqueratomos (que no se tratarán en este capítulo), permite crear un colgajo de LASIK más uniforme y preciso.

- Cuando utilice el Intralase®, asegúrese primero de que funciona el clip del dispositivo de succión enganchándolo y desenganchándolo. A continuación, centre el dispositivo de aspiración de la interfase en la pupila. Es importante tener en cuenta que, en muchos pacientes, la pupila suele estar descentrada en sentido superonasal. Por lo tanto, el dispositivo de aspiración debe colocarse de forma adecuada para compensar este descentrado de la pupila. Distribuya una fuerza equitativa alrededor del anillo y pida al técnico que active la succión. Una vez lograda la succión, el médico puede soltar el dispositivo de interfase. Coloque al paciente bajo el láser Intralase® y acople el cono con el *joystick*. Una vez acoplado, desprenda el dispositivo y permita que se extienda el menisco lagrimal periférico. Compruebe el centrado del colgajo. Acople nuevamente si hay alguna preocupación por una posible seudosucción o un mal centrado del colgajo. A través del pedal, active el láser para crear el colgajo. Una vez completado, apague la aspiración. A continuación, utilice el *joystick* para alejar el cono y la interfase del paciente.

> El dispositivo de aspiración Intralase® también puede acoplarse con el dispositivo sin acoplarlo (a menudo denominado *soft-dock* o *acoplamiento suave*). Si el cirujano opta por ello, las asas del dispositivo deben apretarse mientras el cono se acopla al dispositivo de aspiración, tras lo cual pueden soltarse.

- Coloque al paciente bajo el láser de excímeros. En su institución, los autores tienen dos plataformas para el láser de excímeros (VISX Star S4 IR Excimer laser® de Johnson & Johnson y Wavelight EX500® de Alcon). Indique al paciente que mire la luz ámbar. Complete el registro del rastreador de la pupila y el iris del láser y no permita ningún reposicionamiento de la cabeza del paciente ni cambios en la configuración de la iluminación después de este punto.

> Si la capa de burbuja opaca creada por el láser de femtosegundo impide el registro y el rastreo de la pupila o el iris, esta modalidad puede desactivarse en ciertas plataformas láser; sin embargo, no es lo ideal. Del mismo modo, si una burbuja de aire entra en la cámara anterior durante la creación del colgajo e impide el registro de la pupila o el iris, se puede pedir al paciente que se siente y espere varios minutos para que la burbuja de aire se disuelva. También se puede desactivar la función de rastreo del iris y la pupila o completar el procedimiento al día siguiente, cuando desaparezca la burbuja de aire.

- Seque los fórnices con una esponja y posteriormente levante con cuidado el colgajo de LASIK. Coloque el borde angulado del disector del colgajo perpendicularmente al borde del colgajo para perforarlo y levantar el colgajo. La mayoría de los cirujanos crean una bisagra superior para doblar sus colgajos. Tenga cuidado de no alterar el epitelio durante este paso. A continuación, utilice el extremo espatulado del disector de colgajos para separar el colgajo desde la bisagra hacia fuera. Las adherencias del colgajo pueden romperse con un movimiento suave a lo largo del diámetro del colgajo o con múltiples movimientos. Asegúrese de que todas las adherencias en la bisagra se rompan antes de levantar el colgajo. Es útil doblar el colgajo en forma de taco por encima de la bisagra para evitar el traumatismo o el movimiento del colgajo durante los siguientes pasos de la ablación.
- Consiga la hemostasia de cualquier vaso corneal sangrante periférico con una esponja empapada en apraclonidina al 0.5%, si es necesario.
- Seque el lecho estromal con una esponja de celulosa.

- Centre el ojo del paciente bajo el láser de excímeros, enfocando la superficie del estroma. Indique al paciente que no realice ningún movimiento ocular. Asegúrese de que el sistema de rastreado del iris y la pupila esté activo. Si la pupila del paciente está demasiado contraída, el registro pupilar no funcionará. Haga que el paciente mueva el dedo del pie o apriete una pelota de estrés para relajarse y permitir la dilatación de la pupila.
- Complete la fase de ablación del procedimiento pisando el pedal, teniendo cuidado durante toda la intervención de mantener la ablación centrada y el eje de corrección del astigmatismo alineado.
- Vuelva a colocar el colgajo de LASIK sobre el lecho estromal con una cánula de irrigación. Irrigue el colgajo desde la bisagra hacia fuera, eliminando cualquier residuo en la interfase colgajo-estroma. Es importante irrigar bien para reducir la acumulación de secreciones de las glándulas de Meibomio en la interfase del colgajo.
- Utilice una esponja de celulosa ligeramente humedecida para secar la superficie del colgajo con un movimiento en dirección contraria a la bisagra para eliminar las estrías. Compruebe la alineación del colgajo mediante las marcas asimétricas realizadas al principio del procedimiento. También se puede confirmar que los canales del colgajo sean simétricos con la colocación de una solución de esteroides en la superficie del ojo, que se asentará en el canal.
- Reflote el colgajo si detecta alguna estría o desalineación.
- Espere 2 min para que el colgajo se seque. Revise la alineación y la adherencia de los colgajos.
- Si hay algún defecto epitelial a lo largo del borde del colgajo, coloque una lente de contacto a manera de vendaje para reducir el riesgo de epitelización de la interfase.
- Coloque una gota de cada uno de los siguientes productos, con un intervalo de 2 min: corticoesteroide, AINE y colirio antibiótico.
- Retire el blefaróstato con cuidado, para no afectar el colgajo.
- Repita los pasos anteriores para el otro ojo.
- Revise los colgajos de LASIK con la lámpara de hendidura.
- Coloque protectores en ambos ojos y proporcione al paciente un kit postoperatorio e instrucciones.

CONSIDERACIONES POSTOPERATORIAS

- Debe advertirse al paciente que la visión borrosa, el lagrimeo y la irritación son habituales después de que ceden los efectos de la anestesia tópica.
- Se aconseja a los pacientes que no les entre agua de la ducha en los ojos durante 3 días y que no se froten los ojos después del procedimiento.
- Los pacientes deben estar disponibles para ser examinados desde el primer día postoperatorio. Cualquier lente de contacto con función de vendaje que esté colocada puede ser retirada en este momento. Asegúrese de que el colgajo esté adherido y centrado sin evidencia de macroestrías o dislocación.
- Los colirios tópicos de esteroides postoperatorios (p. ej., acetato de prednisolona al 1%) y las gotas de antibióticos (p. ej., moxifloxacino al 0.5%) se administran cuatro veces al día durante una semana y luego se suspenden.
- Los pacientes son revisados en la primera semana postoperatoria para asegurarse de que no haya signos de queratitis lamelar difusa, queratitis infecciosa, estrías o dislocación tardía del colgajo.
- Los pacientes pueden ser revisados en al primer mes postoperatorio y cada 3 meses a partir de entonces para asegurar la estabilidad refractiva y su grado de satisfacción, así como para vigilar las complicaciones de aparición tardía, como el crecimiento epitelial.
- Las intervenciones de retoque refractivo pueden considerarse entre 3 y 6 meses después del procedimiento LASIK.

Bibliografía

1. American Academy of Ophthalmology. *Laser In Situ Keratomileusis in Basic Techniques of Ophthalmic Surgery*. 2nd ed. Academy of Ophthalmology; 2015:175-182.

2. American Academy of Ophthalmology. Photoablation: techniques and outcomes. In: *Basic and Clinical Science Course: Refractive Surgery* . Academy of Ophthalmology; 2018-2019:73-100.

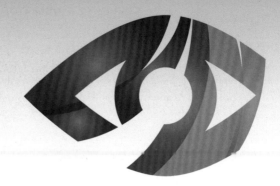

41

Extracción de lentícula por incisión pequeña

Gary L. Legault, MD

CONSIDERACIONES PREOPERATORIAS

Antes de realizar la extracción de lentícula por incisión pequeña (SMILE, *small incision lenticule extraction*), el cirujano debe ser competente en la creación de colgajos de LASIK con la plataforma de femtosegundo. Para la plataforma Visumax® utilizada para la SMILE, la empresa recomienda haber hecho 50 colgajos de LASIK antes de comenzar con las SMILE.

La planificación quirúrgica es similar a la de otros procedimientos queratorrefractivos. Si un paciente no es un buen candidato para el LASIK, la SMILE no es una alternativa viable.

Evaluación preoperatoria

- Evalúe el riesgo de ectasia con énfasis en descartar la topografía o tomografía corneal anómala o una paquimetría corneal delgada.
- Identifique cualquier rasgo anatómico orbitario, palpebral u ocular que pueda interferir con la interfase del láser y el paciente y considere otro procedimiento.
- Descarte a los pacientes con ojo seco significativo.
- Verifique la estabilidad refractiva.

Planificación quirúrgica

- Mida la refracción de forma precisa. La refracción se utiliza para crear el lentículo y programar la plataforma de femtosegundo.
- Revise la topografía y la tomografía corneal.
- Marque la córnea con la lámpara de hendidura a 0° y 180° si se trata de un caso de astigmatismo. Algunos cirujanos solo hacen marcas para astigmatismos superiores a 2.50 D porque, si no se marca con cuidado, la tinta o el defecto epitelial pueden interferir en la creación del lentículo.

▶ PROCEDIMIENTO QUIRÚRGICO: SMILE (VIDEO 41-1)

- Comience con la colocación adecuada del paciente. Asegúrese de que la posición correcta pueda obtenerse sin que el paciente realice ningún esfuerzo muscular.

> **Colocar correctamente al paciente en una posición cómoda y hablar con él durante la cirugía puede evitar la pérdida de aspiración.**

- Tómese un momento para verificar que el paciente y el tratamiento correctos se hayan introducido en el equipo de láser y mostrado en la pantalla.
- Coloque con cuidado un blefaróstato. Lo ideal es utilizar una cuchilla sólida para evitar que el contenido de las glándulas de Meibomio se extienda sobre la córnea, o pegar las pestañas con un adhesivo.
- Limpie la superficie ocular con un aplicador con punta de esponja húmeda para eliminar cualquier residuo.
- Acople la interfase a la córnea. Al acoplarse, hay que recordar al paciente que debe enfocarse en la luz verde. Aumente el menisco hasta aproximadamente un 80-90% y luego aplique la aspiración. Asegúrese de que el acoplamiento esté centrado en el eje visual y alinee las marcas de la interfase con las marcas tóricas, si procede.
- Pise el pedal y recuerde al paciente que no debe moverse ni hablar mientras se crea el lentículo. Se tarda alrededor de 20-25 s en crear el lentículo y el corte lateral.

> **Durante el corte de femtosegundo del lentículo, es primordial observar el patrón de burbujas en la pantalla o a través de los oculares. Las manchas negras indican zonas en las que el láser no ha cortado el tejido debido a los residuos. Si se produce una pérdida de aspiración, siga las recomendaciones de la plataforma de femtosegundo para determinar si es seguro continuar o abortar a otro procedimiento. Si por alguna razón el lentículo no se ha creado con éxito, aborte la cirugía y considere la posibilidad de realizar un LASIK o una ablación de superficie.**

- Utilizando el *joystick*, baje al paciente de la interfase y luego mueva la cama para que el ojo operado esté enfocado bajo los oculares conectados al láser.
- Estabilice el ojo con la mano no dominante utilizando pinzas de 0.12 y abra el pequeño corte lateral de la incisión al 100%.

> **Existen varios separadores de lentículos. La mayoría se basan en un instrumento de Sinskey modificado y tienen una punta estrecha y roma y un extremo de bulbo en el lado opuesto. Si utiliza un Sinskey, el extremo afilado de la punta puede crear un falso plano.**

- Entre en el lado derecho de la bolsa utilizando la punta estrecha roma en el lado derecho y diseque el 50% de la interfase anterior del lentículo de la bolsa.
- En el lado izquierdo, diseque el 50% de la interfase posterior del lentículo de la bolsa.
- Utilice el instrumental por el extremo de bulbo para entrar en la interfase del *cap* en el lado derecho para disecar de forma roma la interfase anterior. Barra con un movimiento circular para disecar la interfase anterior. No diseque el 100% de la interfase anterior para permitir la adhesión mientras se diseca la superficie posterior.
- Entre en la interfase posterior del lado izquierdo con el extremo del bulbo y diseque la interfase posterior.

> **Si se diseca primero la interfase posterior, es más difícil retirar el lentículo.**

- Retire el lentículo utilizando la punta del bulbo o las pinzas.
- Evalúe el lentículo extendiéndolo sobre la superficie ocular para asegurarse de que está completo al 100%. Si quedan fragmentos, retírelos con el bulbo y las pinzas.

- Irrigue la bolsa con solución salina balanceada. Algunos cirujanos no recomiendan la irrigación, mientras que otros la prefieren.
- Coloque una lente de contacto a manera de vendaje en la córnea si hay un defecto epitelial.
- Evalúe al paciente con la lámpara de hendidura para asegurarse de que no hay fragmentos residuales.

CONSIDERACIONES POSTOPERATORIAS

- Después de un procedimiento exitoso, hay que tratar al paciente de forma similar al LASIK.
- Los problemas que hay que identificar y tratar son los fragmentos lenticulares remanentes, la queratitis lamelar difusa o los restos en la interfase, los defectos epiteliales, la queratitis microbiana, el crecimiento epitelial, el tratamiento insuficiente o excesivo y la ectasia.

Recursos adicionales

1. Para más detalles, un gran recurso es «The Surgeon's Guide to SMILE: Small Incision Lenticule Extraction» por Dan Reinstein.

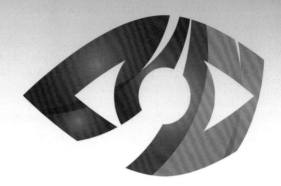

42

Consideraciones especiales en retoque posterior a lente intraocular

Nandini Venkateswaran, MD

En la sociedad actual, el deseo de una independencia total de las gafas impulsa la necesidad de una perfección casi total al realizar la cirugía de cataratas. Se espera que el cirujano logre el objetivo refractivo comentado con el paciente, especialmente con la tecnología de lentes intraoculares (LIO) de primera calidad.

Como cirujano de cataratas, es importante tener varias herramientas disponibles para ayudar al pequeño porcentaje de pacientes con errores refractivos residuales después de la cirugía de cataratas a alcanzar la calidad de visión que desean.

A continuación se describen las consideraciones preoperatorias clave, así como las opciones de tratamiento para los pacientes que requieren una corrección de los defectos de refracción postoperatorios residuales tras una cirugía de cataratas previa.

CONSIDERACIONES PREOPERATORIAS

- Lo mejor es considerar un retoque postoperatorio entre 3 y 6 meses después de la cirugía inicial de cataratas para asegurarse de que el error refractivo del paciente no se ha modificado.
- Determine si su paciente está de acuerdo en usar gafas o lentes de contacto después de la cirugía. No todos los pacientes tienen que tener visión 20/20, sino que lo más importante es que sean 20/felices. Mantenga una conversación sincera con su paciente para determinar cuáles son sus objetivos.
- Haga pruebas para entender por qué el paciente tiene un error de refracción residual. Esto ayudará a orientar el abordaje terapéutico.
  - Realice una refracción manifiesta para determinar el grado de error residual de refracción. Lleve a cabo varias mediciones para garantizar la estabilidad.
  - Obtenga una topografía y una tomografía de la córnea para evaluar cualquier ectasia corneal o fuentes de astigmatismo corneal irregular.
  - Mida la osmolaridad de la lágrima y la matriz MMP-9 y realice la prueba de la lágrima de Schirmer, para evaluar la sequedad y la inflamación de la superficie ocular.
  - Solicite una tomografía de coherencia óptica macular para asegurarse de que no hay edema macular cistoide (EMC) postoperatorio que pueda explicar un cambio refractivo.
  - Repita la biometría de la LIO para confirmar si se utilizó la potencia necesaria de la LIO en el momento de la cirugía inicial de cataratas.

- Lleve a cabo un examen minucioso del segmento anterior y posterior con lámpara de hendidura para evaluar la superficie de la córnea (distrofia de la membrana basal anterior, nódulos de Salzmann, cicatrices corneales, queratoconjuntivitis seca) y la posición de la LIO (inclinación, descentrado, rotura capsular posterior con vítreo en la cámara anterior [CA], malrotación de la LIO tórica, opacificación capsular posterior), así como el polo posterior y la periferia para detectar cualquier anomalía.

Asegúrese de que la superficie de la córnea sea estable antes de obtener las mediciones iniciales de biometría y queratometría; esto puede incluir el tratamiento del ojo seco o la realización de una queratectomía superficial para tratar la distrofia de la membrana basal anterior o los nódulos de Salzmann. La enfermedad de ojo seco grave o las cicatrices o lesiones de la superficie ocular pueden afectar las mediciones y pueden llevar a calcular las características de la LIO de forma incorrecta, provocando errores refractivos postoperatorios.

OPCIONES DE RETOQUE

- Cirugía queratorrefractiva
- LIO secundaria (*piggyback*)
- Intercambio de LIO

CIRUGÍA QUERATORREFRACTIVA

- Las opciones quirúrgicas queratorrefractivas incluyen el procedimiento LASIK o la queratectomía fotorrefractiva (PRK, *photorefractive keratectomy*).
- Antes de considerar un retoque queratorrefractivo, realice pruebas preoperatorias que incluyan refracción manifiesta, topografía y tomografía corneal, análisis de frente de onda, paquimetría corneal y un examen minucioso con lámpara de hendidura con dilatación.
- Por lo general, la PRK se realiza en pacientes con grados bajos de error de refracción residual; sin embargo, se puede preferir el LASIK si el paciente es un candidato adecuado y esto puede permitir una recuperación visual más rápida.
- Es importante comentar con los pacientes que el LASIK, más que la PRK, puede exacerbar el síndrome del ojo seco y que ambos procedimientos pueden inducir aberraciones de alto orden en el postoperatorio, lo que puede influir en los resultados visuales (especialmente en el caso de los pacientes con LIO multifocal, trifocal o de profundidad de foco ampliada).
- La cirugía queratorrefractiva puede tratar tanto el error de refracción esférico como el astigmatismo residual.
- Consulte los capítulos sobre LASIK y PRK para conocer los detalles de estos procedimientos.

Si el LASIK se realiza antes de 3 meses después de la cirugía de cataratas, existe el riesgo de dehiscencia de la herida e inestabilidad de la CA durante la aspiración para crear el colgajo del LASIK. La PRK puede ser preferible en estos casos.

LENTE INTRAOCULAR SECUNDARIA (*PIGGYBACK*)

- Se puede colocar una LIO secundaria en el surco ciliar sobre el implante de la LIO existente en los casos con error refractivo residual.
- Las LIO secundarias suelen ser mejores en pacientes con un error refractivo postoperatorio hipermetrópico (es decir, pacientes con antecedentes de queratectomía refractiva con un error refractivo hipermetrópico residual tras la cirugía de cataratas).

- Entre las consideraciones anatómicas importantes para la implantación de la LIO secundaria figuran un endotelio corneal normal, una CA profunda y un saco capsular intacto. Las contraindicaciones anatómicas incluyen antecedentes de descompensación corneal, síndrome de dispersión pigmentaria preoperatoria, zonulopatía y síndrome de seudoexfoliación.
- Las LIO secundarias solo pueden corregir el error de refracción esférico. El astigmatismo postoperatorio no puede corregirse, y es posible que haya que combinar la incisión de relajación limbal manual o de femtosegundo o la cirugía queratorrefractiva con la implantación de la LIO secundaria.

> Para calcular la potencia de una LIO secundaria, es necesario calcular el equivalente esférico refractivo seudofáquico. El equivalente esférico se multiplica por 1.5 para calcular la potencia de la LIO secundaria para un error de refracción hipermétrope. En cambio, el equivalente esférico se multiplica por 1.2 o 1.3 para calcular la potencia de la LIO secundaria para un defecto de refracción miope. También se puede utilizar la fórmula Holladay R o las fórmulas de vergencia refractiva.

- La opacificación interlenticular, o la formación de una membrana entre el implante de la LIO primaria y la secundaria, se produce cuando esta última es del mismo material que el implante de la LIO primaria (dos LIO acrílicas).

> Las LIO secundarias utilizadas anteriormente (Clariflex® y STAAR QQ5010V®) ya no se fabrican. Por ello, las LIO de tres piezas que vienen en potencias dióptricas bajas adecuadas para su uso como LIO secundaria en el surco ciliar incluyen LI61AO® o LI61SE® (Bausch & Lomb), o AR40M®, AR40E® o AR40e® (Johnson & Johnson).

- Vigile cuidadosamente a estos pacientes para detectar el síndrome de uveítis-glaucoma-hipema postoperatorio. La biomicroscopia ultrasónica puede ser útil en el preoperatorio para evaluar la profundidad del surco ciliar antes de la colocación de la LIO y en el postoperatorio para confirmar la posición y la estabilidad de la lente.

INTERCAMBIO DE LENTE INTRAOCULAR

- En los casos con error refractivo residual postoperatorio en los que el paciente no es un buen candidato para la cirugía queratorrefractiva o una LIO secundaria, se puede realizar un intercambio de LIO.
- Este se realiza preferentemente en una fase temprana del postoperatorio, cuando no hay una fibrosis significativa o adherencias de la LIO en el saco capsular.
- El procedimiento es significativamente más difícil cuando la cápsula posterior ha sido abierta por una capsulotomía con YAG previa. Existe un mayor riesgo de dislocación posterior de la LIO, pérdida de vítreo y desgarros o desprendimientos de retina.

> Cuando se observa una opacificación capsular posterior en el examen con lámpara de hendidura en los casos con disminución de la agudeza visual postoperatoria, es importante esperar a realizar una capsulotomía con YAG si se está considerando un intercambio de LIO en el futuro. Se trata de optimizar la superficie ocular, obtener una refracción manifiesta y probar gafas o lentes de contacto para mejorar la visión antes de realizar una capsulotomía con YAG. Una cápsula posterior abierta puede dificultar el intercambio de LIO y no resolver adecuadamente los problemas visuales del paciente.

▶ Pasos para un intercambio de lente intraocular (video 42-1)

- Paso 1: se puede utilizar un abordaje superior o temporal. Las paracentesis múltiples se crean con una cuchilla de puerto lateral para permitir un fácil acceso a la CA.
- Paso 2: se instila viscoelástico en la CA; se usa un cuchillete para crear la incisión principal.
- Paso 3: se emplea una cánula de 27G para inyectar cuidadosamente el viscoelástico por debajo del borde capsular anterior a fin de separar la cápsula anterior de la óptica de la LIO. En los casos con una cápsula anterior fibrótica, se puede utilizar un gancho de Sinskey o una aguja retrobulbar de Atkinson sobre el viscoelástico para levantar el borde capsular anterior de la óptica de la LIO. Una vez que el borde capsular anterior se separa de la óptica de la LIO, también se debe inyectar viscoelástico debajo de la LIO para inflar generosamente el saco capsular. El ecuador del saco capsular también debe inflarse con viscoelástico para aflojar las adherencias del saco a las hápticas de la LIO.
- Paso 4: se utiliza un gancho de Sinskey para marcar la LIO en la CA. El gancho de Sinskey debe colocarse en la unión óptica-háptica al retirar el cristalino del saco.
- Paso 5: a menudo se requieren pinzas microquirúrgicas para separar cuidadosamente las hápticas fibrosas de la LIO del ecuador del saco capsular. En los casos de adherencias marcadas de las hápticas al saco capsular, se pueden utilizar tijeras microquirúrgicas para amputar las hápticas.
- Paso 6: una vez que la óptica o las hápticas de la LIO se introducen en la CA, pueden cortarse en mitades o tercios con tijeras microquirúrgicas y extraerse a través de la incisión principal. La LIO también puede ser parcialmente cortada en dos estilo «Pacman» a través de la herida principal en los casos en que la cápsula posterior está abierta para evitar la pérdida de la LIO en el polo posterior (fig. 42-1).
- Paso 7: hay que tener cuidado de ejercer una tensión mínima sobre el saco capsular y las zónulas durante todo el intercambio de la LIO. Si la cápsula posterior está intacta, se puede insertar una LIO en el saco capsular tras la instilación de viscoelástico. Si la cápsula posterior está comprometida, se puede colocar una LIO de surco ciliar (*sulcus*) con captura de la óptica en la capsulotomía anterior intacta.
- Paso 8: asegúrese de que todas las heridas estén bien cerradas y considere la posibilidad de colocar una sutura de nailon 10-0 en la herida principal.

> En los casos en los que la cápsula posterior esté comprometida, realice una vitrectomía anterior si hay algo de vítreo en la CA. Para teñir el vítreo, se puede utilizar acetónido de triamcinolona (Triesence®) diluido. El vitrector puede colocarse a través de un puerto en la *pars plana* para descomprimir el vítreo al iniciar un intercambio de LIO en los casos en los que se haya realizado previamente una capsulotomía con YAG. Hay que tener cuidado de no hidratar el vítreo (la infusión debe mantenerse en la CA) o que la CA se vuelva demasiado plana en el intraoperatorio para evitar la migración del vítreo hacia delante y la tracción del vítreo.

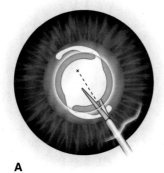 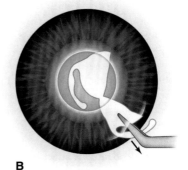

A   **B**

FIGURA 42-1. **A.** La LIO de una pieza se coloca en la CA y se utilizan tijeras microquirúrgicas para disecar parcialmente la óptica de la LIO. **B.** La LIO luego se retira por medio de la incisión principal.

Bibliografía

1. Goldman D. *Piggyback IOL as an Enhancement Technique*. Cataract & Refractive Surgery Today; 2018. https://crstoday.com/articles/2018-may/piggyback-iol-as-an-enhancement-technique/

2. Rubenstein JB. *Piggyback IOLs for residual refractive error after cataract surgery*. Cataract & Refractive Surgery Today; 2012. https://crstoday.com/articles/2012-aug/piggyback-iols-for-residual-refractive-error-after-cataract-surgery/

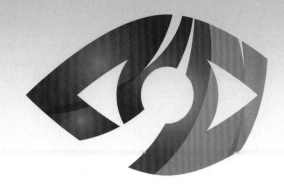

CAPÍTULO 43

Tratamiento de complicaciones postoperatorias de la queratectomía fotorrefractiva

Terry M. Semchyshyn, MD

QUERATITIS INFECCIOSA

- Esta afección es poco frecuente, pero los médicos deben tener un alto índice de sospecha si se observa un infiltrado, sobre todo en el contexto del uso de lentes de contacto como vendaje.
- Cuando se observe un infiltrado, retire la lente de contacto y realice cultivos de córnea y una tinción de Gram o Giemsa.
- La profilaxis antibiótica debe ser de amplio espectro y debe cubrir los grampositivos.
- Tenga en cuenta que las infecciones por grampositivos son más frecuentes (lo que es lo contrario de la queratitis infecciosa típica). Considere la posibilidad de administrar vancomicina (así como la amikacina) cada hora, especialmente en los trabajadores sanitarios con mayor probabilidad de exposición a *Staphylococcus aureus* resistente a la meticilina.
- Adapte la terapia antimicrobiana en función de los resultados de los cultivos y dé seguimiento al paciente de cerca. Advierta al paciente que la agudeza visual final puede verse limitada por la formación de una cicatriz corneal o por la opacidad (*haze*) de la queratitis infecciosa.

DESARROLLO DE OPACIDAD CORNEAL

- Considere el uso de mitomicina C (MMC) en el momento del procedimiento, especialmente para los errores de refracción más altos.
- Disminuya de forma lenta el uso de esteroides postoperatorios con un curso prolongado para las correcciones refractivas más altas.
- Considere otros procedimientos refractivos (LASIK o lente intraocular fáquica) si el paciente requiere correcciones más altas con mayores profundidades de ablación asociadas.
- Contemple la posibilidad de una protección a largo plazo contra la luz ultravioleta para los pacientes muy expuestos.
- Aplique estrategias intensivas para ayudar a la reepitelización si el cierre del epitelio corneal se retrasa más de una semana (*véase* más adelante).
- Realice un desbridamiento epitelial o raspado con láser o queratectomía fototerapéutica con aplicación de MMC si la opacificación está más avanzada.

EPITELIZACIÓN LENTA

- Verifique que el paciente no esté utilizando gotas anestésicas.
- Evite las gotas de antiinflamatorios no esteroideos (AINE).
- Trate previamente la blefaritis y la rosácea ocular (compresas calientes con higiene del párpado, minociclina o doxiciclina oral, extrusión manual, Lipiflow®, terapia de luz pulsada intensa, etc.).
- Considere la sustitución del epitelio en el momento del procedimiento (LASEK).
- Coloque injertos de membrana amniótica en caso de retraso en la cicatrización (versiones criopreservadas o deshidratadas).
- Mejore la humedad de la superficie.
  - Uso intensivo de lágrimas sin conservantes cada hora.
  - Lágrimas de suero autólogo.
  - Tapones lagrimales.
  - Gafas de humedad nocturna y cinta adhesiva en el párpado si se retira la lente de contacto utilizada como vendaje.
  - Evite las fuentes potenciales de sequedad, como los ventiladores de techo.
  - Evite los antihistamínicos y descongestionantes orales.

DOLOR POSTOPERATORIO

- Establezca expectativas realistas antes del procedimiento; destaque la necesidad de reposo durante 4-5 días.
  - La mayoría de los pacientes informan un dolor de 8-9 sobre 10 en las primeras 24 h que mejora con el tiempo.
  - Los síntomas incluyen sensación de cuerpo extraño, fotosensibilidad, lagrimeo, irritación, picor y ardor.
- Utilice un enjuague salino frío junto con compresas congeladas en el momento de realizar el procedimiento.
- Aconseje a los pacientes que utilicen lágrimas artificiales sin conservantes refrigeradas cada 15 min junto con compresas frías.
- Coloque una lente de contacto a manera de vendaje (hidrogel de silicona con alto dKa) en el momento del procedimiento.
- Fomente el uso de gafas de sol y reducir al mínimo el tiempo de pantalla.
- Administre AINE orales antes de que aparezca el dolor cada 4-6 h. Se puede considerar un ciclo corto de AINE tópicos (2-3 días), pero hay preocupación por el retraso en la reepitelización con estos medicamentos.
- Contemple el uso de gabapentina oral, pero los datos son contradictorios; también se puede considerar el sumatriptán oral.
- Se pueden administrar gotas y ungüento de solución salina hipertónica tras el retiro de las lentes de contacto.
- Recomiende el empleo de técnicas de biorretroalimentación y relajación, así como ajustar la carga de trabajo.

HIPERTENSIÓN OCULAR INDUCIDA POR ESTEROIDES

- Controle la presión intraocular (PIO) tras el uso de esteroides.
- Considere el cambio a gotas de esteroides de menor potencia (loteprednol) si se requiere una reducción prolongada de los esteroides (> 8 semanas).
- Añada gotas antihipertensivas tópicas (p. ej., brimonidina) si es necesario.

ECTASIA CORNEAL

- La ectasia es menos frecuente con la queratectomía fotorrefractiva (PRK, *photorefractive keratectomy*) en comparación con el LASIK; el riesgo de ectasia está relacionado con el grado de ablación y el porcentaje de tejido alterado, así como con las características corneales iniciales (paquimetría central fina, anomalías de la córnea posterior).
- Si se observa ectasia, evite la corrección ablativa adicional; en caso de duda, continúe con el control.
- Considere la posibilidad de aplicar Intacs® o reticulación de colágeno si se observa progresión.
- Utilice lentes de contacto (esclerales o rígidos permeables al gas) como modalidades no quirúrgicas para mejorar la visión.

OJO SECO

- Se cree que el ojo seco es menos frecuente con la PRK que con el LASIK.
- Es fundamental realizar una evaluación preoperatoria exhaustiva para detectar un síndrome de ojo seco subyacente.
- Evalúe el ojo seco midiendo el tiempo de uso de las lentes de contacto, la osmolaridad de la lágrima, el tiempo de rotura de la lágrima y probando la tinción con rosa de Bengala y verde de lisamina, así como la prueba de Schirmer.
- Utilice gotas para la lubricación.
  - Lágrimas sin conservantes
  - Lágrimas de suero autólogo
  - Ciclosporina tópica al 0.05% o 0.09% c/12 h o lifitegrast c/12 h
  - Colocación de tapones lagrimales
- Garantice un tratamiento adecuado de la blefaritis o rosácea ocular.

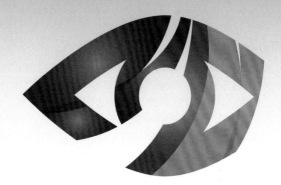

CAPÍTULO 44

Tratamiento de complicaciones de la queratomileusis *in situ* con láser

Matthew Caldwell, MD

El LASIK es un procedimiento refractivo muy bien tolerado; sin embargo, en raras ocasiones se asocia con complicaciones postoperatorias. A continuación, se detallan las complicaciones habituales tras el LASIK que deben ser reconocidas y tratadas por el cirujano.

CRECIMIENTO EPITELIAL

- Ocurre en menos del 3% de los ojos; menos frecuente con el colgajo de láser de femtosegundo/corte lateral invertido.
- Los casos estables leves y los islotes aislados no requieren tratamiento (la mayoría de los casos).
- Considere el tratamiento si hay disminución de la visión, astigmatismo significativo, avance de las células epiteliales hacia el eje visual o fusión del colgajo.

Tratamiento

- Levante el colgajo y raspe su parte inferior y el lecho estromal con un cuchillete de Crescent para eliminar todas las células epiteliales. Una superficie adecuada sobre la cual evertir el colgajo y raspar puede ser un pequeño trozo de espuma rígida, como el que viene con los tapones lagrimales de colágeno.
- Considere la posibilidad de eliminar el epitelio en el borde del colgajo.
- Vuelva a poner el colgajo en su lugar y coloque una lente de contacto a manera de vendaje hasta que se cierre el defecto epitelial.
- Las suturas de tracción (con nailon 10-0) o el pegamento de fibrina en el surco pueden mejorar la aposición del colgajo a la córnea receptora para evitar la recidiva.

QUERATOPATÍA INFECCIOSA

- Es importante diferenciar la queratopatía infecciosa de la inflamación estéril (queratitis lamelar difusa [QLD]).
- En el caso de las infecciones, los pacientes experimentan con mayor frecuencia dolor, enrojecimiento y disminución de la visión.
- Los síntomas suelen comenzar entre 2 y 3 días después de la operación.
- La inflamación es localizada, pero no se limita a la interfase del colgajo (como en la QLD).

Tratamiento

- Raspe el infiltrado para hacer el cultivo, el antibiograma y la tinción de Gram o Giemsa.
- Si es necesario, considere la posibilidad de levantar el colgajo para realizar el cultivo. Irrigue con antibióticos de amplio espectro.
- Inicie el tratamiento empírico con antibióticos tópicos de amplio espectro cada 1 o 2 h.

Inicio	Microorganismo probable	Opciones de tratamiento adecuadas
Primeros 10 días	Bacterias	Vancomicina (10-50 mg/mL)/tobramicina (14 mg/mL) Fluoroquinolona de 4.ª generación/cefazolina (50 mg/mL)
> 10 días	Micobacterias atípicas	Claritromicina (tópica 10 mg/mL, más oral 500 mg c/12 h) Amikacina (8 mg/mL)
> 10 días	Hongos filamentosos	Natamicina (50 mg/mL) Voriconazol (tópico 10 mg/mL, más oral 400 mg c/12 h)
> 10 días	Levaduras	Anfotericina (1.5 mg/mL) Voriconazol (tópico 10 mg/mL, más oral 400 mg c/12 h)

- El tratamiento empírico con antibióticos tópicos debe iniciarse tempranamente. El tratamiento antimicótico se inicia mejor después de la confirmación del organismo iniciador (mediante frotis, cultivo, microscopia confocal o biopsia), ya que el uso de tratamiento antimicótico empírico puede ser un factor de confusión al evaluar la respuesta clínica.
- Considere amputar el colgajo si hay fusión o respuesta inadecuada a la terapia antimicrobiana.
- En los casos refractarios, se puede considerar el uso de antibióticos intraestromales.

QUERATITIS LAMELAR DIFUSA

- La QLD es una inflamación estéril inespecífica de la interfase del colgajo debida a daños tóxicos o mecánicos.
- Los signos y síntomas suelen comenzar en las primeras 24 h del postoperatorio.

Tratamiento (depende del estadio de la QLD)

Estadio	Aspecto	Tratamiento
1	Leucocitos periféricos escasos	Prednisolona tópica o difluprednato c/2 o 6 h
2	Leucocitos centrales dispersos	Prednisolona tópica o difluprednato c/1 o 2 h
3	Leucocitos centrales densos	Levante el colgajo, irrigue, comience con prednisolona tópica o difluprednato c/1 o 2 h
4	Fusión o cicatrización estromal	Levante el colgajo, irrigue, comience con prednisolona tópica o difluprednato c/1 o 2 h; considere prednisona oral 1 mg/kg

- En los estadios avanzados, la eliminación de los leucocitos de la interfase mediante la irrigación es fundamental. Se puede aplicar un esteroide tópico directamente bajo el colgajo.
- Si hay preocupación por una posible infección, se deben tomar cultivos en el momento de la elevación del colgajo.
- La QLD puede producirse en brotes. Evalúe los cambios en el procesamiento estéril, los medicamentos, los equipos, los suministros y los procedimientos.

QUERATOPATÍA ESTROMAL INDUCIDA POR LA PRESIÓN (QEIP)

- La QEIP (fig. 44-1) se debe al aumento de la presión intraocular (PIO) inducida por esteroides.

IR 30° ART + OCT 30° ART (22) Q: 21 [HS]

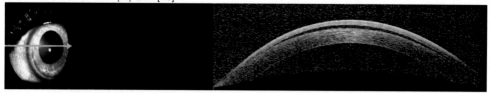

FIGURA 44-1. Tomografía de coherencia óptica del segmento anterior que ilustra la QEIP en un paciente con antecedentes de LASIK y una PIO de 45 en el momento de la presentación. La estabilización de la PIO dio lugar a la normalización de la arquitectura corneal con la resolución de la hendidura de líquido. La *flecha verde* indica la ubicación del corte en la imagen (cortesía de Nandini Venkateswaran, MD).

- La presentación es similar a la de la QLD, pero su aparición es más tardía (de 10-14 días).
- La presentación clásica es una hendidura de líquido visible en la interfase. La tomografía de coherencia óptica del segmento anterior permite ver mejor la hendidura de líquido.
- El líquido de la interfase puede provocar una medición artificialmente baja de la PIO, por lo que esta debe medirse de forma periférica y central.

Tratamiento

Reduzca la presión con fármacos reductores de la PIO y disminuya de forma rápida los esteroides.

ESTRÍAS (PLIEGUES O ARRUGAS DEL COLGAJO)

- Las estrías se visualizan más fácilmente con la retroiluminación del iris. La tinción con fluoresceína también puede ser útil.
- Macroestrías: líneas paralelas a menudo con un canalón asimétrico adyacente debido al deslizamiento del colgajo.
- Microestrías: líneas finas parecidas a pelos en direcciones aleatorias como el barro agrietado; con menor frecuencia tienen implicaciones en la visión.
- El tratamiento es mucho más eficaz si es temprano.
- Todos los pacientes deben someterse a una evaluación con lámpara de hendidura en el postoperatorio inmediato (día 0), con un umbral bajo para reflotar el colgajo.
- Después de las primeras 24 h, solo se deben tratar las estrías que se consideren significativas para la visión.

Tratamiento

Temprano: en las primeras 24 h, simplemente reflotar el colgajo puede ser eficaz.
- Bajo un láser o un microscopio quirúrgico, haga flotar el colgajo con una cánula de irrigación.
- Mediante una cánula o aplicadores con esponjas húmedas y secas, roce primero el colgajo desde la bisagra y luego perpendicularmente desde el centro hacia los bordes.

Tardío: después de 24 h, la hiperplasia epitelial reactiva puede fijar los pliegues en su posición.
- Flote el colgajo como en el caso anterior, pero también considere el uso de:
  - Solución salina hipotónica o agua estéril para hinchar temporalmente el estroma del colgajo.
  - Eliminación del epitelio central para liberar los pliegues fijos.
  - Sutura de nailon 10-0 interrumpida o continua antitorque para fijar el colgajo, aunque esto puede causar astigmatismo adicional.

ISLAS CENTRALES

- Las islas centrales son zonas de elevación topográfica relativa que pueden afectar la agudeza y la calidad visual.
- Son menos frecuentes con los láseres más nuevos.

Tratamiento

- Si las islas son sintomáticas, considere la posibilidad de prescribir gafas, lentes de contacto médicas o ablación láser guiada por topografía.
- Inspeccione el láser en busca de aberraciones en las tarjetas de calibración y una óptica defectuosa, y evalúe a otros pacientes en busca de problemas similares.

ABLACIÓN DESCENTRADA

- Las ablaciones descentradas pueden provocar una disminución de la agudeza visual y una mala calidad de la visión.

Tratamiento

- Si son sintomáticas, considere la posibilidad de prescribir gafas, lentes de contacto médicas o ablación láser guiada por topografía.

ERROR DE REFRACCIÓN RESIDUAL (SUBCORRECCIÓN/SOBRECORRECCIÓN/ASTIGMATISMO)

- La mayoría de los pacientes alcanzan la estabilidad refractiva en 1 o 2 semanas, pero los hipermétropes, los astigmáticos mixtos y algunos miopes pueden tardar más.
- Optimice la superficie ocular.
- Verifique la estabilidad refractiva con al menos dos refracciones espaciadas por al menos 2 semanas.
- Compare los cambios tomográficos pre- y postoperatorios (valores K, paquimetría) para comprobar la coherencia con el cambio refractivo. Debe haber aproximadamente 0.8 D de aplanamiento por cada dioptría de tratamiento de miopía y 16 µm de adelgazamiento por cada dioptría de miopía. Esta regla general solo se aplica a los tratamientos para la miopía.
- Después de 1 o 2 meses, considere la posibilidad de un retoque.

Tratamiento

- Si el postoperatorio es inferior a 12 meses, levantar el colgajo y repetir la ablación ofrece la recuperación más rápida.
  - La visualización y la entrada inicial al colgajo con un gancho de Sinskey suele ser más fácil con la lámpara de hendidura.
  - Después de reemplazar el colgajo, asegúrese de que no haya restos epiteliales irregulares atrapados en la interfase.
- Si el postoperatorio es superior a 12 meses, levantar el colgajo puede ser más difícil, pero la queratectomía fotorrefractiva (PRK, *photorefractive keratectomy*) ofrece resultados equivalentes en cuanto a visión.
  - Afloje el epitelio con etanol al 20% en un pozo durante 30-45 s. Los cepillos mecánicos corren el riesgo de que resbalen los colgajos.
  - Enjuague bien y retire el epitelio raspando desde el centro hacia la periferia.
  - Realice la ablación láser de la superficie.
  - Tenga cuidado de no interrumpir los bordes internos del colgajo si la profundidad del tratamiento es mayor que el grosor del estroma del colgajo.

MALA CALIDAD DE VISIÓN Y ABERRACIONES ÓPTICAS (DESLUMBRAMIENTO, HALOS, DESTELLOS)

- Estos fenómenos visuales son más frecuentes con las zonas de ablación más pequeñas.
- La aberrometría de frente de onda puede mostrar un aumento de las aberraciones de alto orden, especialmente de la aberración esférica.

Tratamiento

- Optimice la superficie ocular.
- Considere el uso de mióticos (brimonidina, pilocarpina diluida) según la necesidad para reducir el tamaño de la pupila.
- Controle las aberraciones de bajo orden con el uso de gafas o considere un retoque.
- Los casos graves pueden verse beneficiados del uso de lentes de contacto.

TRAUMATISMO TARDÍO DEL COLGAJO (DISLOCACIÓN, DESGARRO, AVULSIÓN)

- El deslizamiento del colgajo es infrecuente después de las primeras 24 h de la cirugía, pero se ha notificado hasta muchos años después.

Tratamiento

- Está indicado el restablecimiento urgente de la anatomía del colgajo con láser o microscopio quirúrgico.
- Reflote el colgajo con una cánula de irrigación y vuelva a aproximar los bordes.
- Coloque una lente de contacto a manera de vendaje hasta que la superficie se reepitelice.
- Si no es posible la reparación, la amputación del colgajo suele ofrecer una visión bastante buena, aunque aumentan los riesgos de opacidad y error de refracción residual. Comente con el paciente que puede necesitar gafas o lentes de contacto para alcanzar una visión óptima.

ECTASIA

- Esta afección suele descubrirse años después de la cirugía LASIK y puede ser unilateral o bilateral.
- Los oftalmólogos deben tener presente realizar una tomografía corneal en los pacientes sintomáticos que se sometieron a una cirugía refractiva (es decir, con visión decreciente o fluctuante).
- Vigile estrechamente con tomografía corneal y refracciones seriadas en busca de progresión.
- Si se detecta progresión, se recomienda la reticulación corneal temprana.
- Las lentes de contacto médicas pueden proporcionar la mejor visión.

OJO SECO

- El ojo seco transitorio debe considerarse universal en el período postoperatorio temprano después del LASIK y la PRK. Un examen preoperatorio exhaustivo de la superficie ocular puede ayudar a dar las mejores indicaciones a los pacientes sobre el ojo seco en el postoperatorio.
- Se debe alentar a todos los pacientes a que traten el ojo seco de forma intensiva durante los primeros meses después de la cirugía con el uso frecuente de lágrimas artificiales sin conservantes, independientemente de que tengan o no síntomas.
- Las terapias adicionales, como los tapones lagrimales, la ciclosporina o el lifitegrast tópicos, los inhibidores orales de la metaloproteinasa de matriz 9, la terapia de pulsación térmica para las glándulas de Meibomio y un ciclo corto de esteroides tópicos también pueden estabilizar la superficie ocular. En los casos más graves, se puede considerar la posibilidad de aplicar lágrimas de suero.

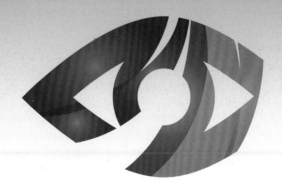

CAPÍTULO 45

Técnicas de lentes intraoculares fáquicas

Lloyd B. Williams, MD, PhD

Las *lentes intraoculares* (LIO) *fáquicas* son implantes diseñados para reducir o eliminar la miopía y, en algunos casos, también el astigmatismo. Aunque las LIO fáquicas pueden utilizarse para tratar la hipermetropía y el astigmatismo mixto fuera de los Estados Unidos, ninguna de ellas está disponible actualmente en dicho país. Las LIO fáquicas pueden usarse para tratar grados de astigmatismo mucho más elevados que el LASIK y la queratectomía fotorrefractiva.

Actualmente hay dos LIO fáquicas aprobadas por la Food and Drug Administration (FDA) en los Estados Unidos:
- Visian ICL® (Staar Surgical Company), aprobada el 22 de diciembre de 2005.
- Verisyse® de Artisan (OPHTEC BV), aprobada el 10 de septiembre de 2004.

LENTE VERISYSE®

Aprobada para:
- Miopía de −5.00 a −20.00 D
- No más de 2.5 D de cilindro
- Profundidad de la cámara anterior (CA) mayor o igual a 3.2 mm
- Refracción estable (cambio menor o igual a 0.5 D durante 6 meses)

VISIAN ICL®

Aprobada para:
- Edad de 21-45 años
- Miopía de −3.00 a−20.00 D
- Modelo no tórico, no más de 2.5 D de cilindro
  - Tenga en cuenta que el modelo tórico (aprobado en 2018) permite ahora un mayor tratamiento del cilindro.
- Profundidad real de la CA mayor o igual a 3.0 mm (medida desde la córnea posterior a la superficie anterior del cristalino)
- Cambio de refracción no mayor de 0.5 D durante el último año

VISIAN TORIC ICL®

- Edad de 21-45 años
- Sin cataratas ni cirugía previa de cataratas
- Miopía de −3.00 a−20.00 D
- Cilindro de 1.00 a 4.00 D
- Profundidad real de la CA mayor o igual a 3.0 mm (medida desde la córnea posterior a la superficie anterior del cristalino)
- Cambio de refracción no mayor de 0.5 D durante el último año

CONTRAINDICACIONES DE LA LENTE VISIAN ICL®

- Profundidad de CA inferior a 3.0 mm.
- Ángulo estrecho: menos de grado III en el examen gonioscópico.
- Embarazada o en período de lactancia.
- Menores de 21 años.
- Recuento mínimo de células endoteliales en función de la edad y la profundidad de la CA. Consulte los requisitos de envasado de la FDA. Para una profundidad de cámara anterior (PCA)* > 3.0, †PCA > 3.2 y ‡PCA > 3.5
  - Edad de 21-25 años: 3875* 3800† 3250.‡
  - Edad de 26-30 años: 3425* 3375† 2900.‡
  - Edad de 31-35 años: 3025* 2975† 2625.‡
  - Edad de 36-40 años: 2675* 2675† 2350.‡
  - Edad de 41-45 años: 2350* 2325† 2100.‡
  - Edad > 45 años: 2075* 2050† 1900.‡

Aunque hay variaciones en el procedimiento quirúrgico entre cirujanos y centros, la técnica preferida del autor para insertar la ICL® es la siguiente:
- Generalmente, el cirujano se sienta en dirección temporal para la colocación de la ICL®, pero también se podría realizar el procedimiento sentado en posición superior. En los pacientes con poco astigmatismo que se quiere corregir, a veces se sienta de manera que la incisión principal actúe para reducir el astigmatismo y esta incisión se coloca en el eje pronunciado del astigmatismo, a menudo a 90° en los pacientes jóvenes.
- Incisión de puerto lateral: el autor inclina la incisión del puerto lateral hacia la ubicación de las hápticas distales de la ICL® para poder alcanzarlas y colocarlas sin causar ninguna distorsión de la córnea. Muchos hacen un segundo puerto lateral para colocar el háptica distal más distal al primer puerto lateral.
- Inyecte una pequeña cantidad de OcuCoat®, un dispositivo viscoquirúrgico oftálmico (OVD, *ophthalmic viscosurgical device*), en la CA a través del puerto lateral. A diferencia de la facoemulsificación, en la que el objetivo consiste en rellenar completamente la CA con viscoelástico y aplanar el cristalino, en el procedimiento ICL®, el objetivo es colocar lo justo para evitar que la cámara pierda profundidad y prevenir que se dañe el cristalino al hacer la incisión principal. Se pueden utilizar otros OVD, pero el fabricante sugiere emplear OcuCoat® por su facilidad de extracción de la CA. Si elige otro viscoelástico, debe asegurarse de que sea cohesivo y de que pueda eliminarse fácilmente de la CA solo con la irrigación.
- El autor fija el ojo con la cánula para OcuCoat® y hace una incisión principal de 3.0 mm. También es posible utilizar otras técnicas de fijación, pero hay que tener cuidado para no crear una presión en el ojo que aplane la CA o que provoque una hemorragia subconjuntival.
- Después de cargar la ICL® en el inyector, introdúzcala en la CA.

- Con el manipulador de ICL® a través de la herida principal, introduzca las hápticas proximales en el surco ciliar. Es absolutamente esencial no tocar el cristalino durante esta maniobra.
- A continuación, con el manipulador de ICL® a través del puerto lateral, introduzca las hápticas distales en el surco. De nuevo, no toque el cristalino. Si se utiliza una lente tórica, marque la lente en la posición adecuada.
- Con solución salina balanceada (SSB) en una cánula de 27G, lave el viscoelástico de la CA.
- Añada Miochol® para lograr la miosis.
- En esta etapa, si se ha realizado una iridectomía periférica (IP) con láser, entonces se sellan las heridas con SSB y el procedimiento está completo.
- El autor suele hacer una IP con un vitrector y después inyecta el viscoelástico, y luego usando una tasa de corte de 1 mientras se pinza el tubo de infusión, hace una única IP superior con un vitrector. A continuación, retira el viscoelástico de nuevo con la irrigación de SSB y luego sella las heridas.
- El autor suele realizar la cirugía bilateral en el mismo día, con una renovación completa del quirófano y nuevos lote y suministros para todas las herramientas de la operación. Esto depende de los patrones de práctica en los que usted opera.
- Una vez finalizada la cirugía, el paciente debe esperar en el centro quirúrgico durante al menos una hora para permitir el control de la presión intraocular (PIO) y el examen con lámpara de hendidura antes del alta. El autor ve a todos los pacientes personalmente en el primer día del postoperatorio.
- En el primer día postoperatorio, además del examen postoperatorio normal, deberá explorar cuidadosamente la bóveda de la ICL® (lo ideal es unos 500 μm o aproximadamente un grosor central de la córnea) y buscar la presencia de fugas en la herida, confirmar la permeabilidad de la iridectomía periférica y descartar ángulos cerrados o aumentos de la PIO. La mayoría de los pacientes deberían estar en o cerca de una agudeza de 20/20 en el primer día de la operación. No debe haber edema corneal y, si lo hay, indica la necesidad de evaluar la técnica operatoria para reducir el estrés endotelial corneal.

La tabla 45-1 es el nomograma que utiliza el autor para la medición, concretamente el alternativo optimizado. La medición también se ha realizado con ultrasonidos del segmento anterior para proporcionar una medición directa del surco ciliar (*sulcus*) y mediciones de la fuente de barrido. El autor usa la ecografía del segmento anterior y considera que funciona muy bien; sin embargo, depende mucho de la calidad y la habilidad del ecografista.

Los resultados de la ICL® pueden ser bastante buenos. En su experiencia, la mayoría de los pacientes presentan visión 20/20 o mejor y están contentos con el resultado, a pesar de empezar con una miopía muy alta. En 6 años de implantación de lentes, con un total de unas 300 ICL®, ha tenido cuatro ojos que han desarrollado cataratas; sin embargo, uno de esos pacientes tenía cataratas periféricas incluso antes de la implantación de la ICL®. Un estudio de seguimiento de 10 años de la ICL® mostró que, de 110 ojos, ningún ojo de un paciente menor de 30 años desarrolló cataratas. Además, el equivalente esférico refractivo medio postoperatorio era de −0.35 D y la agudeza visual a distancia no corregida era logMAR 0.04 o muy cercana a 20/20. El equivalente esférico medio preoperatorio era de 12.01 D.[1] Estos datos coinciden con la experiencia del autor con el uso de la ICL®.

LENTE ANCLADA AL IRIS VERISYSE® DE ARTISAN

En la literatura médica, la lente anclada al iris de Artisan parece ser más utilizada para tratar la afaquia que como herramienta de cirugía refractiva en los pacientes fáquicos. Se ha implantado en posición retropupilar y en CA. Una de las principales complicaciones de la lente es el astigmatismo postoperatorio debido a la gran incisión (de 5.5 mm) necesaria para su implantación. Esto puede mitigarse haciendo un túnel escleral para lograr la inserción en lugar de recurrir a la incisión corneal. Con las muchas opciones posibles para tratar la afaquia, hay pocas pruebas de que un método sea claramente superior a otro. Para los cirujanos con experiencia en el método,

TABLA 45-1.	Tabla de recomendaciones sobre Visian ICL® por medidas de diámetro corneal (WTW, *white to white*) y profundidad de la cámara anterior (PCA)	
WTW (mm)	**PCA (mm)**	**Longitud recomendada de ICL***
< 10.5	Todo	No se recomienda
10.5-10.6	≤ 3.5	No se recomienda
10.5-10.6	> 3.5	12.1
10.7-11.0	Todo	12.1
11.1	≤ 3.5	12.1
11.1	> 3.5	12.6
11.2-11.4	Todo	12.6
11.5-11.6	≤ 3.5	12.6
11.5-11.6	> 3.5	13.2
11.7-12.1	Todo	13.2
12.2	≤ 3.5	13.2
12.2	> 3.5	13.7
12.3-12.9	Todo	13.7
≥ 13	Todo	No se recomienda
Optimización alternativa		
WTW 10.7-11.4		MICL 12.1
WTW 11.5-12.1		MICL 12.6
WTW 12.2-12.7		MICL 13.2
WTW 12.8-13.1		MICL 13.7

la lente anclada al iris es un buen método comparable con otras técnicas para el tratamiento de la afaquia.[2] Los cirujanos deben elegir los métodos en función de la experiencia quirúrgica, los materiales disponibles y las características individuales del paciente. En aquellos con un bajo recuento de células endoteliales, las lentes para CA y la colocación anterior de la lente anclada al iris pueden provocar un mayor riesgo de pérdida de células endoteliales.[2] En Europa existe una versión plegable de la lente Artisan, denominada *Artiflex*®. No está disponible en los Estados Unidos.

En los ensayos de la FDA sobre la lente Verisyse®, el 84% logró una visión de 20/40 o mejor, similar a la de los ensayos de la ICL®. Las posibles razones de los resultados de agudeza visual algo deficientes serían que la mayoría de estos pacientes empezaron con una miopía muy alta (hasta −20 D) y ni la ICL® ni el Verisyse® estaban disponibles en modelos que corrigieran el astigmatismo. La ICL® está ahora disponible en una lente tórica. También es posible utilizar el LASIK para corregir el astigmatismo residual tras la implantación de una LIO fáquica.

Está aprobado para −5.0 a −20.0 D con menos de 2.5 D de astigmatismo. Los pacientes deben tener una profundidad de CA de 3.0 mm o más. La precaución o la contraindicación de la implantación se aplica en los siguientes casos:

- Catarata congénita
- Uveítis
- Enfermedad ocular
- Desprendimiento de retina previo
- Ambliopía o mala visión en un ojo
- Glaucoma descontrolado o grave
- Distrofia endotelial o bajo recuento de células endoteliales
- Retinopatía diabética

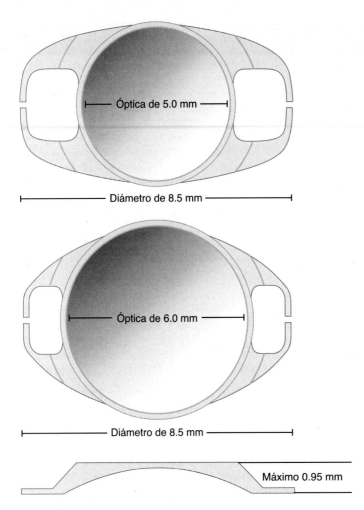

Óptica de 5.0 mm

Diámetro de 8.5 mm

Óptica de 6.0 mm

Diámetro de 8.5 mm

Máximo 0.95 mm

FIGURA 45-1. Diagrama en el que se muestran los diferentes tamaños y configuraciones de las lentes intraoculares fáquicas Verisyse®. La lente intraocular fáquica Verisyse® está disponible con ópticas de 5 y 6 mm.

En la figura 45-1 se muestran el tamaño y la configuración de la lente y se presenta en un tamaño de óptica de 5 y de 6 mm. Se puede encontrar una grabación sobre la implantación en vimeo.com, aunque una búsqueda en YouTube probablemente también proporcionará muchos videos sobre la implantación de ICL® y Verisyse®.

Referencias

1. Choi JH, Lim DH, Nam SW, Yang CM, Chung ES, Chung TY. Ten-year clinical outcomes after implantation of a posterior chamber phakic intraocular lens for myopia. *J Cataract Refract Surg.* 2019;45(11):1555-1561.
2. Toro DT, Longo A, Avitabile T, et al. Five-year follow-up of secondary iris-claw intraocular lens implantation for the treatment of aphakia: anterior chamber versus retropupillary implantation. *PLoS One.* 2019;14(4):e0214140.
3. https://vimeo.com/142181115

Tratamiento de las anomalías del iris

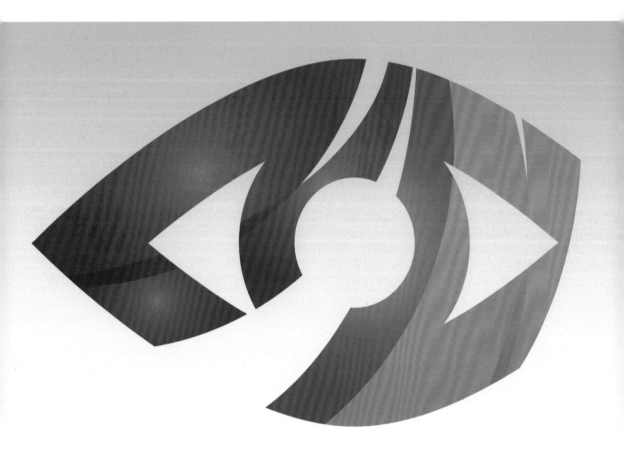

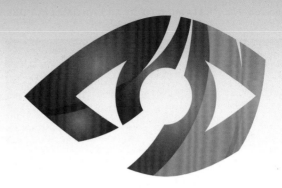

46

Defectos del iris, iridodiálisis y técnicas de implantación de iris artificial

Gordon T. Brown, MBChB, MPH ● Lloyd B. Williams, MD, PhD ● Balamurali Ambati, MD, PhD, MBA

DEFECTOS DEL IRIS

Consideraciones preoperatorias

Obtenga una anamnesis completa del paciente para entender el impacto del defecto del iris tanto en su visión como en su calidad de vida (p. ej., deslumbramiento, fotofobia, aspecto estético).

Examen
- ¿Cuál es la naturaleza del defecto del iris?
  - Causa: ¿coloboma, traumática, iatrógena, atrófica, iridodiálisis, aniridia?
  - ¿Cuántas horas de reloj abarca el defecto del iris?
  - ¿Cuál es el grado de pérdida del estroma del iris? ¿Hay suficiente tejido residual para la reparación?
  - ¿Es probable que la reparación quirúrgica ofrezca el mejor resultado frente a abordajes menos invasivos?
  - En caso afirmativo, ¿se puede cerrar el defecto con una técnica que solo implique sutura o se necesita una prótesis?
- ¿Hay cataratas?
  - Si el paciente es seudofáquico, ¿la lente intraocular (LIO) está en una posición satisfactoria?
  - ¿Es necesario eliminar la catarata?
- ¿Cómo es el estado de salud del resto del ojo?
  - ¿Existen afecciones concomitantes que puedan complicar la cirugía o la recuperación?
- Realice una gonioscopia para visualizar el ángulo y ayudar a la exposición de cualquier defecto en la periferia del iris.

Procedimiento quirúrgico de reparación del iris

Por lo general, los defectos de menos de un cuadrante (tres horas de reloj) pueden suturarse, mientras que un defecto que abarque más de un cuadrante es más probable que requiera una prótesis. En los defectos que se extienden hasta la pupila, hay que buscar un tamaño de pupila que permita una buena visualización del fondo de ojo, pero que sea lo suficientemente pequeño como para

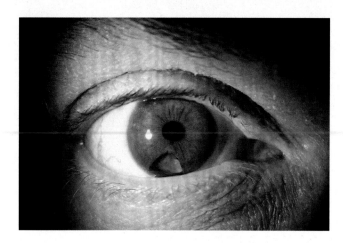

FIGURA 46-1. Fotografía con lámpara de hendidura en la que se muestra un defecto sectorial de la parte inferior del iris.

reducir los síntomas y conseguir un resultado estético satisfactorio. Se incluye un video sobre una cirugía para reparar el siguiente defecto del iris. El método preferido por los autores para reparar los defectos del iris es utilizar una técnica de nudo de Siepser modificada con proleno 9-0 y montado en una aguja CTC (fig. 46-1).

Elección de las suturas para el iris

Se recomienda el proleno 9-0. Los autores han utilizado suturas de proleno 9-0 o 10-0 en varias agujas. Ambas pueden emplearse, pero el Dr. Edward Buckley, de Duke, demostró en un análisis retrospectivo que las suturas de proleno 10-0 pueden degradarse, lo que conduce al fracaso de la sutura y a la subluxación de las LIO fijadas mediante técnicas de sutura transescleral.[1] El Dr. Mamalis también mostró la degradación y la rotura del proleno 10-0 y sugirió que el proleno 9-0 probablemente sea menos propenso a la rotura debido a que tiene un área de sección transversal 2.25 veces mayor que el proleno 10-0.[2]

Elección de la aguja para las suturas del iris

Los autores prefieren las agujas CTC-6L cuando están disponibles. Necesitará una aguja larga, preferiblemente curva. Dos agujas Ethicon de uso frecuente en este contexto son la CIF-4 y la CTC-6L. La CIF-4 es una aguja de corte cónico y viene con proleno 10-0 y 9-0. La CTC-6L es una aguja de corte de espátula. Los autores consideran mucho más fácil pasar la aguja CTC-6L a través de la córnea si es necesario, pero en función de la técnica y de si se utiliza una cánula para el acoplamiento, se puede emplear cualquiera de las dos agujas. En caso de apuro, una aguja recta como la STC-6 puede doblarse ligeramente a mano o con un portaagujas.

Técnica de sutura de paso

La preferencia varía según el caso. Las suturas generalmente se colocan pasando a través de la córnea, por medio del iris, y luego de vuelta mediante la córnea, pero hay numerosas maneras de lograr esto. Una forma es pasar directamente la aguja por medio de la córnea en una o ambas pasadas de la aguja. Esto tiene la ventaja de producir una incisión corneal muy pequeña, pero puede dificultar el paso de la sutura debido a la menor visualización si la aguja está causando estrías en la córnea mientras avanza. Una segunda técnica consiste en utilizar incisiones corneales de paracentesis (1 mm) para hacer los pases distales o proximales (o ambos) de la aguja. Además, se puede emplear una incisión más grande, como la incisión principal de una cirugía de cataratas. Esta técnica requiere cuidado para no capturar la córnea con la aguja, pero permite una mayor amplitud en la manipulación de la aguja sin causar estrías corneales. Se puede pasar una cánula de 25G o 27G en la incisión distal permitiendo que la punta de la aguja se acople a la cánula y luego se retire con un riesgo mínimo para las estructuras adyacentes. Esta técnica de acoplamiento también puede ayudar en circunstancias en las que el paso de la aguja implica ángulos difíciles.

Técnica de atado de suturas

Los autores prefieren el nudo de Siepser modificado descrito por Ike Ahmed, excepto en casos de poca visibilidad. Hay dos técnicas principales para atar una sutura del iris: los nudos de McCannel y de Siepser. Osher y Cionni describieron una técnica muy buena para el nudo de Siepser,[3] y nosotros utilizamos una modificación de esa técnica mostrada por Ike Ahmed.[4] La ventaja del nudo de Siepser sobre el de McCannel es que generalmente permite tener un nudo más apretado, lo que puede ser importante sobre todo cuando se sutura una LIO al iris. Por otro lado, el nudo de McCannel puede ser más rápido y fácil de atar y es probablemente más sencillo en los casos en los que la visibilidad es escasa, ya que el nudo de Siepser requiere múltiples pasadas en el ojo para recuperar los hilos de sutura para atarlos. Las suturas de McCannel también requieren un instrumental menos especializado, ya que no se necesitan tijeras intraoculares (fig. 46-2; **video 46-1**).

También vale la pena señalar que Morcher GMBH de Alemania hace varios segmentos diferentes para la aniridia y la aniridia parcial. Ninguno de ellos está aprobado por la Food and Drug Administration (FDA) ni está disponible en los Estados Unidos sin una exención humanitaria para dispositivo, pero podría ser útil en entornos internacionales.

Consideraciones postoperatorias

Hay algunas complicaciones postoperatorias importantes que deben tenerse en cuenta tras la cirugía de reparación del iris:

- Efecto de alambre a tensión de la sutura (*cheesewiring*)
- Hemorragia del iris
- Encarcelamiento de iris
- Glaucoma

Las suturas deben atarse con la suficiente firmeza como para garantizar un cierre duradero del defecto, pero las suturas atadas con demasiada fuerza o con grados de tensión desiguales pueden provocar el efecto de alambre a tensión de la sutura y la erosión del tejido del iris, con la consiguiente inestabilidad de la herida, la pupila ectópica o la reaparición del defecto iridiano. La hemorragia es un riesgo para cualquier cirugía intraocular y puede dar lugar a un hipema postoperatorio como consecuencia de la lesión de la vasculatura del iris. El tejido iridiano puede quedar encarcelado en la incisión corneal o bajo la esclera, lo que requiere un manejo quirúrgico delicado para su recolocación. La obstrucción del flujo de salida del acuoso puede provocar un glaucoma postoperatorio secundario a uveítis, edema corneal, hipema o tejido cicatricial del defecto traumático original.

REPARACIÓN DE IRIDODIÁLISIS

La *iridodiálisis* es un defecto caracterizado por la separación localizada de la raíz del iris del cuerpo ciliar, que se produce con mayor frecuencia como resultado de un traumatismo cerrado.

Consideraciones preoperatorias

Algunas consideraciones preoperatorias adicionales para la iridodiálisis traumática son:[5]

- ¿Hay un prolapso vítreo? Si es así, planifique una vitrectomía anterior.
- ¿Hay diálisis o insuficiencia zonular asociada?

Un abordaje quirúrgico alternativo a los métodos de reparación por sutura descritos anteriormente es la técnica de bolsillo de Hoffman, que puede emplearse para el tratamiento de la iridodiálisis además de otros defectos del iris. Implica la utilización de uno o más bolsillos esclerales iniciados a partir de un surco limbal, lo que termina con la necesidad de una peritomía conjuntival, la cauterización escleral y el enterramiento de los nudos de sutura esclerales, reduciendo su riesgo de erosión y endoftalmitis. Una iridodiálisis de menos de un cuadrante puede repararse con un solo bolsillo y una sutura de doble brazo.[6]

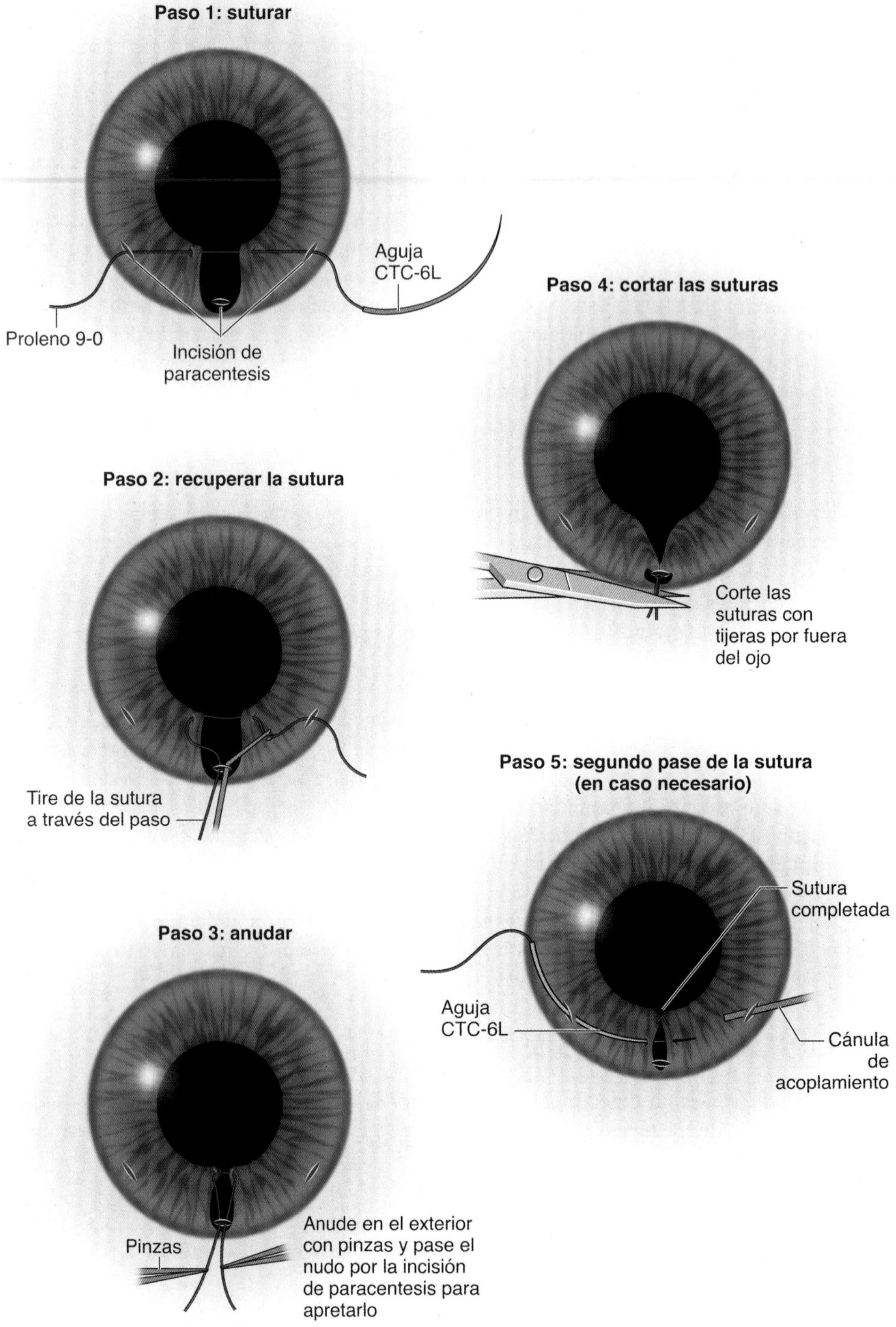

Paso 1: suturar

Aguja
CTC-6L

Paso 4: cortar las suturas

Proleno 9-0

Incisión de
paracentesis

Corte las
suturas con
tijeras por fuera
del ojo

Paso 2: recuperar la sutura

Tire de la sutura
a través del paso

**Paso 5: segundo pase de la sutura
(en caso necesario)**

Sutura
completada

Paso 3: anudar

Aguja
CTC-6L

Cánula
de
acoplamiento

Pinzas

Anude en el exterior
con pinzas y pase el
nudo por la incisión
de paracentesis para
apretarlo

FIGURA 46-2. Esquema de los pasos de la técnica de sutura de McCannel.

Procedimiento quirúrgico: técnica del bolsillo escleral de Hoffman

En el video se observa la aplicación de la técnica del bolsillo de Hoffman en un paciente que sufrió una rotura traumática del globo ocular acompañada de una pérdida parcial del iris (fig. 46-3; **video 46-2**).

Técnica

Para una iridodiálisis, realice una incisión acanalada de 300-400 μm de profundidad en el limbo corneal claro que cubre el tercio medio de la diálisis. A continuación, se diseca posteriormente en el plano de la esclera aproximadamente 2 mm para crear un bolsillo escleral. Por lo general, es mejor crear el bolsillo en el eje positivo del astigmatismo. A continuación, se realiza una paracentesis a las 3 o 4 horas de las manecillas del reloj respecto al lugar de fijación y se inyecta viscoelástico para estabilizar la cámara anterior.

Hoffman describió originalmente esta técnica para la reparación de la iridodiálisis utilizando una sutura de proleno 10-0, pero a la luz de las preocupaciones ya destacadas con respecto a la rotura de la sutura, preferimos una sutura de Goretex® 8-0 más robusta. Pase la sutura seleccionada a través de la paracentesis y del borde de la raíz del iris dializada, aproximadamente a un tercio de la distancia lateral del borde unido de la raíz del iris. A continuación, pásela a través de todo el grosor del globo, saliendo por detrás del limbo en el bolsillo escleral disecado. A continuación, se pasa el segundo brazo de la sutura de doble brazo a través de la misma paracentesis, por medio del borde de la raíz del iris, 3 mm adyacente al primer paso, y hacia fuera a través de la esclera 2-3 mm adyacente al primer paso, y 2 mm posterior al limbo.

Utilice un gancho de Sinskey para recuperar los extremos de la sutura a través de la apertura externa del bolsillo escleral. Una vez que se han exteriorizado ambos extremos, la sutura se aprieta y se ata, permitiendo que el nudo se deslice bajo el techo protector del bolsillo escleral. A continuación, se recortan los extremos de la sutura y no se requiere un cierre adicional de los bolsillos.[6,7]

IMPLANTACIÓN DE IRIS ARTIFICIAL

Procedimiento quirúrgico: sustitución completa del iris con prótesis iridiana (fig. 46-4)

CustomFlex® es el único iris artificial aprobado por la FDA en los Estados Unidos. Fue aprobado el 30 de mayo de 2018. Está hecho de silicona de grado médico y es plegable. El implante se presenta en dos modelos: sin fibra y con respaldo de fibra. El modelo de fibra contiene una malla de poliéster diseñada para dar una resistencia adecuada que permita al cirujano suturar el iris CustomFlex® a partes del ojo como la esclera y suturar objetos como una LIO al iris artificial. Cada implante se pinta a mano de forma personalizada para cada paciente. Está diseñado para tratar la aniridia congénita, quirúrgica o traumática y otras formas de transparencia del iris profunda y generalizada, como el albinismo. El implante está diseñado para tratar la fotofobia intensa por el aumento de la transmisión de la luz y proporcionar un mejor aspecto estético al ojo.

Se puede implantar a través de una pequeña incisión utilizando un inyector de LIO de la serie Silver® de Abbott Medical Optics y el cartucho PSCST.

Puede colocarse en el saco capsular o en el surco ciliar o puede suturarse a la pared escleral. No está diseñado para ser utilizado en pacientes con cristalino.

Las alternativas a una prótesis de iris a medida incluyen:

- Lentes de contacto de color
- Reparación iridiana si queda suficiente iris
- Tatuaje de la córnea
- Gafas entintadas

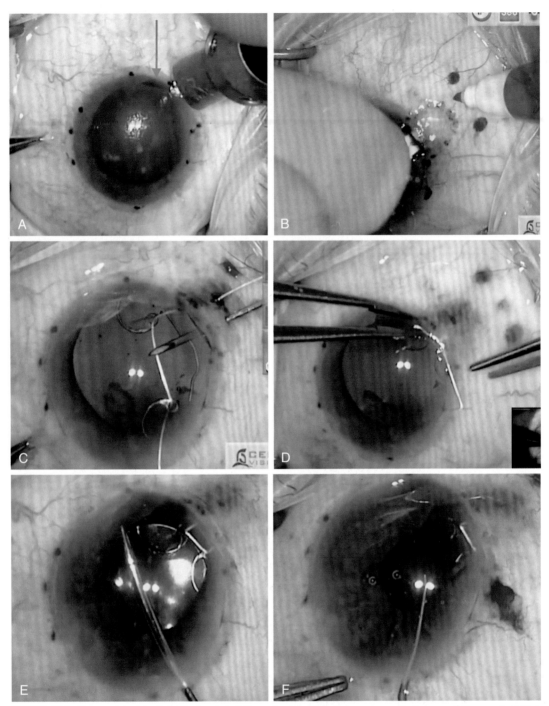

FIGURA 46-3. Pasos quirúrgicos de la técnica de bolsillo escleral de Hoffman para un paciente que sufrió una rotura traumática del globo ocular acompañada de una pérdida parcial del iris (*flecha roja*, **A**). Se crea un bolsillo de Hoffmann 2.5 mm por detrás del limbo, como se indica en los *puntos violetas* (**B**). Se enhebra una sutura de Goretex® 8-0 de doble brazo en los ojales de un segmento capsular a tensión. Después de introducir el segmento capsular a tensión en el saco capsular con la sutura de Goretex® colocada, cada extremo de la sutura se exterioriza a través del bolsillo de Hoffman (**C**). Las agujas se cortan y las suturas se tiran a través del bolsillo de Hoffman, se atan y se entierran en el bolsillo (**D**). Esto se consigue acoplando cada aguja con sutura Goretex® a través de una aguja de 25G que se perfora a través de la esclera 2.5 mm detrás del limbo (**E**). A continuación, se sutura el defecto del iris con proleno 10-0 mediante un nudo de Siepser deslizante (**F**).

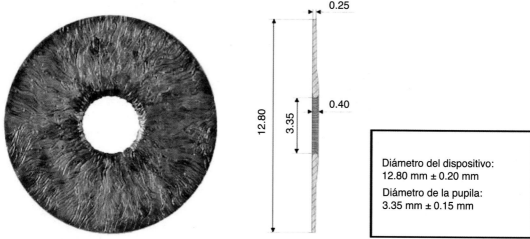

FIGURA 46-4. Imagen del iris artificial Customflex®, recientemente aprobado por la FDA para la reparación de defectos parciales o totales del iris.

En el estudio original de la FDA se implantó el iris artificial en pacientes con los siguientes trastornos:[8]

- Aniridia congénita
- Crecimiento postepitelial
- Extirpación de melanoma
- Defectos posquirúrgicos del iris/aniridia
- Defectos postraumáticos del iris/aniridia
- Síndrome endotelial iridocorneal

Algunos aspectos destacados de los resultados del estudio de la FDA son:

- Satisfacción con el aspecto estético del 93.8%.
- Mejoría de la agudeza visual no corregida en el 67.2% de los ojos.
- El 7.9% tuvo una disminución de la agudeza visual superior a dos líneas de la mejor agudeza visual corregida, pero en ninguno de estos casos se pensó que la disminución estuviera directamente relacionada con el dispositivo.
- El porcentaje de pacientes que experimentaron deslumbramiento intenso, fotofobia y dificultad para conducir de noche se redujo después de que recibieran el dispositivo en comparación con su estado preoperatorio.

Consideraciones postoperatorias

Desde el punto de vista de la seguridad, las complicaciones más frecuentes fueron un aumento de la PIO después de la cirugía (el 8% de los ojos tenían una PIO superior a 30 mm Hg después de la cirugía), edema corneal (el 4% al mes) y hemorragia vítrea e hipema (el 0.9% en conjunto). La tasa de descentramiento del dispositivo fue del 1.8% y la de dislocación del dispositivo del 2.5%.

Video 46-2: técnica de bolsillo de Hoffman.

Referencias

1. Buckley E. Hanging by a thread: the long-term efficacy and safety of transscleral sutured intraocular lenses in children (an American Ophthalmological Society thesis). *Trans Am Ophthalmol Soc.* 2007;105:294-311.

2. Price MO, Price FW, Werner L, Berlie C, Mamalis N. Late dislocation of scleral-sutured posterior chamber intraocular lenses. *J Cataract Refract Surg.* 2005;31(7):1320-1326.

3. Osher RH, Snyder ME, Cionni RJ. Modification of the Siepser slip-knot technique. *J Cataract Refract Surg.* 2005;31(6):1098-1100.

4. Ahmed I. *Modified Siepser Sliding Knot for Iris Suturing.* 2013. Consultado el 21 de julio de 2020. www.youtube.com/watch?v=4QipgGl1HTk

5. Perez M. *Don't Fear the Defect.* The Ophthalmologist; 2016. Consultado el 20 de julio de 2020. https://theophthalmologist.com/subspecialties/dont-fear-the-defect

6. Hoffman RS, Fine IH, Packer M. Scleral fixation without conjunctival dissection. *J Cataract Refract Surg.* 2006;32:1907-1912.

7. Hoffman RS. *Iridodialysis Repair Through a Scleral Pocket.* Eyeworld - News and Opinion; 2011. Consultado el 20 de julio de 2020. https://www.eyeworld.org/article-iridodialysis-repair-through-a-scleral-pocket

8. U.S. Food and Drug Administration. *PMA P170039: FDA Summary of Safety and Effectiveness Data.* 2018. Consultado el 22 de julio de 2020. https://www.accessdata.fda.gov/cdrh_docs/pdf17/P170039b.pdf

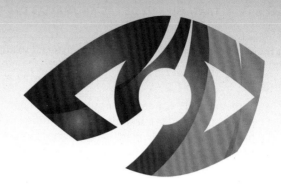

47

Técnicas de resección de quistes del iris

Amber Hoang, MD

CONSIDERACIONES PREOPERATORIAS

La evaluación de un quiste del iris comprende una anamnesis minuciosa y un examen completo que incluye una gonioscopia y una imagen auxiliar, lo que permite identificar adecuadamente la localización y la causa del quiste.

Anamnesis

- Anamnesis de la enfermedad actual y antecedentes oculares.
- Obtenga el historial de viajes. Los parásitos adquiridos en zonas endémicas pueden viajar al ojo y causar quistes. La extirpación del quiste puede liberar el parásito (equinococosis o cisticercosis) y provocar una inflamación intensa.
- Revise la lista de medicamentos. Los análogos de las prostaglandinas pueden alterar el tamaño de los quistes. Los mióticos como el ecotiofato pueden provocar quistes epiteliales pigmentarios.
- Obtenga todo antecedente de cirugía o traumatismo reciente. Los quistes de crecimiento epitelial descendente pueden aparecer cerca de las heridas quirúrgicas o traumáticas. Revise las notas operatorias anteriores.

Examen con lámpara de hendidura

La gonioscopia es crucial para el diagnóstico, ya que la mayoría de los quistes del iris se localizan en la periferia. En raras ocasiones, pueden desprenderse del iris hacia el vítreo.

Tipos de quistes:
- Quistes del epitelio pigmentario del iris: suelen ser de color marrón o negro y de aspecto aterciopelado y no transiluminan. Estos quistes a menudo están situados debajo del iris y pueden empujarlo hacia delante. Pueden ser únicos, multifocales o bilaterales. Rara vez causan complicaciones y pueden estar en vigilancia.
- Quistes estromales: suelen ser translúcidos o blancos y transiluminan. Se observan como un nódulo con diferentes grados de pigmentación.
- Quistes de crecimiento epitelial descendente: suelen contener líquido proteináceo. Pueden producirse años después del traumatismo o la intervención quirúrgica inicial. Examine todas las heridas.

La transiluminación creará una sombra ante un tumor sólido, pero nunca ante un quiste.

Imágenes

- Tomografía de coherencia óptica del segmento anterior: permite visualizar quistes más superficiales y tiene la ventaja de permitir la obtención de imágenes sin contacto, pero puede ser incapaz de penetrar en quistes oscuros y pigmentados o grandes y profundos.
- Biomicroscopia ultrasónica de alta resolución: permite visualizar quistes más profundos, especialmente los que están cerca del cuerpo ciliar.

 Deberá considerarse una neoplasia del iris en una lesión con las siguientes características: componente sólido, hipertensión intraocular, vasos sanguíneos epiesclerales «alimentadores» prominentes, oscurecimiento de la esclera o heterocromía del iris. **Considere la posibilidad de obtener una resonancia magnética o realice una biopsia para descartar malignidad.**

PROCEDIMIENTO QUIRÚRGICO

La mayoría de los quistes asintomáticos del iris pueden vigilarse de cerca. Las consideraciones para la intervención quirúrgica incluyen:

- Glaucoma secundario si el quiste invade las estructuras del ángulo o provoca un bloqueo pupilar.
- Ambliopía si cubre el eje pupilar en los niños.
- Uveítis o inflamación por filtraciones del quiste.
- Aumento de tamaño a un ritmo rápido.
- Descompensación corneal.

 Los quistes en el iris secundarios al ecotiofato suelen resolverse después de suspender la medicación o usando fenilefrina al 2.5%.

Técnicas

A menudo se utiliza una combinación de estas técnicas en función de las preferencias y la experiencia del cirujano.

Drenaje e inyección

Inyecte viscoelástico en la cámara anterior (CA) para disecar el quiste de otras estructuras del ojo como la córnea o el cristalino. Utilice una aguja de 27G para aspirar el contenido del quiste y envíelo para su análisis microbiológico e histopatológico. A continuación, se puede inyectar alcohol o mitomicina C en el quiste antes de vaciarlo para eliminar cualquier célula epitelial residual. Las inyecciones de 5-fluorouracilo también son útiles para tratar los quistes de crecimiento epitelial descendente.

Crioterapia

En el caso de los quistes pequeños y periféricos, la crioterapia puede servir para tratar todo el quiste. En los casos de quistes de crecimiento epitelial descendente, se puede utilizar la crioterapia para destruir cualquier célula epitelial restante cerca del limbo.

Fotocoagulación

- Se puede utilizar Nd:YAG (quistostomía láser) para perforar el quiste; sin embargo, la liberación del contenido quístico puede provocar una importante inflamación de la CA.
- Se puede usar el láser de argón para fotocoagular el iris y reducir el quiste o evitar su reaparición. También se puede aplicar una fotocoagulación con endoláser de diodo de 20G directamente en el quiste con los siguientes parámetros láser: potencia 200 mW, duración 100 ms.

Resección

Para los quistes epiteliales y estromales del iris, la resección con tijeras de Vannas puede ser adecuada. En el caso de los quistes epiteliales de crecimiento descendente, todo el tejido epitelial anómalo debe ser resecado cuidadosamente de la CA para evitar su reaparición. Se puede considerar la resección con un margen de 1 mm de tejido del iris para asegurar la eliminación total del epitelio.

Resección en bloque

En este abordaje quirúrgico, todas las áreas a las que se adhiere el quiste se eliminan en una sola pieza para evitar la rotura del quiste. Los defectos del iris pueden suturarse. Si el defecto del iris no cierra, puede ser necesaria una lente de contacto estética o un iris artificial para controlar los síntomas de fotofobia en el postoperatorio. La trabeculectomía iridocorneal parcial solo debe realizarse en casos refractarios y graves, ya que puede causar daños permanentes en las estructuras de la CA y, a menudo, puede ser necesario un trasplante corneoescleral.

Pasos de la iridociclectomía

- Realice una peritomía a las 3 horas del reloj a cada lado del quiste del iris.
- Cree un túnel escleral de 180° para permitir el acceso al quiste.
- Utilice viscoelástico para disecar el quiste de la córnea (si está adherido).
- Retraiga la córnea para identificar completamente el quiste.
- La hemostasia se logra mediante diatermia intraocular dirigida a los bordes del quiste o del iris.
- Extirpe el quiste y lleve a cabo una iridociclectomía del sector.
- Cierre el túnel escleral con suturas de nailon 9-0.
- Si hay pérdida zonular asociada con la extirpación del quiste, considere la posibilidad de realizar una lensectomía y vitrectomía anterior por vía anterior si es posible.
- Considere dejar al paciente afáquico hasta lograr la estabilización del ojo.

CONSIDERACIONES POSTOPERATORIAS

- Los pacientes deben recibir una combinación de esteroides tópicos y antibióticos en el postoperatorio. La duración del tratamiento variará según el procedimiento realizado y el curso postoperatorio.
- Los pacientes deben ser vigilados estrechamente para detectar la inflamación y la reaparición de quistes o de cualquier tejido epitelial restante.
- Las complicaciones incluyen edema corneal, inflamación y formación de cataratas o glaucoma secundario.
- La recidiva tras la resección de los quistes primarios es más frecuente en los quistes estromales que en los del epitelio pigmentario del iris. El pronóstico de los quistes secundarios de iris debidos al crecimiento descendente epitelial es reservado debido a la gran cantidad de tejido anterior extirpado y a la elevada tasa de recidiva.

Bibliografía

1. Shields JA, Shields CL. Cysts of the Iris pigment epithelium. What is new and interesting? The 2016 Jose Rizal International Medal Lecture. *Asia Pac J Ophthalmol (Phila)*. 2017;6(1):64-69. doi:10.22608/APO.201613

2. Primary Iris Cysts. *AAO Basic and Clinical Science Course Section 6: Pediatric Ophthalmology and Strabismus*. Elsevier; 2013.

3. Sihota R, Tiwari HK, Azad RV, Khosla PK. Photocoagulation of large iris cysts. *Ann Ophthalmol*. 1988;20:470-472.

4. Lockington D, Altaie R, Moore S, McGhee CN. Successful management of secondary iris cysts with viscoelastic-assisted endophotocoagulation. *JAMA Ophthalmol.* 2014;132(3):354-356. doi:10.1001/jamaophthalmol.2014.12

5. Dorecka M, Miniewicz-Kurkowska J, Michalska-Małecka K, Świątek B, Romaniuk W. Needle aspiration with surgical excision of an epithelial posttraumatic iris cyst—a case report. *Med Sci Monit.* 2011;17(5):CS60-CS62. doi:10.12659/msm.881754

6. Venkateswaran N, Ching SS, Fischer W, Lee F, Yeaney G, Hindman HB. The diagnostic and therapeutic challenges of posttraumatic Iris implantation cysts: illustrative case presentations and a review of the literature. *Case Rep Ophthalmol Med.* 2015;2015:375947. doi:10.1155/2015/375947

Índice alfabético de materias

Nota: los números de página seguidos de una *f* o una *t* indican figuras y tablas, respectivamente.